亲子乐开怀

坐好月子速查全典

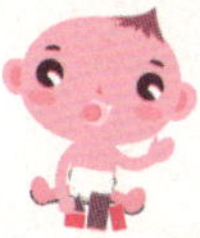

解放军总参总医院妇产科副主任 **王若薇** 编著

80后
孕味十足
孕育宝典

中国人口出版社

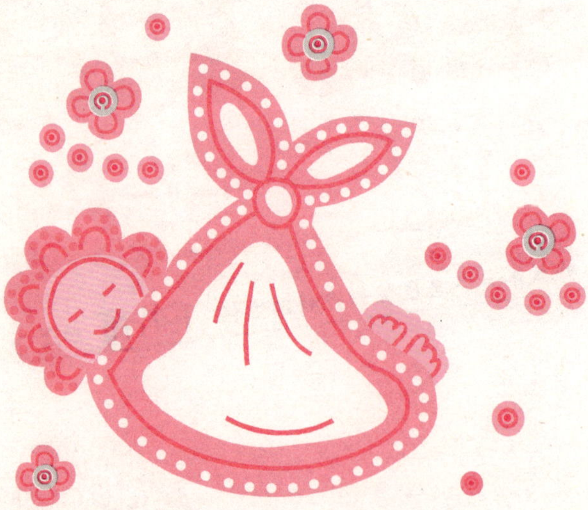

Preface

前言

我们在这里先恭喜你产下一个健康聪明的宝贝，
每一个母亲都是伟大的，
生孩子的艰辛，
只有当了妈妈的人才能体会。
女孩是脆弱的，
但是女人是坚强的。
这种坚强也不是一天就能造就的。

月子是一个过渡期，
女人到母亲的过渡，
两人世界到三人世界的过渡。
生活重心完全的转移，
原来的生活模式完全被这个小家伙打乱。

月子期间的新妈妈，
不仅仅要恢复身体，
还要面对一个全新的生命，
一个完全靠信赖你、依靠你的宝贝，
身体不好，能行吗？
胃口不好，能行吗？
答案显而易见。

聪明的女人更会关爱自己

让我们的月子生活更加舒适

《坐好月子速查全典》就这样诞生了

为了给你一个轻松愉快的月子，

我们精心编写了这本

《坐好月子速查全典》

包含：

月子里饮食调养，

详尽生活细节提醒

产后常见病防治

新生宝精心养护

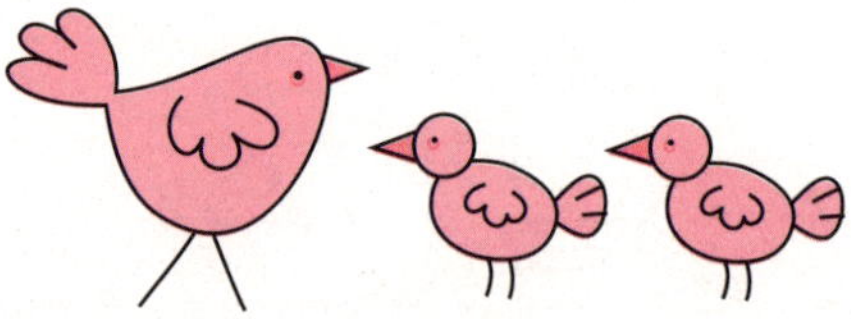

我们的关爱无处不在，

希望我们的书对你的生活有所帮助，

祝宝贝健康、快乐成长，

愿你早日恢复身体。

我们的孕育理念

1 孕育生命是女性最为神奇的本领，请珍惜自然赐给我们最好的礼物。

2 孕期是一个浩大的工程，需要消耗的人力、精力、财力不亚于一个百万工程。

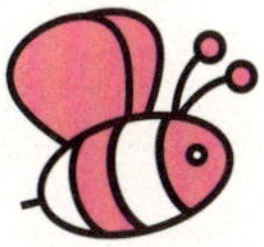

3 孕前准备非常重要，但是没有必要时时刻刻绷紧我们自己的每一根神经。

4 孕期吃法是有讲究的，我们要多吃一点对孕妈妈和宝宝有益的食物，尽量避免吃一些对宝宝不利的食物。

5 如果分娩之痛是人生中不能逃避之痛，那么就让我们坦然面对。

6 胎教不是强迫的教育，而是父母由内而外的情感表达。

7 孕期检查必不可少，关键月份检查一定要做。

8 精心照料月子，保持心情愉快，创造舒适的环境，母子平安，这就是我们最幸福的事。

目录
CONTENTS

Part 1
分娩进行时

进入了分娩的关键时期，有许多欣喜亦有许多担忧。

分娩方式大比拼

马上就要与肚子里面的小家伙见面了，心里是多么高兴啊。到底要选择怎样的分娩方式呢？孕妈妈最好先去咨询一下专业医生，然后决定。

月子期间母体生理变化

面对我们不知道的情况，请不用担心，有些不适只是我们身体自动修复，过段时间就会好的。

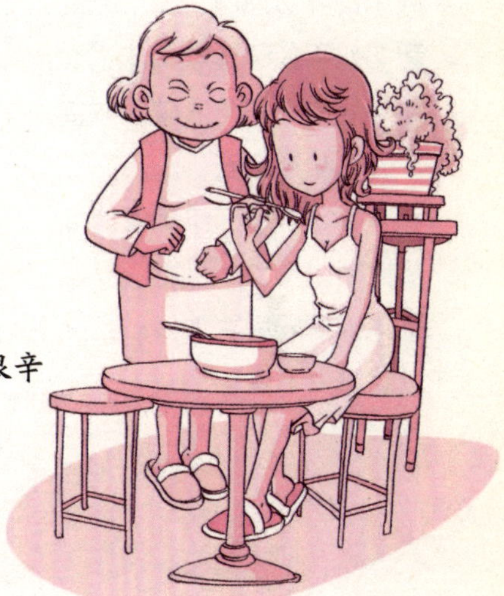

Part 2

新好月子舒服坐

刚刚生产后的新妈妈，身心都经历了一次艰辛的历练，需要精心护理和保健。

新妈妈产后调养

调养身体是月子里最重要的课题，可以说它决定了女人下半生的幸福和健康。

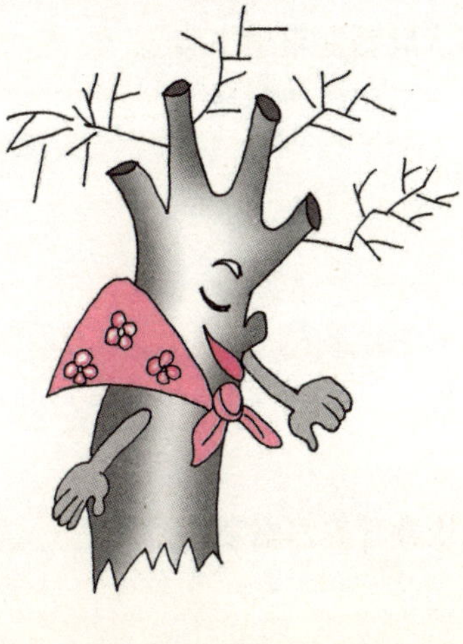

新妈妈生活细节须注意

细节决定成败，新妈妈不要因为年轻就无所谓，造成严重的后果，以后就后悔不已。

产后瘦身动起来

美丽的女人人人爱，想要超越以前的自己，就从这里开始吧！

月子里的饮食营养

消耗了大量的体力，还要照顾小宝宝，宝宝的口粮也是从妈妈身上得到的，妈妈吃不好，能行吗？

产后经典月子菜

经典永流行。催奶食物我们需要吃，我们的原则是重质不重量。我们需要为新妈妈定制营养丰富的套餐。

月子里适用的调养药膳

如果新妈妈平时身体健康，产后没有什么不太舒服的地方，属于一般产后损伤者，可以选择保健类药膳。

产后天然面膜自己做

爱美是每个女人的天性，新妈妈在家休养的这段时间里，可以自己动手做点面膜，既可调节心情，又不是很劳累。

产后常见病的防治

产后新妈妈由于在分娩时消耗大量的体力，身体免疫力下降，更容易受到各种疾病的干扰。

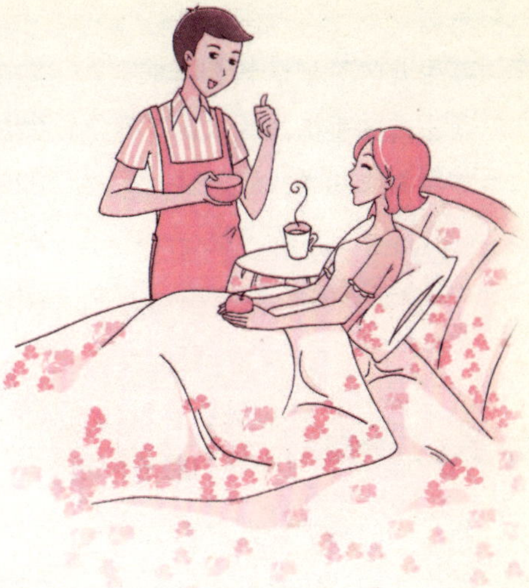

Part 3

精心呵护新生儿

幼小的生命需要我们精心呵护，宝宝带给我们的欢笑是毋庸置疑的，宝宝健康成长的背后也意味着我们辛苦的付出。

母婴同室的那段日子

虽然医院里面人多嘈杂，现在回忆起来，还是挺怀念那段时光。

新生儿的生理特点

如果宝宝现在对外界环境适应差，加上新手父母护理不当，很容易引起各种疾病。

新生儿的特殊生理现象

对于这些特殊生理现象，作为新生儿的父母，首先不应紧张，其次要了解导致这些状况的缘由，最后采取有效措施进行科学、妥善的治疗与护理。

新生儿的心理发育特点

出生后就有对客观事物发生视觉固定的能力，特别对妈妈的脸感兴趣。

新生儿的喂养

在哺育新生儿时，必须紧密结合宝宝自身的特点，从而确定科学的喂养方案，以避免各种哺育误区。

新生儿的日常护理

新生儿的日常护理是新生儿宝宝生长过程中一个重要的步骤，如护理不当，则会给新生儿的生长发育带来诸多不利的影响。

新生儿全脑开发

如果智力开发从第三天开始，那么他已经晚了两天。

新生儿常见病的防治

必须注重新生儿疾病预防。我们应采取科学、合理的方法护理治疗。

速查导航

分娩进行时

Part 1

进入了分娩的关键时期，有许多欣喜亦有许多担忧。等待的日子特别漫长，不知道何时临产，紧张的气氛是越来越浓。孕妈妈现在要做的事：充分休息，做好一切准备，耐心等待分娩的来临。

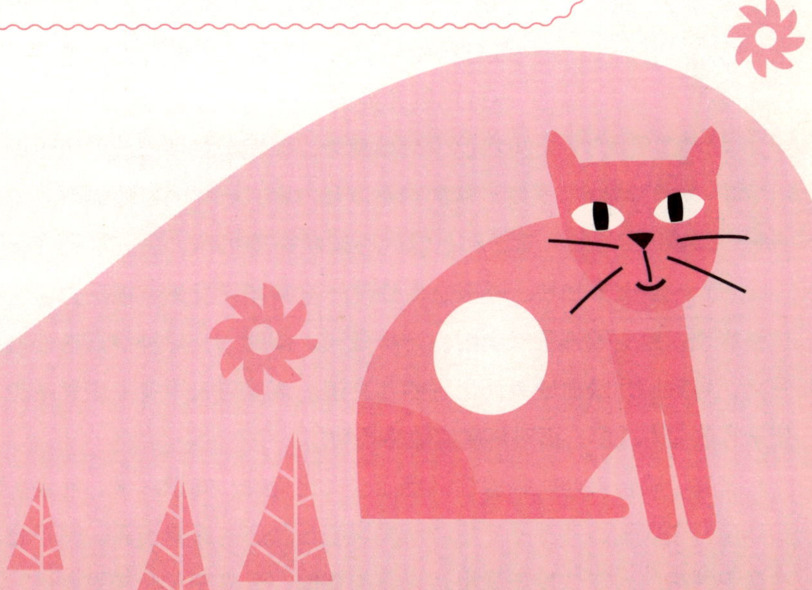

分娩方式大比拼

经过280天漫长的等待，马上就要与肚子里面的小家伙见面了，心里是多么高兴啊。到底要选择怎样的分娩方式呢？孕妈妈最好先去咨询一下专业医生，然后决定。

待产妈妈心理指导

待产妈妈的精神心理状态在分娩过程中的作用越来越受重视。妊娠是妇女一生中重要的阶段之一，分娩更是女性生命活动中一个重要的生活体验。分娩对于即将成为妈妈的女性是一种压力源，会引起一系列特征性的情绪反应，常见的情绪反应是焦虑和恐惧。产生焦虑和恐惧的原因大致有：担心胎儿畸形，担心胎儿性别与自己希望的胎儿性别不一致，担心难产，担心自己对分娩的承受力、分娩时的疼痛、分娩中出血、分娩意外、住院分娩所造成的陌生感、医院环境的刺激以及与家人分离的孤独感等。

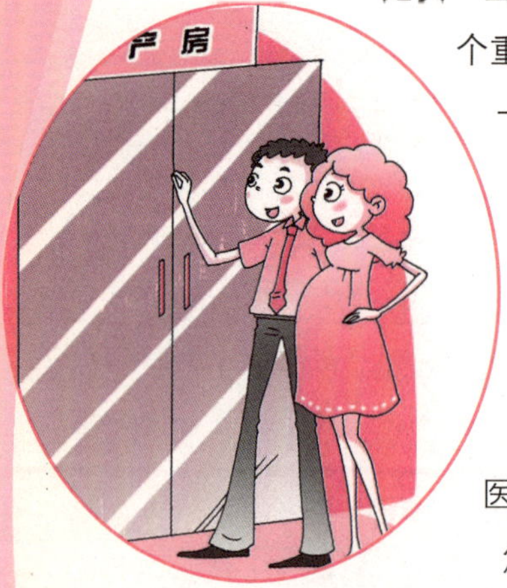

焦虑和恐惧的心理状态使机体产生一系列变化，如心率加快、呼吸急促致使子宫缺氧而发生宫缩乏力、宫口扩张缓慢、胎先露部下降受阻、产程延长。同时，交感神经兴奋使血压升高，导致胎儿缺血缺氧而出现胎儿窘迫。焦虑时去甲肾上腺素减少可使子宫收缩力减弱，而对疼痛的敏感性增加。

研究证明，待产妈妈的性格特征、文化背景、知识水平、社会条件和环境、个人经历等都是分娩时新妈妈心理状态的影响因素。有较强自我意识性格的人往往能表现出较成熟的情绪，适应变化，接受自己，灵活而又自信地满足自我需要，随时准备接受新的责任；有家人陪伴的待产妈妈其第一、第二产程较没有家人陪伴者短，手术产机会也较少；有良好教育背景的待产妈妈对分娩有正确的认识和了解，进而具有健康的心态，其焦虑、恐惧的程度较轻。因此，要创造安静舒适的环境，采用先进的医疗设备与护理设备以及较高的医术、良好的社会支持系统，并用既往的成功经验等增强待产妈妈的信心，减轻其焦虑的程度。

导乐分娩不紧张

待产妈妈在分娩过程中由专业人员或亲人陪伴近年来在国内外受到了广泛重视，陪伴分娩可对待产妈妈分娩提供生理和心理支持，是降低剖宫率和产后出血的一项适宜技术，是坚持以新妈妈为中心的产时服务保健模式，能保护、促进和支持自然分娩。

“导乐”陪伴分娩 “导乐”是一个分娩过程中的女性看护者，受过良好的专业培训，拥有丰富的生育经验和爱心、同情心、责任心，具有良好的人际沟通技能并能给人以信赖感，她能在分娩过程中用目光、语言和行动来发挥自己的能力和作用，帮助新妈妈在产程中最大可能地发挥其自身潜力来完成分娩过程。“导乐”还是新妈妈与医务人员之间的桥梁，发现异常情况能立即与医生联系并及时处理。

亲人陪伴分娩 分娩过程中由亲人，尤其是新妈妈的丈夫在身边陪伴，对新妈妈鼓励和安慰，能使新妈妈产生自信心，更好地配合完成分娩。

提倡非药物镇痛 分娩疼痛有其生理学和心理学基础。分娩镇痛方法应达到以下要求：

可加速产程或不影响产程 & 对母婴无害 & 起效快，方法简便 & 使新妈妈保持清醒分娩镇痛的常用方法有药物性镇痛和非药物性镇痛两种，WHO提倡用非药物性镇痛，其具体方法如下。

家庭化的分娩环境 将所有的医疗器械都贮藏在产房壁橱内，床上用品、窗帘、家具等都尽可能拟家庭化，以此减轻新妈妈的紧张心理。

转移新妈妈注意力 播放新妈妈喜欢听的音乐，鼓励她哼唱歌曲，陪伴者与其聊天等方式可使新妈妈的注意力从宫缩引起的疼痛和不适上转移开。

控制呼吸 在分娩过程中，根据产程，指导新妈妈根据宫缩的强度、频率和持续时间掌握主动调整呼吸频率和节律的技巧。控制呼吸可以缓解由于分娩所产生的压力，增强新妈妈的自我控制意识，常与转移注意力方法联合使用。对此，可采用深吸静息放松训练法控制呼吸。其具体方法：让新妈妈深吸一口气，然后缓缓呼出，在呼气的同时，心里默默地数“1，2，3，4，5……”如此反复。既可缓解疼痛又可降低腹压。

采取自由体位 第一产程时鼓励新妈妈多走动；或取直立位，头靠椅背部，也可站着靠在丈夫或“导乐”陪伴分娩人员的身上；也可在相关人员的搀扶下取半蹲位或跪位，这样可以缓解疼痛，但不主张采取平卧位。

自然分娩恢复快

胎儿经阴道娩出是一个正常的生理过程。胎儿经阴道分娩，子宫有节奏地收缩和产道的挤压，使胎儿胸廓也发生相应的收缩与扩张，肺泡表面产生一种活性物质，促使胎儿娩出后肺泡富有弹性、容易扩张；同时胎头不断受挤压，能刺激胎儿呼吸中枢，等等，这些都有利于胎儿出生后具备正常呼吸功能。

再者，阴道分娩时，胎儿头虽然受到阴道挤压而变形，但这种变形是一种适应性变化，出生后1～2天即可恢复，不会损伤大脑，也不会影响胎儿的智力。

临床证实，阴道分娩产生感染、大出血等并发症较少，产后恢复很快。绝大多数女性都能顺利地从阴道娩出胎儿，并且身体恢复也快。

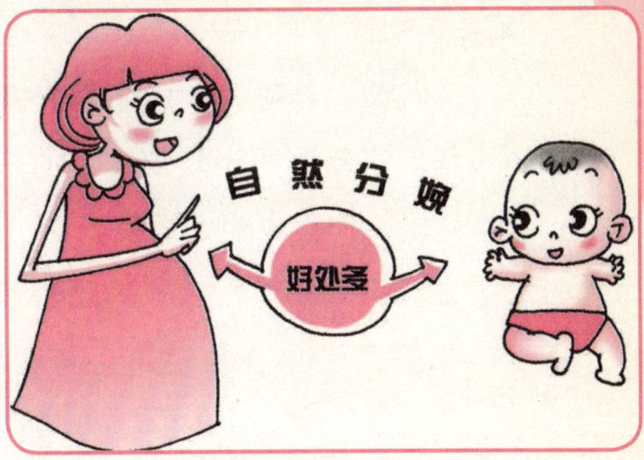

从女性的角度来说，除非不得已采用其他生产方法外，自然分娩则包含了对孩子无法言喻的爱。

具体选择什么样的分娩方式，最好听从医生建议。

自然分娩时，新妈妈的食物有哪些

女性分娩可不是一件轻松的事，在分娩过程中，每个待产妈妈都要消耗极大的体力。一般新妈妈整个分娩要经历12～18小时，这一过程消耗的能量，相当于走完200多级楼梯，或跑完1万米所需要的能量。可见分娩过程中体力消耗之大。这些消耗的能量必须在分娩过程中给予适时补充，才能适应新妈妈顺利分娩的需要。

TIPS

新妈妈在分娩之前，应准备优质巧克力，以便在分娩过程中及时补充体力消耗所需的能量，有益于保持产力，尽快完成分娩。

那么，分娩前应给分娩过程中的新妈妈准备点什么食品好呢?推荐被誉为“分娩佳食”的巧克力。

巧克力含有丰富的营养素，每100克巧克力中含糖类55～66克，脂肪30～38克，蛋白质15克，还有微量元素铁、钙以及维生素B_2等。同时，巧克力中的糖类可迅速被身体吸收利用，比鸡蛋的营养吸收快得多。因此，女性在分娩之前，应适当准备些优质巧克力，以便在分娩过程中及时补充因体力消耗所需的能量，促进分娩尽快结束。

产程的三个阶段

所谓“产程”，顾名思义就是生产的过程，也就是胎儿脱离母体的过程。当新妈妈出现规律性的阵痛时，意即产程的开始。等到胎盘自子宫娩出，产程也随之结束。

第一产程，又叫开口期

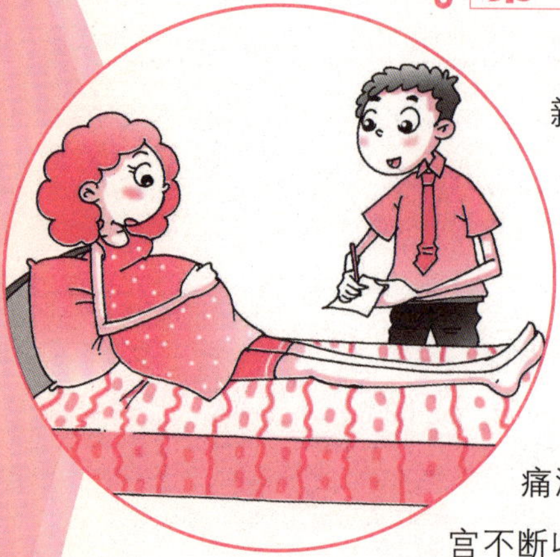

此期时间最长，初新妈妈约10～15小时，经新妈妈约6～7小时。此产程从子宫有节律收缩开始到子宫颈口全开。分娩开始时，子宫两次收缩相间隔的时间较长，新妈妈感到阵发性腹痛，间隔5～6分钟，收缩期较短为20～30秒。随着产程进展，宫缩时间渐渐延长，可持续1分钟，收缩力随之增强，新妈妈感到腹痛渐剧，间歇时间逐渐缩短为1～2分钟。由于子宫不断收缩，迫使胎儿逐渐下降，促使子宫颈口渐渐张开，直至子宫颈管消失、宫颈口全开时，直径可达10厘米，胎膜多在此时破裂，临床上称为破膜或破水，流出部分羊水，约50～100毫升，胎儿便从羊膜囊破裂处排出。

第二产程，又称为胎儿娩出期

此期从宫颈口开全到胎儿娩出。这个时期子宫收缩更频而有力，所需时间较短，初新妈妈因子宫颈口和阴道较紧，胎儿娩出平均50分钟左右，经新妈妈因宫颈口和阴道较松弛，往往随着子宫颈口开会胎儿就能娩出。

如果第二产程时间延长，超过2小时者，则属于难产。难产的原因主要有产力异常、产道阻力、胎位不正等多种原因。遇到类似情况，新妈妈和家属都不必顾虑，只要和医生密切合作，听从医嘱，医生会为新妈妈查出原因，施以各种助产方法，千方百计维护母婴健康和安全，使胎儿顺利娩出。

在第二产程中，由于子宫颈口开全，胎膜破裂，羊水流出，胎头进入阴道，使会阴部逐渐扩大凸起、皮肤发亮，肛门松弛，此时极易撕伤会阴，这时接生医生会想尽一切办法保护好会阴。

胎头进入阴道时，由于胎头压迫盆底组织和直肠，新妈妈有排便感，因而产生了反射性屏气动作，新妈妈自动向下用力，增加腹压。向下用力时，胎头露出阴道口，间歇时胎头缩回，这种现象，医学上称之为胎头拨露。经过几次拨露后，胎头不再缩回，医学上称为着冠。随后胎头越显越大，仰伸娩出并外旋转，接着前、后肩及胎体相继娩出，宫腔内的后羊水随之流出，宫底下降至脐。至此，第二产程结束。

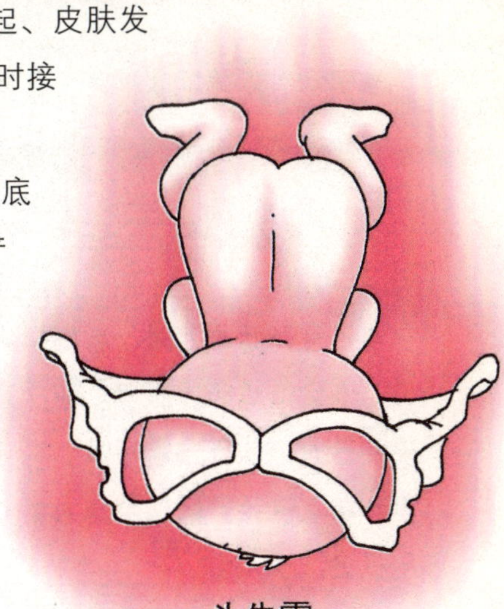

头先露

第三产程，是胎盘娩出的过程

经过5～15分钟，最多不超过半小时，胎儿娩出后，由于宫腔体积突然缩小，子宫继续收缩，使胎盘和子宫壁附着面之间发生错位、分离，直至胎盘完全从子宫壁上剥脱后，被排出宫腔，同时伴随一些血液流出，继而子宫收缩较紧，流血渐少，分娩全过程到此全部结束。

胎儿离开母体要经过三个阶段，医学上称之为三个产程。这三个产程就是从子宫有节律地收缩，到胎儿、胎盘娩出的全部过程，完成这个过程，才算分娩结束。完成这三个产程叫总产程，所需的时间为：初新妈妈约12~18小时，经新妈妈4～8小时。

初孕的女性没有生孩子的经历，可能不了解分娩过程，会对分娩怀有神秘感、甚至有畏惧感，当了解了分娩的全过程后，这种神秘感和畏惧感就会大大减轻，可以按产程的规律主动配合医生，对顺利分娩很有益处。

第一产程的辅助动作

当子宫有规律地收缩时，为减轻疼痛，就可以做辅助动作。包括深呼吸法、按摩法和压迫法。分娩第一期（即子宫颈开口期）的辅助动作有以下几点：

深呼吸法

当子宫开始收缩时，新妈妈可大口吸气和呼气。做深呼吸时，不要紧张，否则会造成肠胃胀气。速度宜放慢，随着阵痛的加强逐渐加深呼吸。阵痛间歇时，恢复正常呼吸。深呼吸时可以兴奋大脑皮层和加速体内的血液循环和氧供给，增加全身力量和子宫的收缩力，缩短产程和减少婴儿窒息的机会。

按摩法

在子宫颈口开大4厘米以上至宫口开全时，与深呼吸法结合并用。具体做法是：新妈妈的两手四指并拢，轻轻按摩下腹部。吸气时从两侧到中央，呼气时从中央到两侧。宫缩间歇时休息。有明显减轻疼痛的效果，与深呼吸法联合应用效果会更好。当新妈妈感到腰痛时，让新妈妈侧卧，由医务人员或家中陪伴人员协助按摩。

压迫法

从宫口开大4厘米以上达宫口开全这一时期应用。每次阵痛开始时压迫腰部。特别在极度腰酸时，压迫法有明显的减轻作用。可压迫酸痛点或两侧髂前上棘，还可以压迫腰部两侧或耻骨联合处、腰骶部。压迫法可以同深呼吸和按摩法同时或交替使用，这样不仅可减轻新妈妈的疼痛，还可增加娩出力量。

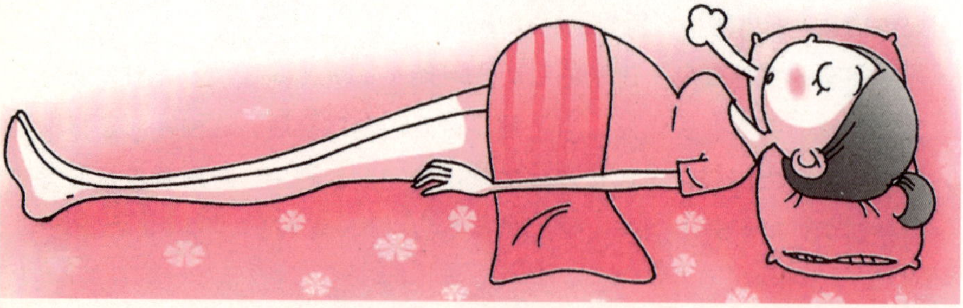

第二产程的辅助动作

新妈妈待宫口开全，阴道充分撑开时，会感到有一个很大的东西堵在那里，这就是即将分娩的状态。这时候，新妈妈一定要按助产人员的要求，像解大便一样施加腹部压力。用劲的窍门是在宫缩发作时使劲，发作过后就放松。用力时深吸一口气憋住，均匀地向下使劲，有时要从小到大，即开始时憋住气，慢慢地向下使劲，然后劲越使越大，直到这口气用完。发作过后就放松。如果宫缩还在继续，就要再深吸一口气后再继续屏气使劲。用劲时，双腿要屈曲蹬实，双手要抓住床边的把手全身使劲。但是，在胎头娩出的一刹那间，却万万不能用力，防止胎头突然冲出而使会阴撕裂或严重损伤，给产后带来痛苦。

分娩时怎样与医生配合

生不仅是医生的事，更主要的是新妈妈的事，只有在新妈妈同医生合作的情况下，密切配合，才会使分娩顺利进行。新妈妈在分娩时应当服从医嘱，听从医生指挥，正确适时地使用产力，避免盲目用力，以使分娩正常进行。按分娩时段，有如下的配合方法：

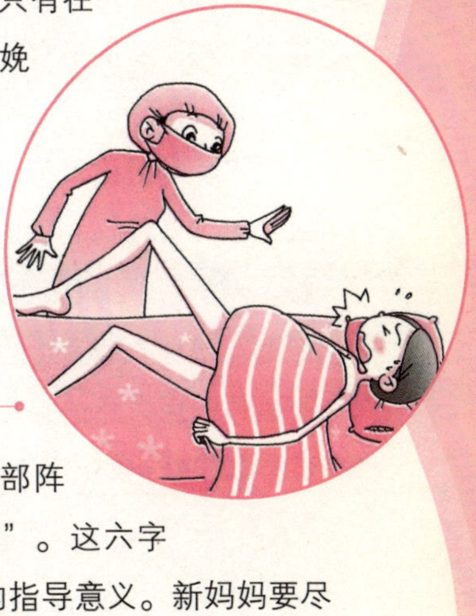

做到“睡、忍痛、慢临盆”

当第一产程（即开口期）开始时，新妈妈腹部阵阵疼痛，这时新妈妈应做到“睡、忍痛、慢临盆”。这六字要领，对于提高产力、促进产程进展，都有重要的指导意义。新妈妈要尽量休息，即便不能入睡，也要卧床闭目养神，养得一分神，则增加一分产力。卧床静养，减少体力消耗，积蓄精力用于第二产程。同时，要有节律地深呼吸，宫缩时深呼吸，之后要完全放松，这样可以减少疲劳。另外要随时排空膀胱以免阻碍胎头下降。当宫缩时，产生阵发性腹痛，新妈妈应尽力忍住，因为阵痛是一种正常的生理现象，是排出胎儿时的挤压作用，宫缩越强，疼痛越烈。此时新妈妈绝不可大喊大叫，有的新妈妈认为大喊大叫会舒服一些，其实大喊大叫会消耗体力和精力，还会使肠管胀气，不利于宫口扩张和胎儿下降，更不可翻动不休、手足乱动，这样消耗精力更大。

不可过早用力

在第一产程中，尤其不可过早用力。有的新妈妈以为早用力，胎儿会早娩出，这种做法适得其反。因为第一产程是开口期，动力主要来自胎儿和胎盘中分泌的激素，促使子宫收缩，使宫颈口开全。在颈口未开全之时，企图早些娩出胎儿，是不可能的，只能消耗精力和造成疼痛，影响产力，不利于第二产程的顺利通过。在第一产程中，只能任其自然，忍痛待产。新妈妈要有坚强的意志，听从助产人员的指挥。

第二产程科学用力

第二产程是新妈妈与医生配合的重要时刻。当子宫口开全后，即进入第二产程。此期子宫收缩频而强，胎儿先露部压迫盆底组织和直肠，引起新妈妈反射性屏气动作，腹肌和膈肌强烈收缩，腹腔内压增高，此时正是用力下挣的时机，可以按医生指导而正确使用腹压和作哈气动作。当子宫收缩时，新妈妈双手拉住床沿两侧拉手，先深吸气，憋住一口气向下用力挣，当子宫停止收缩时，不可用力下挣，此时应作哈气动作，使膈肌和腹肌有节律地收缩。当胎头即将娩出的时候，应作张口呼吸，即哈气动作，不宜过于用力强迫胎儿落地，以免胎儿娩出过快而撕伤阴道与会阴。

如果新妈妈出现宫缩乏力或产道异常，有骨盆狭窄、盆腔肿瘤，或胎儿过大、胎位不正等异常情况，需要手术助产时，新妈妈和家属要服从医生的决定，当机立断，以保证母子安全。切不可从主观愿望出发，随意阻拦手术，或犹

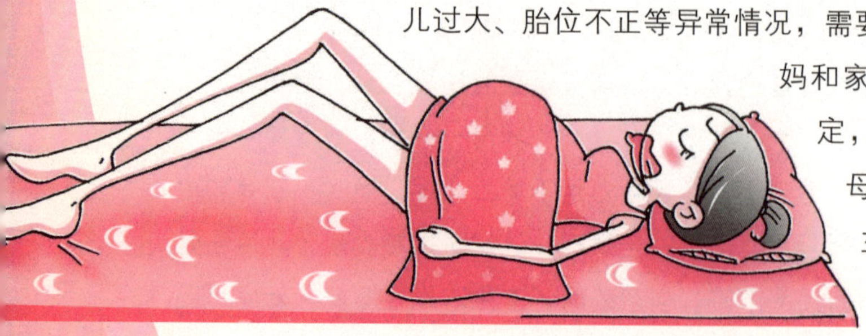

豫不决、拖延时间。要配合医生选择最恰当的手术，保证母子安全。丈夫在妻子生产时，要陪着她、爱护她。

会阴侧切时机很重要

主要在于防止会阴造成的分娩阻滞，以及自然分娩时所引起的严重会阴损伤。有侧斜切及正中切开两种，一般多采用左侧斜切开。

初产女性的阴道口较狭窄，如因胎儿较大、胎位不正而进行产钳、胎头吸引者，即可进行预防性的会阴切开。对早产儿，由于胎儿发育不够成熟，脑血管比较脆弱，经阴道分娩稍遇阻力就会引起颅内血管破裂出血，甚至窒息，故对有存活希望的早产儿应进行新妈妈会阴切开。否则，有可能发生会阴撕裂、子宫脱垂，波及直肠时还会出现大小便失禁；且对胎儿也不利，会阴部对胎儿压迫过久，会造成胎儿缺氧、颅内出血，甚至威胁胎儿生命。

TIPS

做会阴切开时，医生会掌握时机，过早切开易增加出血及感染机会，过迟切开则失去意义。手术后要清洗外阴，术后一般4～5天拆线。

剖宫产是分娩的最佳捷径吗

在正常情况下，胎儿是通过新妈妈的产道娩出的，假如医生认为胎儿不可能正常娩出或正常娩出不太安全，就要施行剖宫产术，切开新妈妈下腹部和子宫，取出婴儿。

如果胎儿情况危急（脐带受压）或胎盘不能为胎儿提供足够的氧气和营养，或胎盘阻塞了子宫口（前置胎盘），则实施剖宫产术是必需的。

施行剖宫产术的最常见原因，是新妈妈的骨盆过于狭小、胎儿难以通过。还有多胞胎、臀位或其他异常部位先露、子宫或骨盆的结构性异常等。有一些孕妇为避免阵痛和为选择“良辰吉日”分娩，主动要求剖宫生产，这种没有医学原因而采用外科手术的分娩，是不可取的。

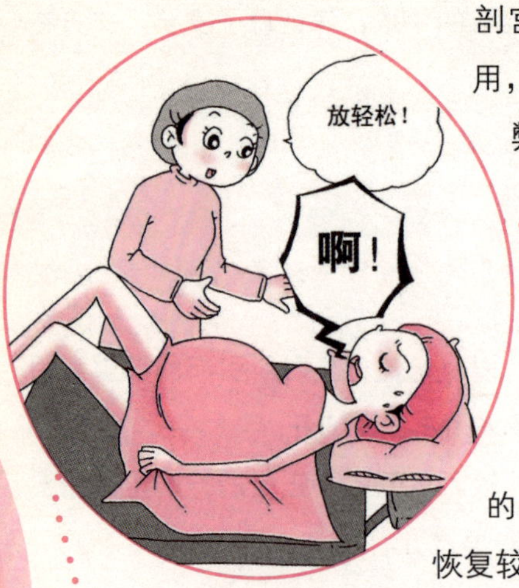

剖宫产虽然安全、快速，但只对难产有作用，并非是分娩的最佳捷径，因为它有以下弊病：

分娩时胎儿未经过阴道分娩，不利于新生儿形成正常呼吸功能，肺部发生病变的可能性大。

剖宫产会使新妈妈经历一次大的手术，失血比阴道分娩要多，产后恢复较慢。

手术造成的创伤和出血，使新妈妈身体虚弱，发生感染的机会较多。

手术过程中有可能损伤腹腔等其他器官，造成日后的继发性肠粘连等病症。

子宫在术后有较大的瘢痕，如果再次怀孕，有发生子宫破裂的危险。

综上所述，最好不要随意选用剖宫术。是否采取剖宫术，要由医生作出正确的决断。

水中分娩

水中分娩一般会在一间特殊的产房进行，在一只形似按摩浴缸的“分娩水池”内，待产妈妈泡在经过特殊处理的温水里面，水温保持36℃~37℃，环境温度为26℃。在助产护士指导下，合理换气、放松……慢慢地，一个小生命就顺利降临人世。宝宝出生后，在水里不能待上1分钟。

水中分娩可以减轻新妈妈的疼痛。高危妊娠不适合。初产新妈妈由于没有经过生产扩张，容易造成会阴撕裂，也不适合水中分娩。水中分娩的宝宝体重应控制在3千克之内。

预防早产有方法

妊娠在28周以后、37足周之前分娩，胎儿体重小于2500克，身长在35厘米以下的称为早产。早产儿生命力较弱，成活率在20%～80%。而成活率的高低，在很大程度上又决定于喂养技术。

引起早产的原因

引起早产的原因是多方面的，例如，孕妇的年龄过小或过大，子宫、子宫颈异常或发育不良，或者孕妇营养不良、体质虚弱、伴有内分泌失调，都是发生早产的常见原因。

预防早产的措施

早产儿的生活力较弱，死亡率很高，特别是体重在1000克以下的早产儿，能成活的很少，因此必须积极预防。预防早产首先要认真作好产前检查，全面了解孕妇健康情况，纠正可能引起早产的原因。

孕晚期要特别注意起居饮食，适当增加营养，不吃有刺激性的食物，如浓茶、咖啡、辛辣食品及酒、烟等。平时要注意劳逸结合，既适当参加劳动，又要避免做重体力活，不使身体过于疲劳，尤其要注意避免腹部受到撞击。到妊娠最后1～2个月时，要适当增加休息时间，特别要防止妊娠高血压综合征和贫血等疾病的发生，禁止同房，不要远出旅行。一旦有了先兆早产的征候，应立即去医院治疗。

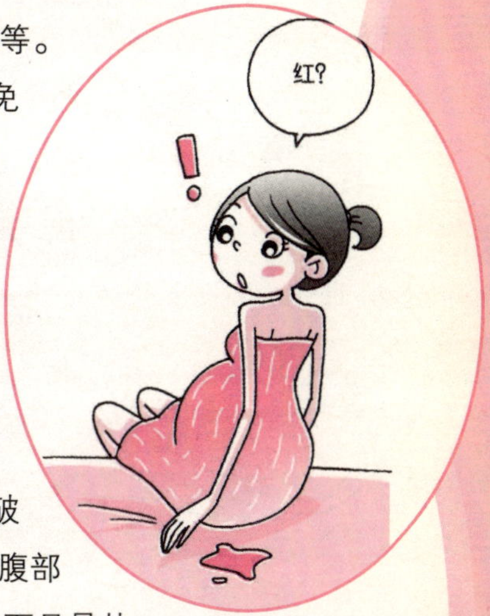

一旦出现下列早产征兆，要立即就医：羊膜破裂，有羊水从阴道滴出或涌出。子宫收缩加剧。下腹部突然开始出现疼痛或骨盆处出现类似抽筋的现象，而且是从来没有过的感觉。

当孕妇得病，如高热、急性感染性疾病时，都可能引起早产。孕妇在妊娠晚期进行过度的体力劳动、长途旅行，或过度的精神负担、情绪激动，或有外伤、性生活过频等，也会招致早产。羊水过多、怀有多胎、胎儿畸形、胎膜早破等产科并发症，也是早产的原因。另外，孕妇不良的生活习惯，如饮酒、吸烟等，都有可能造成早产。

从发生早产的原因看来，除了有些器质性病变之外，大多数是可以预防的。

超过预产期，宝宝还不出来

怀孕期超过42周而分娩者，称为过期产。过期产的怀孕时间过长，会导致胎儿的异常改变。有些人对怀孕时间抱无所谓态度，甚至错误地认为怀孕时间越长胎儿越健壮，是毫无根据的，怀孕时间过长了对胎儿发育不利。

胎儿在母体内是靠胎盘供给营养得以生长发育的。过期怀孕会导致胎盘发生退行性变化，即老化，血管梗死、胎盘血流量减少，直接影响胎儿营养的供给，不仅无法保持胎儿正常生长，还会消耗自身的营养而日渐消瘦，皮肤出现皱褶，分娩出像“小老头”的婴儿。

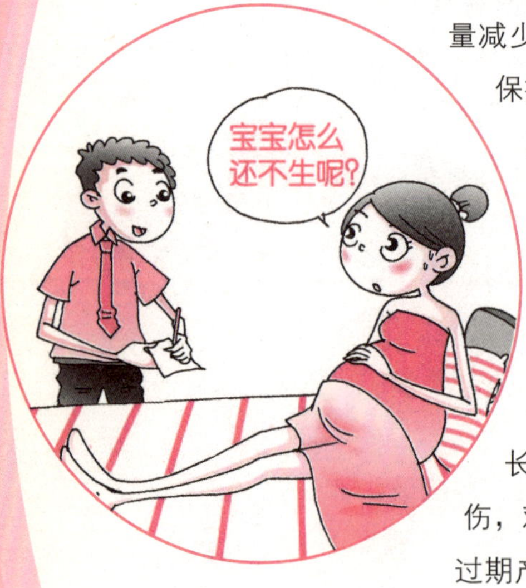

此外，由于子宫内缺氧，可使羊水发生污染，使胎儿发生宫内窒息、吸收性肺炎而死亡，或因脑细胞受损，造成智力低下等不良后果。另外，妊娠期延长，胎儿颅骨大而坚硬，易造成难产和产伤，对母体健康也会有一定损害。

过期产，对母子健康有害而毫无益处。如果已到分娩日期而仍不分娩，就要去医院请医生采取措施，让婴儿娩出，以保证母子的安全与健康。

预防难产有措施

难产是孕妈妈最担心的事，医学上叫做异常分娩。发生难产的原因很多，一般由于产力、产道、胎儿三方面因素的任何一方面以上的异常，使分娩进程受阻，从而发生难产。顺产和难产在一定条件下可互相转化，如顺产处理不当，会变为难产。难产早发现，且及时采取适当的措施，也能顺利分娩。

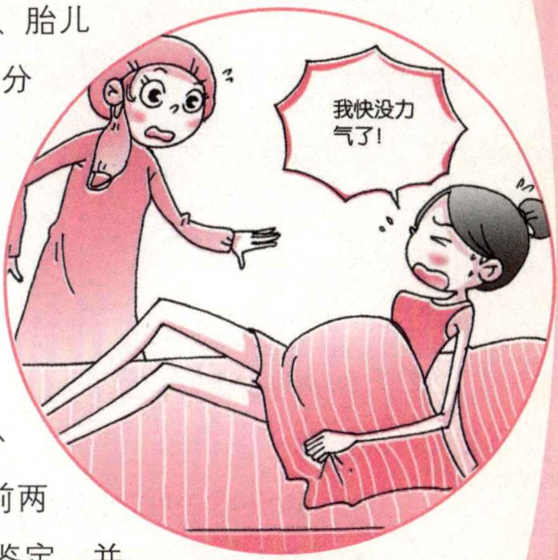

因此，妇女在妊娠期间必须通过一系列产前检查，妊娠晚期还要进行骨盆的内外测量，以便全面了解母婴情况。在预产期前两周左右，医生会对新妈妈的分娩方式作出鉴定，并事先告诉孕妇本人，让孕妇作好思想和物质上的准备。

目前出现难产的原因，以孕妇没有到医院进行系统的产前检查居多，没有测量骨盆、产前未经医生判定能否自然分娩，只是快要临产或已经临产时，才第一次上医院检查，等到发现有致难产的因素，已来不及采取防范措施。

临产时发生的问题多，难产机会自然增多，因此，产前检查对于防止发生难产是非常重要的。

因分娩时间过长或出血过多，而威胁母体和胎儿的情形称为难产。难产的发生没有客观标准，通常出现的情形有：新妈妈骨盆狭窄或骨盆形态不正；或子宫口扩张停滞，胎儿入盆位置异常等致产程停滞。此外，胎儿臀位或胎盘位置异常、胎儿过大，也可能导致难产。

新妈妈太胖或太瘦，个子太小，体质柔弱，对分娩的情况一无所知、恐惧不安，运动不够等情形也会发生难产。通过定期检查，确认胎儿胎位及健康状况，做一些有利于顺产的体操等都可以减少难产的发生率。

月子期间母体生理变化

生完宝宝，新妈妈身体会产生一系列变化，还有可能会有一些不适，面对不知道的情况，请不用担心，有些不适只是身体在自动修复，过段时间就会好的。

何为“坐月子”

胎儿出生后，胎盘自母体排出，从这时开始，新妈妈也就进入了产后恢复阶段。这个阶段的生理变化很大，是重要的转折时期。因为在妊娠期间，母体的生殖器官和全身所发生的一系列变化，都要在产后6～8周内逐步调整，除乳房以外完全要恢复到孕前状况。医学上称这段时间为产褥期，民间称为“坐月子”。

十月怀胎期间，日益成长的胎儿和随之变大的子宫，会对母体许多器官形成长期的影响，如受压迫的膀胱、横膈膜上升使胸腔空间缩小，还有骨骼、肌肉、脊椎、韧带等需长时间负载胎儿及羊水的重量。分娩以后，新妈妈须利用坐月子的时候好好静养，减少活动量，以让这些器官能轻松复原。

> TIPS
> 无论是初新妈妈或经新妈妈，都可以利用坐月子这段时间好好养精蓄锐，充分休息好以恢复体力，以应对辛苦而又漫长的育儿过程。

对于第一胎的初新妈妈而言，坐月子这段期间可视为心理调适的缓冲期，慢慢适应并习惯母亲这个新的角色。如果有长辈或月嫂照顾新妈妈坐月子，或到坐月子中心坐月子，更是新妈妈学习育儿技巧与经验的好时机。

“坐月子”在我国是一种久远的习俗，从现代医学的观点来看，坐月子很重要。新妈妈在生产时不仅需要消耗许多体力，也会造成一些损伤，如胎盘剥离时，在子宫壁留下的创面、会阴部的撕裂伤或剖宫产的手术伤口等，都需要休养，让新妈妈逐渐恢复体力，使伤口得以复原。

这些生理现象不用担心

产后在月子里有以下现象是正常的，如：

疲劳

由于分娩劳累，新妈妈十分疲乏，产后不久即睡着。

体温略升

产后24小时内，体温略有上升，但一般不超过38℃。

呼吸深而慢

每分钟仅14～16次，产后腹压降低，膈肌下降，由妊娠期的胸式呼吸变为胸腹式呼吸，使呼吸深慢。

产后宫缩痛

产后3天内因子宫收缩而引起下腹部阵发性疼痛，会在产后1～2天出现，持续2～3天后自然消失，新妈妈感觉更明显。

汗多

产后几天内，由于新妈妈皮肤排泄功能旺盛，排出大量汗液，尤其在夜间睡眠和初醒时会更明显，不属于病态，产后1周内会自行好转。

尿多、便秘

妊娠后期体内潴留的水分经肾脏排泄。产后几天，特别是24小时内尿多。由于活动少，进食少，肠蠕动弱，而且汗多、尿多，故常发生便秘。

恶露

产后子宫蜕膜的脱落，血液坏死的蜕膜组织经阴道排出，医学上称为恶露，一般在3周左右排净。

生理变化是必然

月子里的母体会发生以下的生理变化

生殖器官的复旧 一般情况下，生殖器官如子宫体、子宫内膜、子宫颈，以及外阴与阴道均会出现多方面的生理症状，不久即恢复正常状态及功能。

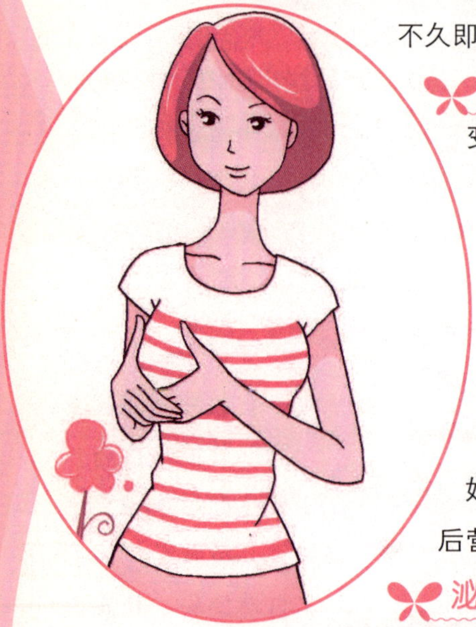

乳房的变化 分娩后2～3天乳房增大，变坚实、局部温度增高、开始分泌乳汁。有的人腋下淋巴结也会肿大、疼痛。

分娩后雌激素和孕激素水平骤降，催乳素增加，会使乳腺开始分泌乳汁。触动乳头、听到婴儿啼哭声、间隔一定的时间，及其他与哺乳相联系的外部因素刺激，都能成为泌乳的条件刺激因素。新妈妈的乳汁分泌量与乳腺发育成正比，也与产后营养、健康和精神状况有关。

泌尿系统变化 妊娠时，增大的子宫压力所导致的肾盂、输尿管积水，一般在产后4～6周才能恢复，因而产褥期容易发生泌尿道感染。临产时胎儿先露部位会对膀胱形成压迫，如果发生滞产，会导致母体膀胱三角区充血、水肿及黏膜出血，严重时会阻塞尿道而形成尿潴留。常见的是产后腹壁松弛，膀胱肌张力减低，对内张力增加敏感，再加上分娩时胎儿先露部分的压迫，会出现膀胱肌肉收缩功能障碍，或尿道、尿道外口、阴道、会阴创伤疼痛，反射性地使膀胱括约肌痉挛，增加排尿困难，严重的甚至不能自排小便而需要导尿，而导尿又会增加泌尿道感染的机会。

妊娠期体内潴留的大量水分，均会在产后数日内排出，因此新妈妈产后会出大量的汗并明显增加尿量，以排出体内的水分。

呼吸、消化系统的变化 分娩后腹腔压力的消失，使横膈恢复正常运动。孕期主要采取胸式呼吸，分娩后又转变为胸腹式呼吸。产褥期胃、小肠及大肠恢复正常位置，功能恢复。但肠蠕动减缓，常会有肠胀气。产褥初期新妈妈一般食欲欠佳，由于进食少，水分排泄较多，因此肠内物较干燥，加上腹肌及盆底松弛、会阴伤口疼痛，极容易发生便秘。

血液循环系统的变化 分娩后，巨大的子宫施加给下腔静脉的压力消除，静脉血回流增加，以致产后第一天血容量即会有明显增加，血细胞比容相应下降。此后血容量会渐渐减少，血细胞比容基本保持稳定。在产褥第一周内中性白细胞数很快下降，妊娠末期下降的血小板数在产褥早期迅速上升，血浆球蛋白及纤维蛋白原量增加，促使红细胞有较大的凝集倾向。

腹壁、皮肤的变化 长期受到妊娠期子宫膨胀的影响，会使肌纤维增生、弹性纤维断裂以致分娩后腹壁变得松弛，腹壁紧张度一般在产后6周左右恢复。分娩后，由于雌激素和黄体酮的下降，黑色素细胞激素也随之下降，怀孕期间所表现的色素沉着现象如乳晕、乳头、脸部的褐斑、腹部的黑中线等都会逐渐消失。皮肤除留下永久性白色旧妊娠纹外，外观逐渐恢复正常。

月经与排卵的恢复 月经一般会在产后6周复潮，哺乳妈妈的月经及排卵都恢复较迟。新妈妈中2.4%在产后6周内月经复潮；61.1%在12周内复潮；36.5%在24周内复潮。从内膜病理切片观察，第一次月经复潮时，有42%的人恢复排卵。

月子里生殖器官的恢复

子宫 胎盘排出后，子宫体即收缩至胎头大小，呈前后略扁的球形，约17厘米×12厘米×8厘米大小，重约1000克，宫底在脐下1～2横指处。产后子宫各对韧带则呈松弛状态，因此极易移位，特别在产后第1天，当膀胱充盈时常易将子宫向上向右推移直至右肋下。以后随着子宫肌纤维迅速变小，水肿及充血消退，子宫逐渐缩小。产后第1天，子宫底在耻骨联合上12～15厘米处，5天时在耻骨联合上7～10厘米处，12天入盆，在腹部已不易被触及。子宫的重量在产后第1周末减至500克，第2周末减至350克，8周时达正常子宫的重量即50克。

子宫内膜的变化 胎盘和胎膜会从蜕膜海绵层外部与子宫壁分离而娩出。留下来的海绵层则厚薄不一，遗留的蜕膜组织随恶露排出，基底部则经过再生而形成新的子宫内膜功能层。在产后10天，宫腔内其他部分均有新生的子宫内膜生长。胎盘剥离时的创面收缩很快，开始时约直径7.5厘米，是一个突出的毛糙面，14天时直径缩到35毫米，6周后直径约24毫米，仍稍有突出，表面不再粗糙。

产后子宫收缩引腹痛

产后腹痛，是由于子宫收缩所致。子宫收缩时，引起血管缺血、组织缺氧、神经纤维受压，所以新妈妈会感到腹痛。子宫收缩停止后，血液流通，血管畅通，组织有血氧供给，神经纤维解除挤压，疼痛感消失，这个过程一般在1～2天内完成。

初产女性因子宫肌纤维较为紧密，子宫收缩不甚强烈，易复原，而且复原所需时间也较短，疼痛不明显。

经产女性由于多次妊娠，子宫肌纤维经多次牵拉、损伤，较为松弛，复原较难，疼痛时间相对延长，且疼痛也较初产女性剧烈些。

如果疼痛时间超过1周，并表现为连续性腹痛，或伴有恶露量多、色暗红、多血块、有秽臭气味，多属于盆腔有炎症，应当请医生检查治疗。

新妈妈腋下有肿块

有相当多的新妈妈在分娩后2～3天，突然发现腋下有肿块且疼痛难忍，很是害怕。有人怀疑淋巴结肿大，有人怀疑是长了肿瘤而十分紧张。这种肿块一般有鸡蛋大小，在分娩之前没有，分娩后与乳房膨胀同时出现。

出现这种情况不要担心，实际上这种肿块是一种乳腺，但不是正常的乳腺组织，而是先天发育不良的乳腺组织，称副乳腺。由于平时没有乳汁分泌，没有任何感觉。产后乳腺活跃，乳汁大量分泌，有时还会淤积成硬块，产生了疼痛感，才引起注意，发现腋下有肿块。

TIPS
这种肿块不需求医治疗，实在疼痛难受时，可以服止痛片或局部用芒硝外敷24小时，疼痛就会消失，肿块也会逐渐消退。

月子里生殖器官的恢复

子宫颈 在分娩结束时前壁较薄，皱起如袖口，松弛、水肿、呈紫色，1厘米厚、3～6厘米长。18小时内很快缩短，变硬，恢复正常形状。第3天时能容二指，产后1周时仅能容一指，内口关闭，产后4周则外口关闭。但颈口形状由原来的圆形（未产型）变为横裂形（已产型）。

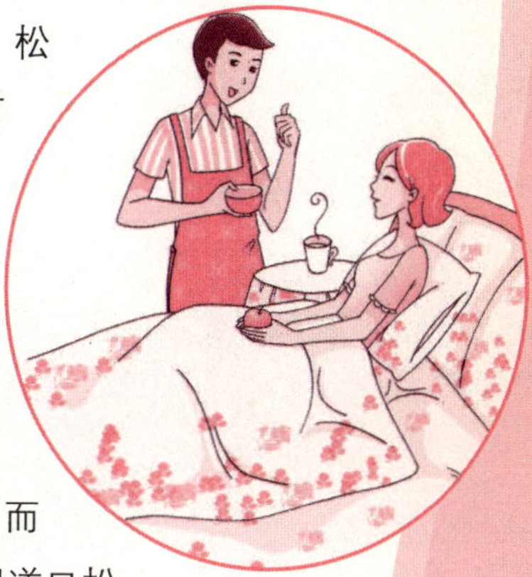

外阴与阴道 分娩后处女膜因撕裂而变成残缺不全的痕迹，即处女膜痕。会阴受压迫撕裂或切开，而有充血和水肿，阴道壁黏膜皱襞消失，弹性松弛，阴道口松开。盆底周围组织松软，盆底松弛，2～3周后才逐渐恢复。

腹部硬块越硬越好

宝宝出生以后，新妈妈腹部随即松弛，但有许多女性在抚摸自己腹部时，还会摸到一个很大的硬块，时而还有疼痛感，为此，有的新妈妈感到害怕：怕有什么东西未排出来。

这个硬块其实是子宫，因为子宫在孕期变化很大，由孕前50克左右增到妊娠足月时1000克左右，宫腔也由原来只能容纳12～20毫升，增大到可以容纳3000克的胎儿、1000～1500克重的羊水和500克左右重的胎盘。胎儿和胎盘娩出后，子宫体积很快缩小到胎头样大小，而且子宫收缩越好，就会变得越硬。这样，在松软的腹壁外就能明显地摸到。因此，可以在产后最初几小时内，经常按摩子宫，刺激它收缩，且摸到的宫体越硬越好。

产后多汗有原因

不管天热还是天凉，甚至在冬天，新妈妈在分娩后总会比正常人汗多，有的人大汗淋漓，如果稍微活动或进食时，更是汗流满面，全身汗出，粘湿难受。这是什么原因呢?

这是因为，新妈妈在妊娠期间，体内水分积蓄，仅血液就比孕前增加30%左右。一个正常人的血液量约占体重的1/10，为4000～5000毫升，而妊娠期孕妇则要增加1000毫升之多。分娩之后，这些体液在体内就成为多余，如果不排出会增加心脏负担。

体内的水分排泄通过三个主要途径

通过肾脏由尿液排出 → 通过肺的呼吸排出 → 通过汗腺由皮肤表面的毛孔蒸发

这就是产后汗多的原因之一。此外，新妈妈甲状腺功能亢盛，尚未恢复，会使脂肪、糖、蛋白质等代谢旺盛，表现出出汗多。还有，产后进食较多的高能量食物，又多喝汤水，也是产后多出汗的原因。

产后出汗多是一种正常生理调节现象，不必担忧。

有一种病理性出汗，表现为汗出湿衣、持续不断，兼有气短懒言、倦怠嗜睡，或见睡中多汗醒来即止、五心烦热、口干咽燥、头晕耳鸣等症状，这种情况则要请医生诊治。

恶露的几种类型

胎儿娩出后，在一定时间内新妈妈阴道仍有血样分泌物流出，这就是人们所说的恶露。正常的恶露有血腥味，但不臭。包括从宫腔排出的血液、坏死的蜕膜组织、黏液及产道的细菌。在产后的不同时间里，恶露的内容各不相同，可以通过对不同时期恶露的包含物质来观察是否有异常现象。一般正常的新妈妈，恶露有下列三种不同的情况：

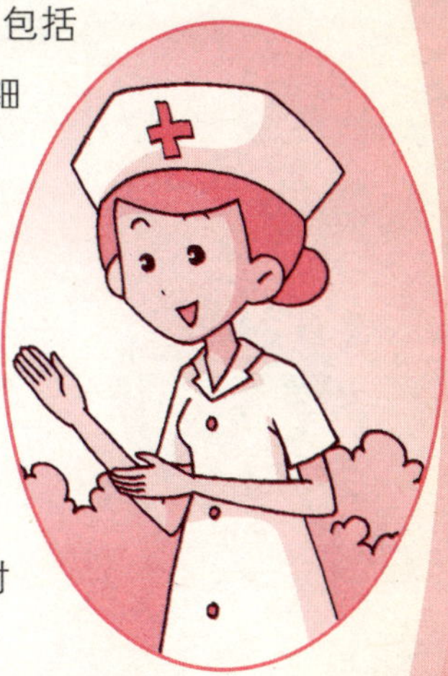

血性恶露 又名红色恶露。这是产后第1～4天内排出的分泌物，呈鲜红色，含有较多的血液，量也比较多，一般与平时月经相似，或稍多于月经量，有时还带有血块。

浆性恶露 呈淡红色，其中含有少量血液、黏液和较多的阴道分泌物，还有细菌生长。在产后5～10天排出。

白色恶露 是在产后10天后排出，呈白色或淡黄色。其中含有白细胞、蜕膜细胞、表皮细胞和细菌等成分，形状如白带，但是较平时的白带多些。

虽然每位新妈妈都有恶露，但每人排出的量不同，平均总量约为250～500毫升。各人持续排恶露的时间也不同，正常的一般需要4～6周。母乳哺喂孩子有利于恶露排出，孩子吃奶时，吸吮乳头，引起反射性子宫收缩，有利于子宫腔内的恶露排出。

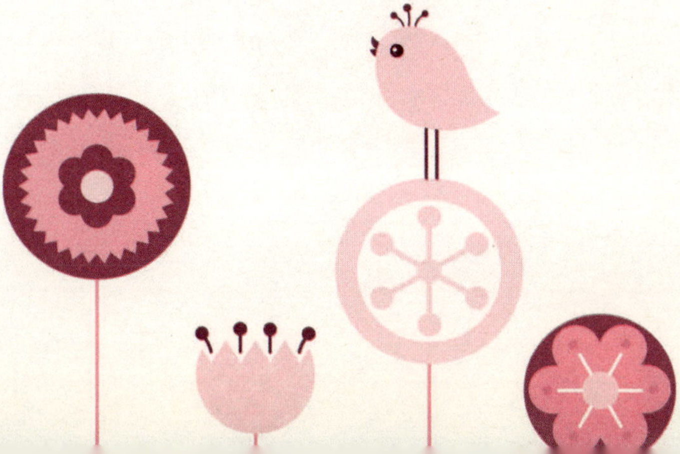

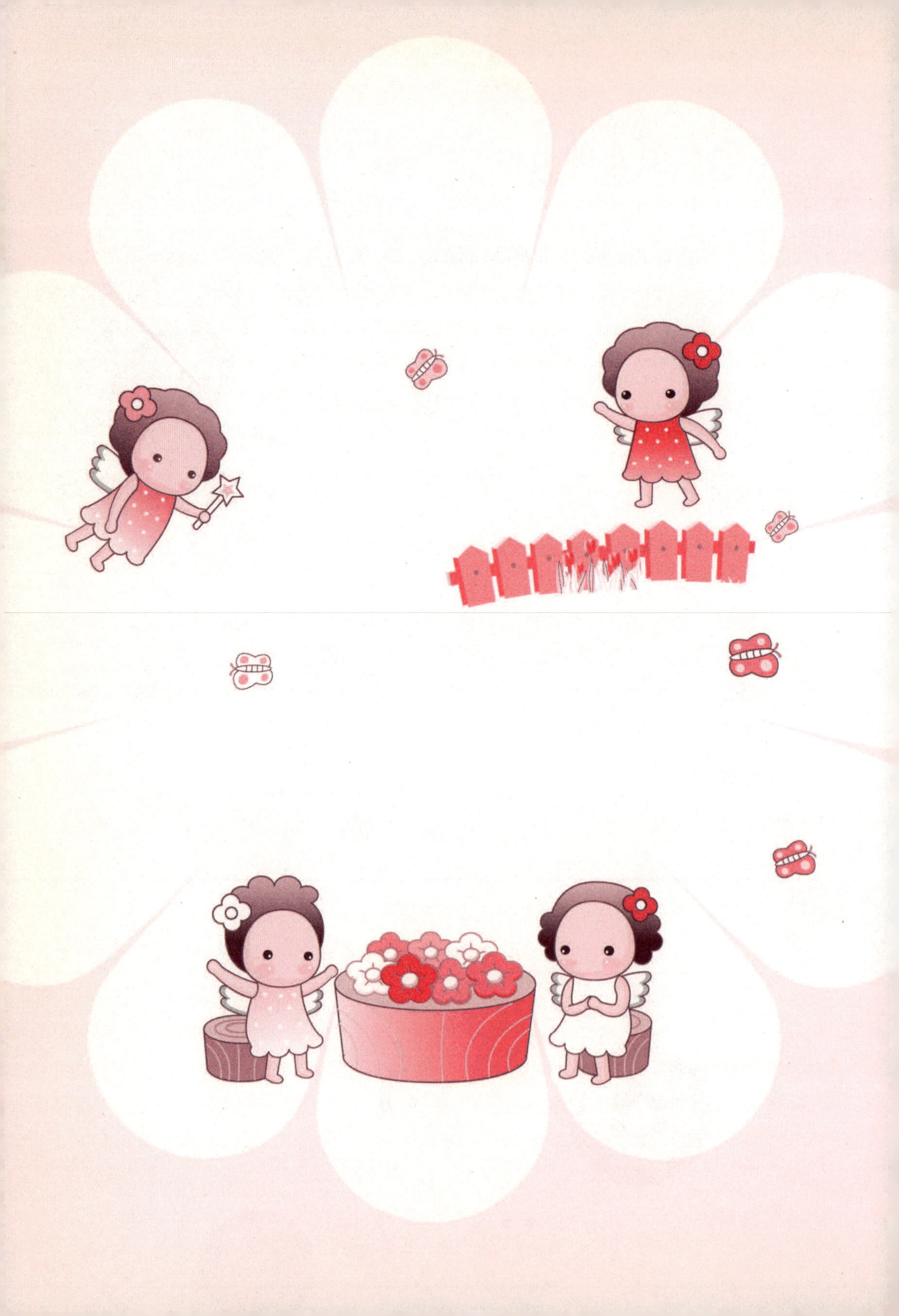

2
Part

新好月子 舒服坐

刚刚生产后的新妈妈，身心都经历了一次艰辛的历练，需要精心护理和保健。产后的精心护理保健是女人人生中最重要的部分。月子里的新妈妈不仅仅要恢复身体，还要照料小宝宝，难免会感觉无所适从、疲惫不堪。但这一切劳累都是值得的。

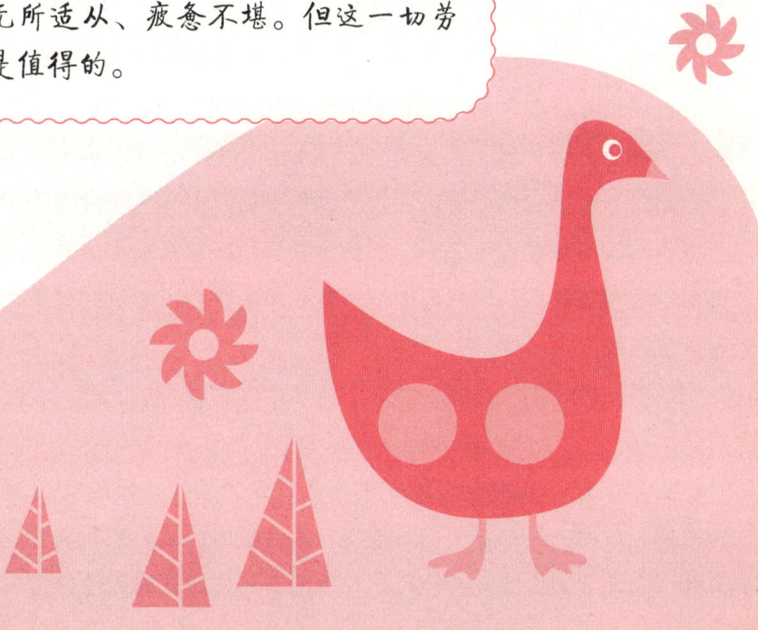

新妈妈产后调养

调养身体是月子里最重要的课题，可以说它决定了女人下半生的幸福和健康。我们的月子生活也要过得有滋有味！

产后一周在医院应该怎样安排

在多数情况下，女性在产后可以在医院住院7天左右，有的只住4天，拆线（侧切伤口）后就出院，这要根据新妈妈的具体情况而定。住院期间要按医院的日程表生活，以7天为例，看看新妈妈应怎样安排比较妥当（以正常分娩为例）：

产后8小时的生活安排

分娩、产后处理等程序结束后，新妈妈需安静休息两小时，确定无事以后，可将自己准备住院的衣服由护士或护理人员帮助穿上，然后被送到自己的病房充分休养，恢复体力。分娩后休息8小时即可下床。一般是由护士陪同上洗手间排小便，并指导如何更换恶露垫。对阵痛和侧切伤口的疼痛，一般不需要用止痛剂，如疼痛难忍时，可在医生指导下服药。为了避免空腹和口渴，新妈妈可以吃一些简单的食品，要及时排尿，必要时进行人工排尿。

产后第1天的生活安排

从怀孕37～38周起，就要进行乳管疏通工作，分娩30分钟后即可首次喂奶。产后一般由护士指导喂奶与乳房按摩，试验初次哺乳，即使不出乳汁，只让宝宝含吮乳头也行。几乎所有新妈妈此时乳房并没有肿胀的感觉，只是练习让宝宝吮吸。此时可以擦浴，注意切勿过劳；排尿、排便可以自己做。在医院分娩处理恶露，前3天由护士帮助清洗消毒外阴，第4天后多数由自己清洗。

产后第2天的生活安排

身体恢复到精神较佳时，要注意多补充营养。医院的伙食都已计算好热量，务必吃完。在乳房真正肿胀时，要多花些时间按摩乳房，但胸罩不可过紧，用可支持较丰满乳房的胸罩来保护乳房。允许洗头，注意保暖，洗后立即擦干，可请人帮助洗发。

产后第3天的生活安排

此时母乳分泌开始多了，让宝宝吸吮母乳的同时也能促进子宫收缩。并将多余的乳汁吸空，以保护乳房。可进行产褥体操，紧缩下腹部，使子宫与腹壁迅速恢复。此时，有的新妈妈可在医生的指导下使用产褥束腹带，可压制腹部的脂肪。会阴切开的新妈妈下床或上洗手间时会有不适感。如有便秘可请医生解决。

产后第4天的生活安排

会阴侧切伤口已恢复，可以拆线了（也有的医院所用缝线不必拆除）。如果母婴同室，母亲可用一个专用笔记本记录婴儿哺乳、排便、排尿等情况。此时可以自己清理恶露。

产后第5～6天的生活安排

医务人员指导如何给婴儿洗澡、换尿布，如何照顾婴儿等出院准备，以及出院检查。母亲可向医护人员咨询育儿等知识，以求出院后育儿、产褥生活比较顺利。这点很重要，初新妈妈应在医院多学会一些常识，包括产褥生活、育儿等多方面知识。产后6天，一般新生儿脐带会脱落。

产后第7天的生活安排

准备出院，归纳整理、办手续缴费、领母子健康手册、申请出生证明、拍纪念照，出院当天会相当忙碌。迎接的亲人尚未来之前，先将衣物整理妥善。母亲要穿准备好的衣服，打扮一下自己，穿戴整洁合体，愉快地带上小宝宝回家。

产后第一周注意事项

这一周新妈妈已可以适当活动自己的身体，可做产后体操，也可以适当照料婴儿，但应尽量请丈夫及亲人帮助，除此之外，还可以到月子中心坐月子，请专门月子护士或月嫂帮助照顾新妈妈和婴儿。新妈妈这周可以淋浴。

出院的第一周，是新妈妈最易出现忧郁情绪的一周，如果自己在家坐月子，要由新妈妈来处置自己和婴儿的许多事情，又无经验，加之易疲劳，体力有限，24小时都会处在忙乱中；另一方面，婴儿刚刚回到家中，与医院的环境有所不同，母亲的心情也会传给婴儿，婴儿也常常哭闹，会加重新妈妈的烦恼，建议丈夫应在妻子出院的第1～2周休“产假”为好，以照顾妻子安定情绪，为妻子减轻负担，心情愉快。

> **TIPS**
> 到家以后，要保证新妈妈和婴儿生活在空气清新、整洁卫生的房间里，这有利于新妈妈保持良好的心情和婴儿的健康。

医院对自然分娩妈妈的护理

产后的生理变化有很多，在自然产方面，需要特别照顾产后有恶露、排便、感染、胀奶、产后痛与下床晕眩等的新妈妈。

恶露

临床表现

产后从阴道内排出的液体称为恶露，它是胎盘附着处的蜕膜组织，属于产后正常的现象，持续4～6周。因时间的不同，恶露的量和成分也会改变，医护人员往往靠观察恶露的性质、气味、量及持续时间来了解子宫复原情况及新妈妈有无感染。如果血性恶露持续2周以上、量多或恶露持续时间长且为脓性、有臭味，就是子宫腔内受到感染的征象；如果伴有大量出血，子宫大而软，则显示子宫可能恢复不良。

此外，恶露量也会因为用力或喂哺母乳而增加，或是服用大量的生化汤，造成大出血情况。若新妈妈出现恶露量多(半个小时浸湿2片卫生垫)、血块太大或血流不止等状况，需要告诉医护人员，以免发生危险。

护理

1 多用环形方向按摩腹部子宫位置，让恶露能够顺利排出。

2 大小便后用温水冲洗会阴，擦拭时务必记住由前往后擦拭或直接按压拭干，勿来回擦拭。

3 冲洗会阴时水流不可太强或过于用力冲洗，否则会造成保护膜破裂，建议采用卫生护垫，不宜用棉球，刚开始约1小时更换1次，之后2～3小时更换即可。更换卫生护垫时，由前向后拿掉，以防细菌污染阴道。

4 手不要直接碰触会阴部位，以免感染。

5 食用猪肝、甜点均有助排出恶露。

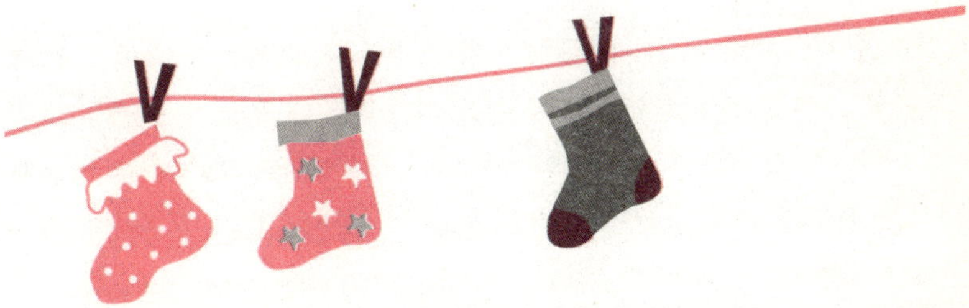

子宫恢复

分娩后子宫体逐渐缩小并恢复到原状的过程叫子宫复旧。

临床表现

子宫复旧的快慢与新妈妈的年龄、分娩次数、全身健康状况、产程长短、分娩方式及是否哺乳有一定关系。有胎盘或胎膜残留，子宫内膜炎、盆腔炎、子宫后屈、子宫有肌瘤等情况会妨碍子宫复旧。生产后第1天子宫维持在脐部高度，然后每天下降一横指，10～14天子宫会恢复到骨盆内的位置，4～6星期恢复到正常体积。产后腹部像抽筋般疼痛(尤其是喂哺宝宝母乳的时候)，可能是“产后痛”，主要是因为子宫收缩，使子宫能正常下降到骨盆内所引起的。经新妈妈比初新妈妈更容易有产后痛，子宫被过度膨胀如羊水过多、多胞胎等也会加重产后痛，喂哺母乳者因婴儿吸吮会使体内释出催产素，刺激子宫收缩加重产后痛，不过4～7天这种疼痛会自然消失。

护理

1 目前新妈妈住院期间所开的药物，大多已包括子宫收缩剂在内。因此，不宜同时服用生化汤，免得子宫收缩过强造成产后痛。

2 指导新妈妈采用侧睡，避免长时间站立或久坐，以减少该部位的疼痛，坐时臀部垫一个坐垫也会有帮助。

3 自然分娩新妈妈可以在肚脐下方触摸到一个硬块，就是子宫的位置，可用手掌为新妈妈稍微施力作环形按摩一直到感觉该部位变硬即可，如果子宫收缩、疼痛厉害时，应暂时停止按摩，并用俯卧姿势来减轻疼痛。

排尿

临床表现

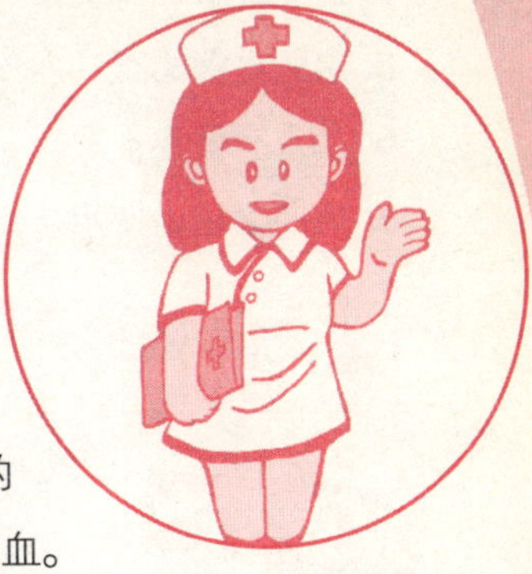

新妈妈在分娩后2～4小时会排尿。另外，由于利尿作用，在产后12～24小时排尿会大为增加。如果4小时后仍没有排尿，就必须请医护人员协助解决，因为尿液滞留会提高泌尿道感染的机会，且胀满的膀胱也可能使子宫移位影响子宫收缩，甚至造成子宫出血。

产后排尿不畅的原因主要有两种：一是因为膀胱、尿道因生产而受伤、水肿，新妈妈无法感觉膀胱的充盈；另一个原因则是会阴伤口疼痛及腹内压减少，造成产后小便困难或淋漓不尽的感觉。

护理

1 为刺激排尿以及避免使用导尿管，指导新妈妈每15～20分钟收缩和放松骨盆肌肉5次。

2 下床排尿前，鼓励新妈妈要先进食一些食物才能恢复体力，以免晕厥。

3 如果使用导尿管，产褥垫要经常更换，3～4小时更换一次，同时清洗会阴部。

4 鼓励新妈妈多饮水，多吃蔬菜水果、高纤维食物。

排便

临床表现

新妈妈应该在产后2～3天内排便，但是由于孕激素影响肠肌松弛，或是腹内压力减小，很多新妈妈产后第一次排便的时间往往会延后，尤其是因为准备分娩而没有正常饮食时，更容易造成排便不顺。

护理

1. 为了避免排便时用力过度，鼓励新妈妈多喝水、多吃新鲜水果，有条件的话，吃全麦或糙米食品。

2. 新妈妈下床行走可帮助肠胃蠕动，促进排便。

3. 避免忍便，或延迟排便的时间，以免导致便秘。

4. 避免进食咖啡、茶、辣椒、酒等刺激性食物。
5. 避免进食油腻的食物。
6. 如果有便秘情况，可指导新妈妈使用口服轻泻剂。
7. 排便之后，使用温水由前往后清洗会阴。

胀奶

临床表现

从怀孕五六个月开始，孕妇的乳腺细胞已完成增生，孕妇的乳头上开始出现乳痂，那是乳汁溢出残留在乳头的结果。新妈妈会在产后第3天左右开始分泌乳汁，乳房在分泌乳汁之前，会比较肿胀饱满而有沉重下垂的感觉，如果婴儿吸吮乳头或乳房稍加挤压，乳汁即会流出，如果一开始就哺乳，很少会有胀奶的情况，但是如果宝宝不吃母乳或吸吮不够，新妈妈就会有胀奶的困扰。

护理

1. 如果胀奶严重，乳头变硬，每次喂奶前应先协助新妈妈热敷乳头，挤出一些奶水，使乳晕周围较柔软，方便宝宝吸吮。

2. 宝宝如果吸吮情况不佳，是因为新妈妈哺喂的方法不当，应指导新妈妈让宝宝含住整个乳晕，而不是只有乳头的部分。

3. 如果哺喂母乳后，仍感觉乳房胀痛，非常不适，可用挤奶器挤出过多的乳汁，防止过度肿胀。

4. 在两次喂奶的间隔时间，可以用冷敷或冰敷来减轻新妈妈因奶胀引起的疼痛。

5. 如果无法直接哺喂宝宝，应指导新妈妈用吸奶器吸出乳汁，以维持泌乳功能。

6. 如果发现有乳头破皮或起水泡，可在伤口涂抹乳汁，保持干燥并调整新妈妈喂乳姿势，以免再受伤；如破皮严重，可提醒新妈妈停喂一两餐，但要挤出乳汁。

7. 如果宝宝吃奶次数较频繁且又暂时不在身边，挤奶的次数就要更多，才不会胀奶，挤奶的间隔时间最好不要超过4小时。

8. 要退奶的新妈妈应少吃鱼、汤汁，减少水分摄取，并可穿紧一点的胸罩，以免胀奶。

9. 若不能母乳喂养，可以用冰敷，并服用医生嘱咐的止痛剂，或服用韭菜、麦芽水，不可再按摩、刺激乳房。

自然产伤口的调养和护理

自然生产，会对子宫颈口及阴道组织造成一些改变或破坏，但是，这样的伤口通常会在产后自行愈合；若是因为产程进展太快，所导致的阴道撕裂伤，则往往必须借助外科修补术加以缝合，才不致延缓复原时间。

虽然现代医学的进步，已经使自然生产后会阴伤口感染的概率降低许多，但仍然不能完全避免。根据统计显示：自然生产后发生伤口感染的概率为0.3%～0.5%。生产后发生会阴伤口感染，对新妈妈而言是一个不愉快的经验，身心备受煎熬，也往往不知所措。

产后伤口感染的护理

向新妈妈讲解产后伤口感染发生的原因。阴道的环境在正常情况下，

1 有许多种细菌在其中生长，维持平衡。而自然生产时阴道及会阴部位不可避免会有一定的裂伤，造成阴道的细菌常污染到会阴伤口，所以理论上会阴伤口感染的概率应该很高。但是临床经验却发现自然生产后，会阴伤口发生感染的概率却很低。分析其原因，最主要是因为会阴的血液供应很好，使伤口愈合较快，而且血液中的抗体也可以杀死细菌，因此不常发生会阴感染。

自然生产后发生会阴伤口感染，最常见的原因是Ⅳ度撕裂伤，即会阴伤口较大，裂到肛门及直肠黏膜。因为肛门及直肠黏膜含有许多感染力较强的细菌，而Ⅳ度撕裂伤时，这些细菌污染会阴伤口，因此较易在此繁殖而形成会阴伤口感染。

Ⅳ度撕裂伤一般发生在会阴伤口正中直切的概率较高，所以若新妈妈阴道与肛门距离较短，一般医生、助产士都不选择会阴正中切开，而是进行会阴侧切以避免Ⅳ度撕裂伤。止血不完全或凝血功能不良所造成的会阴血肿，是其次常见会阴伤口感染的原因，因为细菌容易在血肿处生长繁殖。其他可能导致会阴伤口感染的原因，包括对缝线过敏、吸烟

及人类乳突状病毒感染等。

2 观察感染后的症状会阴伤口感染的症状通常在生产后3～7天出现，起初伤口边缘会有红肿的现象而且疼痛加剧，接着缝线发生断裂使伤口裂开而流出血水或脓状分泌物，若出现上述症状，必须尽快就医。

伤口感染的处理在治疗方面，若会阴伤口感染较表浅而且而积小，一

3 般不需要重新缝合，只需要多泡温水，再按时服用抗生素即可，7～10天即可痊愈。

泡温水的方式：首先准备一干净的塑料盆，其中装入适量的温水，另外可加入少许的优碘(5～10ml)，一天至少泡4次，一次15分钟，如此可将伤口内分泌物引流出来，并促进血液循环，当伤口变得较为干净时，优碘的最可予以减少或不用。

若会阴伤口感染较深或面积较大，则需要尽快将缝线拆除，将伤口完全打开，如此可将其中的脓液及坏死组织快速完全地引流出来，然后每天泡温水2次，并且使用静脉点滴抗生素。

伤口再缝合的时机，以前的观念认为须等到3～4个月以后，主要因为以前的医师认为必须等到3～4个月后，伤口才会完全干净而且血液供应恢复正常；但是病患者在此等待的时间，生活品质很差，而且心理上的不确定感也让患者感到不适。因此现在已尝试在伤口打开4～8天后，若伤口干净即予以缝合。

1. 注意伤口清洁，每日用加碘温水清洗会阴。
2. 多下床行走，帮助肠蠕动，促进排便。
3. 产后24小时行热水坐浴，帮助血液循环。
4. 若发生伤口感染，则禁忌坐浴，宜用淋雨方式洗澡。
5. 若有尿意立即排尿，禁忌憋尿以防加熏感染。
6. 交代患行养成每天检查伤口的习惯，一直到产后2周为止。可帮助新妈妈检查也可让新妈妈用镜子自查。
7. 加强营养，增强机体抵抗力，促进康复。

剖宫产新妈妈看护

一、剖宫产伤口养护

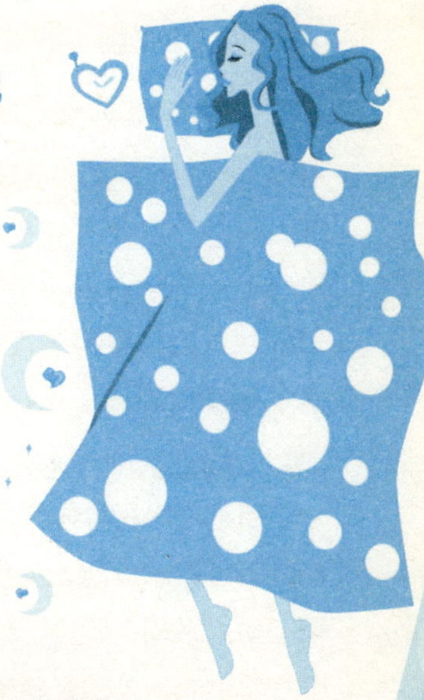

(一)密切观察剖宫产后伤口局部的情况

剖宫产后，要特别注意腹部伤口愈合及护理。剖宫产伤口分为两种，直切口与横切口。不管哪种切口，术者在缝合时要特别注意对齐伤口，术后伤口要压置沙袋6小时。剖宫产的伤愈合约需1周，因为伤口较大，发生感染的概率也相对提高。另外，肥胖的新妈妈由于皮下脂肪较厚，也容易发生伤口感染。产后第2天，伤口换敷料，检查有无渗血及红肿，一般情况下术后伤口要换药2次，第7天拆线。如为肥胖病人，或糖尿病，贫血及其他影响伤口愈合的疾病要延迟拆线。术后若新妈妈体温高，而且伤口痛，要及时检查伤口，发现红肿可用95%酒精纱布湿敷，每日2次。若敷后无好转，伤口红肿处有波动感，就确认有感染，要及时拆线引流。每天为伤口换药，观察伤口清洁情况及是否新鲜，如果每天伤口换药，引流纱条已无分泌物，创面新鲜，可考虑二次缝合。缝线不宜拉得太紧，观察伤口是否有渗出，如果渗出较多，创面不新鲜，不考虑二次缝合。尽量引流彻底，否则不易愈合。

由于手术伤口范围较大，表皮的伤口在手术后5～7天即可拆线或去除皮肤夹。但是，完全恢复的时间需要4～6周。刚刚分娩的新妈妈，身体抵抗力较弱，稍有差错，就有可能引起伤口感染。因此，一定要悉心呵护伤口，避免给非常忙乱的月子里增添更多麻烦。

(二)协助新妈妈术后多翻身

麻醉药物可抑制肠蠕动，引起不同程度的肠胀气，发生腹胀。术后知觉恢复后，就应该进行肢体活动，术后12小时，为新妈妈泡一些番泻叶水喝，帮助减轻腹胀。24小时后帮助新妈妈练习翻身、坐起，并下床慢慢活动，这样能增强胃肠蠕动，尽早排气，还可预防肠粘连及血栓形成而引起其他部位的栓塞。还可以按摩足三里、合谷、内关等穴位促进胃肠功能的恢复。

(三)鼓励新妈妈自行排尿

为了手术方便，一般在剖宫产术前均要安放导尿管。术后24～48小时麻醉药物影响消失，膀胱肌肉才可恢复排尿功能。这时，可拔掉导尿管，要求新妈妈只要一有尿意就要努力自行排尿，减少导尿管保留时间，避免时间过长易引起尿路细菌感染。如果新妈妈第一次自行排尿有困难，可让新妈妈听流水声或用水壶盛温水冲洗会阴诱导排尿。

(四)协助新妈妈摆放合适的体位

剖宫产术后身体恢复较慢，不像阴道自然分娩的新妈妈，在产后24小时就可起床活动。因为，剖宫产的新妈妈容易发生恶露不易排出的问题。如果采取半卧位，配合多翻身，那么就可促使恶露排出，避免淤积子宫腔引起感染，影响子宫复位，也有利于切口愈合。手术后麻醉药作用消失，新妈妈伤口感到疼痛，而平卧位子宫收缩的疼痛最敏感，这时应协助新妈妈采取侧卧位，使身体和床成20～30度角，将被子或毛毯垫在背后，以减轻身体移动时对切口的震动和牵拉痛。

(五)保持腹部刀口的清洁

术后2周内避免使腹部切口沾湿，清洁身体宜采取擦浴。在此之后可采取淋浴，但在恶露末排干净之前禁止盆浴。每天冲洗外阴1～2次，不要让脏水进入阴道。如果伤口发生了红、肿、热、疼痛，不可随意挤压敷贴，提醒新妈妈及时就医。

(六)劝慰新妈妈尽量少用止痛药

剖宫产术后麻醉药作用逐渐消失去，腹部伤口的痛觉开始恢复，一般术后数小时开始剧烈疼痛。为了能够很好地休息，使身体尽快复原，可适当地使用一些镇痛药。但在此之后，就要劝慰新妈妈尽可能的忍耐，以免影响胃肠功能的恢复。一般而言伤口的疼痛可在3天左右的时间会自行消失。

(七)鼓励新妈妈尽早下床活动

只要体力允许，产后尽量早下床活动，并逐渐增加活量。这样，不仅可促进肠蠕动和子宫复位，还可避免发生肠粘连、血栓性静脉炎。

(八)进食不宜过饱

剖宫手术时肠道不仅要受到刺激，胃肠道正常功能也被抑制，肠蠕动相对减慢。如多食会使肠内代谢物增多，在肠道滞留时间延长，这不仅可造成便秘，而且产气增多，腹压增高，不利于康复。所以，术后6小时内应禁食，以后逐步增加食量。

(九)及时排便

剖宫产后，由于疼痛致使腹部不敢用力，大小便不能及时排泄，易造成尿潴留和大便秘结，故术后新妈妈应按平时习惯及时大小便。

(十)严防感冒

感冒咳嗽可影响伤口的愈合，剧烈的咳嗽甚至可造成切口撕裂。因此，要交代新妈妈严防感冒。对已患感冒的新妈妈要及时服用药物进行治疗。另外，要确保腹部切口和会阴部的清洁，刀口发痒时不要搔抓，更不要用不洁物品擦洗。

(十一)指导剖宫新妈妈做健身锻炼

剖宫产术后10天左右，如果身体恢复良好即可进行健身锻炼。方法如下。

1. 仰卧，两腿交替举起，先与身体垂直，后慢慢放下来，两腿分别做5次。

2. 仰卧，两臂自然放在身体两侧，屈曲抬起右腿，并使其大腿尽力靠近腹部，脚跟尽力靠近臀部，左右腿交替做，各做5次。

3. 仰卧，两膝屈曲，两臂交叉合抱在胸前，后慢慢坐成半坐位，再恢复仰卧位。

4. 仰卧，两膝屈曲，两臂上举伸直，做仰卧起坐。

5. 俯位，两腿屈向胸部，大腿与床垂直并抬起臀，胸部与床贴紧，早晚各做1次，每次做时，从2～3分钟逐渐延长到10分钟。

二、剖宫产后母乳喂养姿势指导

(一)床上坐位喂奶法

新妈妈取坐位或半坐卧位，在身体的一侧放小棉被或枕头垫到适宜高度，同侧手抱住婴儿，婴儿下肢朝新妈妈身后，臀部放于垫高处，胸部紧贴母亲胸部，新妈妈用手以“C”字形托住乳房，婴儿张大嘴巴含住同侧乳头及大部分乳晕吸吮。

(二)床下坐位喂奶法

病房座椅一张放于床边，新妈妈坐于椅上靠近床缘，身体紧靠椅背，以使背部和双肩放松，新妈妈身体的方向要与床缘成一夹角。婴儿放在母亲床上，可用棉被或枕头垫到适宜高度，新妈妈环抱式抱住婴儿哺乳，其他姿势同床上喂奶法。

(三)正确姿势

1 母亲喂奶的体位直接影响婴儿含接姿势

(1) 平卧位，由于重力作用，乳晕不易凸起，婴儿不易含住乳头及大部分乳晕，且婴儿面向母亲，方向朝下，要承受头部的重力，婴儿感受不适。

(2) 侧卧位，也不利于达到正确的含接姿势，容易出现乳头疼痛及乳损现象。

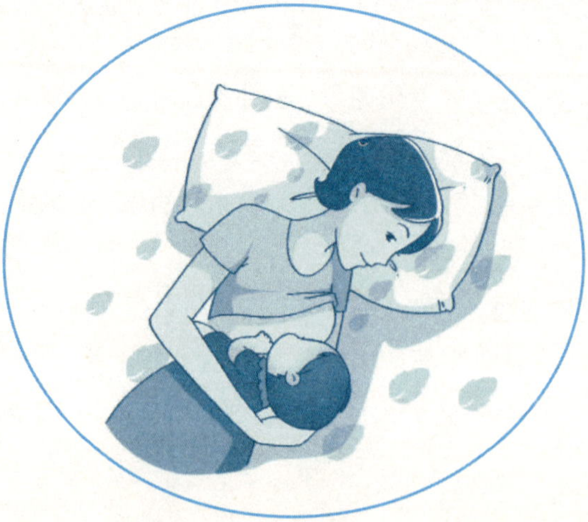

(3) 坐位哺乳是最佳体位，剖宫产新妈妈由于最初几天腹部切口疼痛，此体位受到一定的限制，常呈半坐卧位姿势。传统的横抱式坐位喂奶母亲要抱住婴儿身体，有切口的腹部要承受婴儿体重的压力和摩擦，母亲劳累、紧张，较难控制婴儿的头部。因此，含接姿势受到一定的影响。

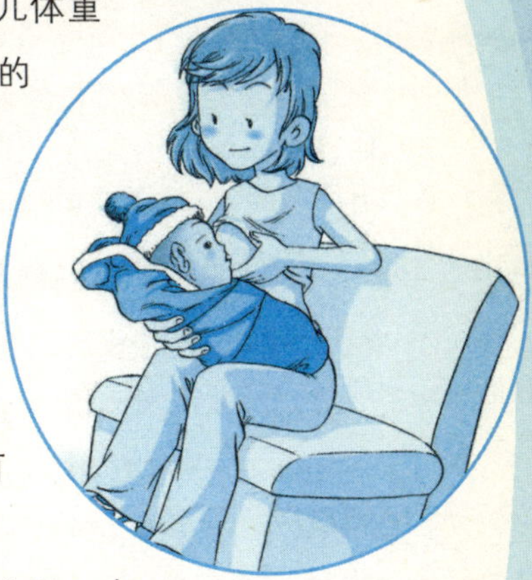

(4) 环抱式坐位喂奶，婴儿体重受垫高处支撑，母亲只需抱住婴儿上半身，减轻了新妈妈抱婴儿的负担，消除了紧张、恐惧感，并能很好地控制头部，使婴儿胸部能更好地贴近母亲的胸部，婴儿极易含住乳头及大部分乳晕，进行有效吸吮。

2 有效吸吮，婴儿含住了全部乳头及大部分乳晕，在口腔内形成了“长奶头”，不易出现乳头疼痛及乳损现象，母亲、婴儿感觉舒适。舒适松弛的体位、有效的吸吮还可促进射乳反射及催乳素的分泌，有利于乳房的排空，乳汁分泌增加，母亲喂奶有满足感，增加了母乳喂养的信心。

反之，无效的吸吮，新妈妈疼痛及乳头损伤，体位不适，心理压力加重，自信心差，可抑制射乳反射，乳房内乳汁淤积，乳汁中的抑制因子使细胞停止泌乳，乳汁减少，自信心更差。扁平乳头采用环抱式床下坐位喂奶法也能达到有效的吸吮。

三、剖宫产术后的瘢痕养护

瘢痕是手术后伤口上留下的痕迹，一般呈白色或灰白色，光滑、质地坚硬。在手术刀口结疤2～3周后，瘢痕开始增生，此时局部发红、发紫、变硬，并突出皮肤表面。瘢痕处有新生的神经末梢，但其是杂乱无章的。瘢痕增生期持续3个月至半年，纤维组织增生逐渐停止，瘢痕也逐渐变平变软。颜色变成暗褐色，这时瘢痕就会出现搔痒，特别是在大量出汗或天气变化时常常感到刺痒到非抓破瘢痕表皮见血才肯罢休的程度。

夏日，新妈妈出汗较多。汗水是由水、盐(氯化钠，氯化钾)、蛋白质和尿素等成分组成，出汗时瘢痕被汗液浸湿，汗液中的盐分会刺激瘢痕内部的神经术梢，于是就产生了疼痛和奇痒。当天气变化时由于冷热温差和干湿的变化比平时强烈得多，瘢痕内的神经末梢能敏感地测出这种变化，并以痒和疼为信号告诉人们。对于这样极行规律且对天气变化的敏感性，人们诙谐称之为“天气预报”。不过，年轻的妈妈不要恐惧，瘢痕的刺痒会随着时间的延长逐渐自行消失。其注意事项如下。

1. 手术后刀口的痂不要过早地揭，过早硬行揭痂会把尚停留在修复阶段的表皮细胞带走，甚至撕脱真皮组织。

2. 涂抹一些外用药如肤轻松、去炎松、地塞米松等用于止痒。

3. 避免阳光照射，防止紫外线刺激形成色素沉着。

4. 改善饮食，多吃水果，鸡蛋、瘦肉、肉皮等富含维生素C、维生素E以及人必需氨基酸的食物。这些食物能够促进血液循环，改善表皮代谢功能。切忌吃辣椒、葱、蒜等刺激性食物。

5. 保持瘢痕处的清洁卫生，及时擦去汗液，不要用手搔抓，更不要采取用衣服摩擦瘢痕或用水烫洗的方法止痒，以免加重局部刺激，促使结缔组织炎性反应，引起进一步的刺痒。

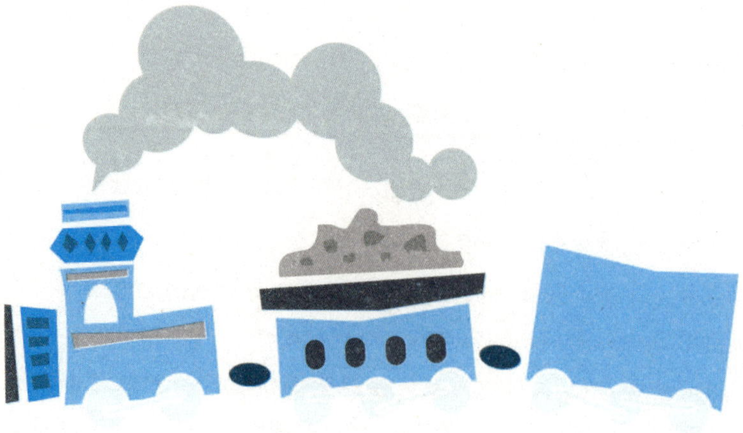

按摩子宫促恢复

目的

促进子宫收缩以减少出血。

方法

腹壁按摩子宫法一手按压耻骨联合上方使子宫抬起，一手置于子宫底部，拇指在前壁，其余4指在后壁，均匀而有节律地按摩子宫底。

护理要点

1. 按摩子宫手的力量应从小到大。
2. 按摩时应注意观察新妈妈的表情、子宫的硬度、子宫底的高度、阴道流血量等，以便及时发现产后出血的征象。
3. 使用镇痛泵者可于按摩前追加镇痛药剂量，减轻疼痛。

会阴擦洗

目的

保持会阴部清洁，使孕／新妈妈感觉舒适；防止生殖道和泌尿道的逆行感染；促进会阴部切口愈合。适用于胎膜早破、阴道有血性液体流出的孕妇以及分娩以后的新妈妈。

用物准备

会阴垫1张、冲洗壶／擦洗盘1个(冲洗壶内盛消毒液，如0.02％的碘伏溶液)、大棉签、浸透消毒药液的棉球、大便器1个、医用垃圾桶1个。

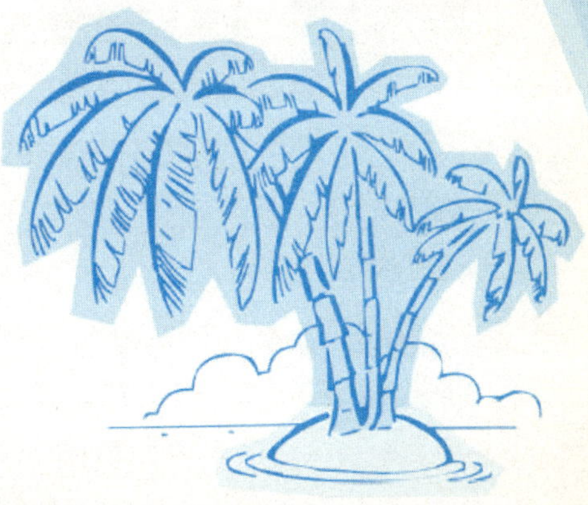

操作方法

1. 携用物至床旁，向孕／新妈妈解释操作的目的和步骤，请家属暂时离开病房。
2. 抬高床头(胎膜早破者除外)，将会阴垫／大便器置于孕／新妈妈臀下，注意为其保暖。
3. 用消毒棉球或蘸消毒液的大棉签擦洗会阴部。顺序为从上到下、由内向外，最后擦洗肛门，如果会阴部有切口，则最先擦洗切口部位；最后用于棉签或干棉球擦干会阴部。
4. 取出会阴垫或大便器，协助盖好被子，取舒适卧位。

护理要点

1. 操作时应注意观察孕／新妈妈阴道分泌物的性状、颜色及有无异常气味。
2. 会阴部有切口者，注意切口有无红、肿、热、痛及伤口愈合情况；留置尿管者应擦净尿管，并观察尿管是否通畅、有无脱落等。
3. 有会阴部切口感染者应最后擦洗，以免交叉感染。

会阴湿热敷

目 的

1. 促进血液循环，加速局部新陈代谢，增强白细胞的吞噬功能，刺激局部组织的生长和修复，从而达到消炎、消肿，利于伤口愈合的目的。
2. 降低神经末梢的兴奋性，缓解局部疼痛。

适应证

常用于会阴部有水肿、疼痛、切口硬结及早期感染者。

用物准备

1. 同会阴冲洗用物。
2. 凡士林软膏1支、无菌纱布1张、热敷垫1个、棉垫1个、热水袋1个、热敷钳2把等。

操作方法

1. 携用物至床旁，向新妈妈解释操作的目的和步骤，请家属暂时离开病房。
2. 按会阴冲洗方法冲洗会阴部。
3. 在热敷部位涂一层凡士林；盖上无菌纱布，将热敷溶液中的温热热敷垫置于纱布外，再盖棉垫。
4. 外放热水袋，以延长热敷时间，也可每隔3～5分钟更换热敷垫。
5. 热敷完毕，协助盖好被子，取舒适卧位，并谢谢合作。

护理要点

1. 湿热敷的温度为41℃～48℃，热敷范围为病损范围的2倍，热敷时间为15～20分钟，每日进行热敷2次。
2. 避免热敷布的温度过高，导致患者局部组织烫伤，在热敷的过程中要密切观察新妈妈热敷部位局部状况，尤其是休克、昏迷以及感觉不敏感者。

坐浴

目 的

1. 同会阴湿热敷的作用。
2. 不同的坐浴液还可对会阴切口感染，外阴、阴道的非特异炎症进行辅助治疗。

用物准备

坐浴盆1个、41℃～43℃的坐浴溶液1/2～2/3盆、无菌纱布1张。

操作方法

1. 消毒坐浴盆或外罩一次性盆套。
2. 按坐浴目的配制坐浴溶液，调节好水温。
3. 向新妈妈解释操作的目的和步骤，请家属暂时离开病房。
4. 嘱新妈妈排空膀胱后将臀部和外阴部浸泡于坐浴液中，持续20分钟左右。
5. 坐浴完毕，嘱新妈妈用无菌纱布擦干外阴部。整理用物，协助新妈妈上床休息。

护理要点

1. 分娩后7天，即恶露减少后才可开始进行坐浴。
2. 坐浴溶液的浓度和温度应按要求进行配制和调节，以避免烧伤或烫伤。
3. 坐浴过程中，应注意观察新妈妈有无头昏、心慌、大汗等现象，必要时停止坐浴。

会阴红外线照射

目的

利用红外线的热作用，使局部血管扩张、血液循环加快，加速炎症产物的吸收和消散，具有消炎、消肿作用。此外，红外线热还可降低神经末梢的兴奋性，减轻局部疼痛。

适应证

同会阴湿热敷。

用物准备

红外线烤灯。

操作方法

1. 携红外线灯至床旁，向新妈妈解释操作的目的和步骤，请家属暂时离开病房。
2. 请新妈妈两腿屈曲分开，以暴露外阴，注意保暖。
3. 将灯头移至距离会阴部30～50厘米处，打开开关，根据患者感觉再次调节灯距。

护理要点

1. 照射治疗前，应向新妈妈讲明注意事项，请新妈妈不要移动体位，以免烫伤。
2. 照射过程中，应注意观察新妈妈有无头晕、心悸、过热等现象，必要时停止照射。
3. 一般每日照射2次，每次照射时间为20～30分钟。
4. 照射过程中及照射完毕，应仔细观察和检查局部皮肤有无发红、水泡、灼痛等异常现象。

如何安排出院后四周内的生活

第一周 刚从医院回来，新妈妈仍很疲劳，不必勉强自己做什么，产后两周左右仍以在床上安静休息为主，要保持规律的起居生活，仍需要按医院里一天的生活安排来计划自己和婴儿的进餐、哺乳、加餐、午睡等活动。

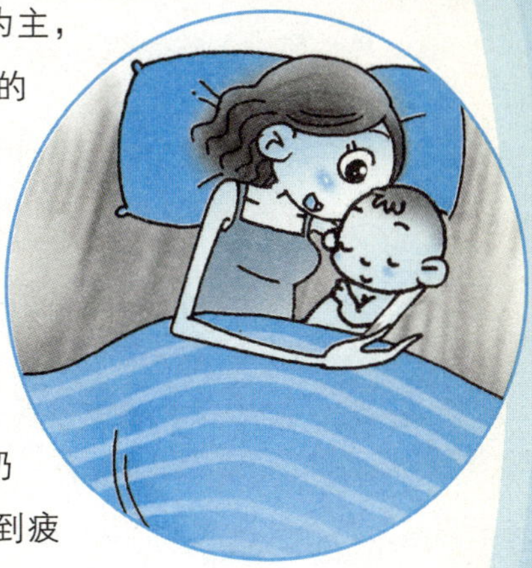

第二周 新妈妈虽然还需躺着休息，但起来活动的时间应比第一周多，可以开始进行部分轻微的家务劳动，这一周的“奋斗目标”是能从床上起来，多走动走动。由于夜间多次喂奶与更换尿布，新妈妈通常有嗜睡现象，一旦感到疲劳时必须立即躺下休息。

乳腺扩张期过了以后，乳房的大小约为怀孕前的2倍，但是由于非常柔软，很容易下垂，白天请使用产后喂奶型胸罩。恶露这时将结束，可以更换使用较小的护垫。不要提重物。

第三周 不论是母亲还是婴儿都要逐步走向“正轨”，新妈妈体力渐渐恢复，恶露趋于干净，婴儿吃睡逐渐有规律。新妈妈做家务以及日常生活也都正规化。当然不必十分勉强，每位新妈妈体力恢复也各不相同。本周末就可以出“满月”了，这时哺乳母亲和婴儿都可以外出，但最好避免长时间的步行与手提重物。

第四周 此时的生活比较随意。产后6～8周，新妈妈基本上康复，婴儿也长大一些。按我国规定，产后42天（6周）应该去医院作产后检查。同时可以上街，不妨去美容店改变一下发型，放松一下心情。如果坐月子完后，有的新妈妈过于肥胖，就要注意减肥，不要错过成功减肥的最佳时机。

在新妈妈室内宜放些卫生香，这样可调节室内空气，消毒抑菌；当卫生香点燃后，紫烟缭绕，芬芳飘逸，清洁空气，香雅提神，非常有益于室内的环境卫生。一般一间屋内每次点燃一支卫生香即可，以防化学香精的烟雾引起中毒。丈夫和家人不要在新妈妈的居室内吸咽。

新妈妈的休养包括哪些方面

产后休养内容很多，大体上包括4个方面

恢复元气 新妈妈要注意休息，以保养和恢复元气。因产后脾胃虚弱，必须注意饮食调理，不但要进食富于营养的高蛋白食物，更需多吃新鲜蔬菜、水果；身体弱者，还宜搭配一些药膳，并忌食过咸、过酸、生冷及辛辣刺激性食物。

保持心情愉快 产后应保持精神愉快，避免各种不良的精神刺激。

温度调节 要注意调适寒温，随时预防寒、湿、热的侵袭。

保持卫生 产后必须注意清洁卫生，勤换衣被。

月子中心势头强

由于社会的进步、经济的发展，如今产后的哺乳母亲在坐月子的方式上，比以往任何时候都有了多种选择的余地。现代哺乳母亲坐月子，除了可以在家请婆婆、妈妈或亲友为自己料理生活及照顾新生儿外，也可以在由社会提供的“坐月子中心”坐月子；或者请专业的月子护理人员上门服务，不再单纯依靠家人的协助分担。究竟选择哪种坐月子的方式好，可根据自己的实际情况进行选择。下面介绍几种坐月子方式，以供广大女性朋友选择。

坐月子中心

目前城市建立的坐月子中心，服务项目大体上有以下几项内容：

由营养师所调配设计的三餐正餐及两餐点心。此外，还能依新妈妈的身体恢复状况不定时给予药膳补品，为新妈妈调理产后的生理状况。房间为一人或两人共住，可自由选择，设备大致有冷暖气设备、电视、冰箱、电热水瓶等。为宝宝及新妈妈清洗衣服。托婴服务，由专业护理人员全天候地轮流看护宝宝，并定时喂奶、洗澡、量体温。一旦发现宝宝有情况，送医院治疗（医药费用由父母支付）。随时提供医疗咨询服务，并可特约医生定期为宝宝作健康检查。开办育婴课程，教导新妈妈如何喂母乳，帮宝宝护理洗澡及产后护理等。每周请特约美发师为新妈妈洗发、美发（费用另计）。为宝宝进行预防注射。

月子护士

又名母婴护理员。除了能为新妈妈提供生活护理外，还能为婴儿建立成长档案、测量体温、帮助婴儿做保健操，同时对新妈妈进行哺乳指导等服务。为了保证服务质量，在每一个护理员入户后，护理中心的督导员还要入户进行检查。“月子护士”服务内容一般包括两部分：

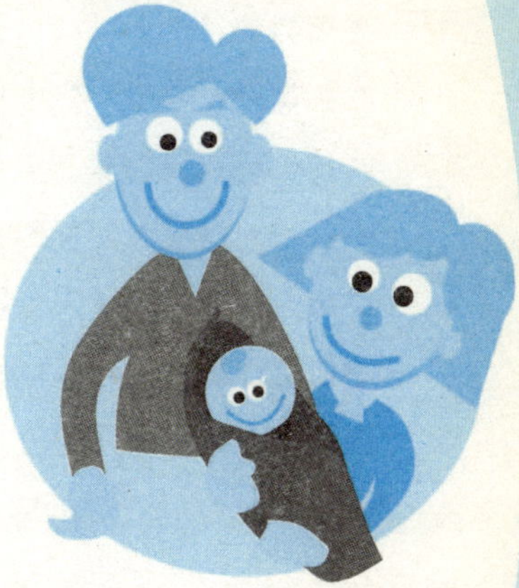

对新妈妈的服务，内容有

乳房护理、乳房按摩、喂乳指导。新妈妈护理（分娩伤口、子宫复旧、恶露等）、指导及协助新妈妈做产褥体操；协助不能沐浴的新妈妈擦浴；产褥期健康指导。

对宝宝的服务，内容有

洗澡、换尿布等生活护理。做婴儿抚触、保健操，进行口腔、脐部及臀部、大小便观察，臀红处理、脐部处理等专业护理。提供健康指导，如宝宝保健、哺乳知识等。

选好月嫂少操心

月嫂的能力和服务比月子护士要低，一般由有过生育经验的成年妇女担当。

在家由丈夫、亲人照顾坐月子

通常在家坐月子，一般由婆婆、妈妈伺候，由于亲情的氛围，能使新妈妈觉得很安心和舒心。如果关系处理得融洽，婆婆、妈妈会照顾得很好。值得注意的是，两代人的观念差异和文化差别可能造成摩擦，比如老人们对照顾宝宝有一套自己的经验心得，年轻人则较认同现代的育儿知识，由此会在育儿细节上产生距离和嫌隙，造成相处欠和睦的阴影。如果条件允许的话，由丈夫亲自伺候坐月子最好：丈夫伺候坐月子，是尽丈夫职责的继续。在现代社会里，夫妇双方共同料理家务维系家庭，是必然的发展趋势。在操劳服侍妻子的日日夜夜里，丈夫无微不至的关怀，体贴入微的照顾，会更加温暖妻子的芳心，让妻子感到做母亲的幸福和伟大，同时使夫妻感情加深。另外，整天厮守在一起的夫妻之间容易谅解和沟通，不会引起纠葛。丈夫伺候妻儿，是尽父责的开始。当孩子降临人世，作为父亲，给孩子换洗、爱抚、拍抱，实际上这是父教的开始，也是培养父子感情的开始。同时从伺候宝宝一系列的活动中也初步品尝到做长辈不易的滋味，在侍候妻儿的日子里，使夫妻感情更加和谐，并能使妻子平安度过产褥期。

休养环境要求高

这里所说的环境，主要是指室内环境。室内环境安宁、整洁、舒适，有利于新妈妈休养；若杂乱无章、空气污浊、喧嚣吵闹，就会使新妈妈的身心健康受到很大影响。优美的环境既能调理新妈妈的生活，有利于新妈妈休息，又能调整新妈妈的心情，使其精神愉快、早日康复。应该为新妈妈的休养环境作出几方面安排：

要清洁卫生

俗话说“干干净净，没灾没病”，这话很有道理，是新妈妈防病保健的重要内容。新妈妈在月子里几乎整天都在居室内度过，室内环境一定要打扫得非常干净。在新妈妈出院之前，家里最好用3%的来苏尔水（200～300毫升/平方米）湿擦或喷洒地板、家具和两米以下的墙壁，2小时后通风。卧具也要消毒。

要温度适宜

以“寒无凄怆，热无出汗”为原则，即冬天温度18℃～25℃，湿度

30%～80%；夏天温度23℃～28℃，湿度30%～60%。新妈妈不宜住在敞、漏、湿的寝室里，因为新妈妈的体质和抵抗力都较低下，居室更需要保温、舒适；使用空调时，温度不宜过低。如果使用电风扇不宜直吹新妈妈。新妈妈居室采光要明暗适中，随时调节，要选择阳光辐射和坐向好的房间做寝室用，这样夏天可以避免过热，冬天又能得到最大限度的阳光照射，使居室温暖。

要保持室内空气清新

空气清新有益于新妈妈精神愉快，有利于休息。不要紧闭门窗，要定时开窗换气，保持空气新鲜。新妈妈要避风寒和潮湿，但避风寒和潮湿，不等于紧闭门窗，特别是在盛夏季节，紧闭门窗往往会导致新妈妈中暑。其实，无论什么季节，新妈妈居住的房间都应适时开窗保持空气流通和干燥，只是新妈妈不能直接受风吹。

要保持室内安静

减少噪声，不要大声喧哗，避免过多亲友入室探望或过多的人来回走动，以免造成空气污染，影响新妈妈的休息。

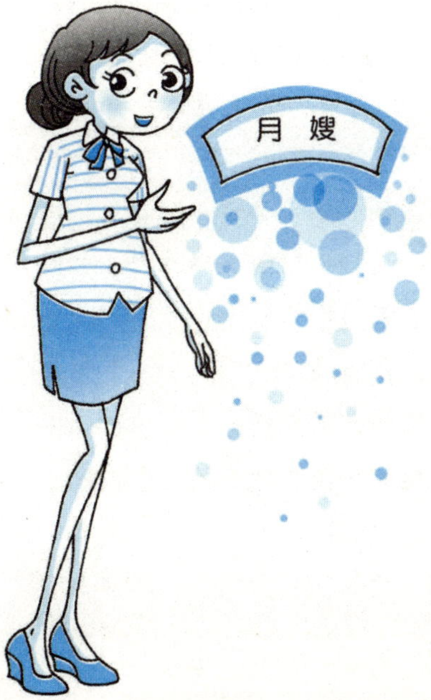

摆放花草

室内用具要摆放整齐，可以摆点鲜花、盆景。

月子里可请专业护士或月嫂到家服务，月子护士的服务更为专业化，月嫂的职能则近似于保姆，却又比保姆懂得更多的妇幼保健知识，既能提供钟点服务，也可提供全天候妇婴护理。可以根据自己的需要选择。

产后情绪阴晴表

新妈妈情绪的好坏与身体健康密切相关。在月子里，新妈妈必须注意养神。中医认为，异常的精神状态，不但是精神疾病的直接发病原因，而且也是其他疾病的诱发原因。良好的精神状态，有利于疾病的治疗和康复。新妈妈如果在产后不注意精神调养，或愤怒、或惊恐、或悲哀就会影响身体的复原，所以新妈妈在月子里必须保持精神卫生，心情愉快。

女性在分娩后由于体内激素水平显著下降，往往带来情绪的波动，常在生产后3～10天，从医院回家以后，开始面对现实生活，有的新妈妈会莫名其妙地出现伤感情绪，总是不由自主地掉眼泪，不必过分担心。因为这是一种几乎所有的新手妈妈都会遇到的现象。一般来说，此种情绪波动几天后都会自动消失。

如果新妈妈情绪低落不能及时消除，则容易发生精神障碍，如精神抑郁、癫狂烦躁、谵语妄想等，因此新妈妈要时时保持平和心态，防止情绪低落，加强精神保健。

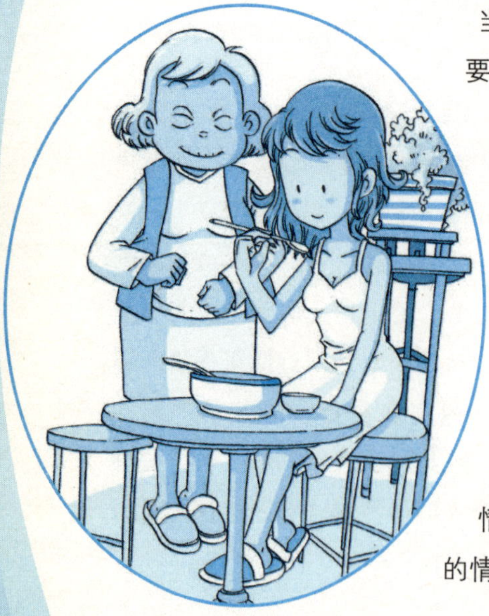

当新妈妈出现情绪低落时，家人和丈夫要加倍关爱和呵护，对婴儿要多加强护理，以使新妈妈有充分的休息和睡眠。新妈妈的丈夫和亲人要避免出言不逊，不要使新妈妈烦恼动怒、忧愁悲伤。新妈妈也要善于理智地调节自己的情绪，排除各种杂念，消除或减少不良情绪的出现。新妈妈要尽量保持精神愉快、清心寡欲、恬淡静养，当妈妈和宝宝建立起母爱的亲情后，伴随宝宝带来的天伦之乐，低落的情绪就会烟消云散。

免遭产后忧郁袭击

随着宝宝的诞生，越来越多的繁杂琐碎的家务、育儿等问题，会摆在部分没有充分心理准备的婴儿的父母面前，给他们造成极大的心理压力，尤其是新妈妈，分娩后由于体内激素的变化加上缺乏照顾宝宝的经验，这些都可能导致产后情绪的波动。

一般来说，年纪太轻或首次怀孕的新妈妈、未婚妈妈、有家族性忧郁倾向的婴儿妈妈，产后疲劳、失眠、失血过多的人，生活上或婚姻上发生骤变的、家庭经济状况出现问题的、怀孕期间出现异常情况的新妈妈，均易情绪低落，陷入忧郁之中。家人必须注意观察，及时给以帮助和抚慰，使之迅速从忧郁中解脱出来。

要想避免产后抑郁症的发生，夫妻在商定怀孕之前，就必须要有充分的心理准备和经济基础，而且在怀孕后要多了解有关怀孕、分娩、产后护理及哺育婴儿的常识。在怀孕和分娩期间，要尽力保持原有的生活方式。新妈妈在产后除了照顾宝宝以外，也要设法抽出一些时间，调剂生活、舒缓情绪、保持愉快的心情。丈夫则必须多关心妻子，妻子情绪不佳时，则应容忍和沟通，并多承担家务和多照看婴儿，不要用刺激的语言，要设法为妻子营造一个温馨、舒适、愉快的生活环境，从而使妻子顺利平安地度过产后不适期。

产后抑郁症的种类与影响

根据产后情绪变化程度，大致可分为三种：轻度产后情绪低落、产后抑郁症和产后癫狂症。通常，有半数以上的新妈妈在分娩后几天里会有不同程度的情绪不安、郁闷不乐、易哭泣的现象。新妈妈如果情绪低落，在得到家人适当照顾和及时关怀后，症状会在短期内消失，如若不然，就有可能引发抑郁症。

如果新妈妈患了抑郁症，则表现出易疲劳、失眠、食欲缺乏、便秘、缺乏自信、不能适当照顾婴儿。病情严重时，便可产生自杀和伤害婴儿的倾向，这类新妈妈必须接受心理咨询和药物治疗，否则有可能引发产后癫狂症。

患了产后癫狂症的新妈妈，会有恐惧、严重抑郁、幻觉或幻听等症状，如果能及时得到心理辅导和治疗，能治愈，不至于引起更严重的后果。

产后抑郁症会使新妈妈失去自信，而且新妈妈在患病期间会因失去照顾婴儿的能力而影响到母子感情的培养，影响宝宝的健康成长，妨碍家庭生活的和睦。

新妈妈 生活细节须注意

细节决定成败，新妈妈不要因为年轻就无所谓，造成严重的后果，以后会后悔不已。健康的月子生活就从细节出发吧！

“捂月子”给细菌滋生创造条件

我国民间素有“捂月子”的风俗。新妈妈在坐月子时，把屋子封得很严实，窗户不但关得很严，而且连窗缝也糊好，门上加布帘子，新妈妈的头用围巾裹得严严实实，身穿厚衣，足蹬棉鞋，被子也盖得厚厚的，认为这样才能保护好新妈妈和新生儿，其实这样做对新妈妈和婴儿都极其不利。

屋子封闭很严，空气不流通，室内空气污浊，对新妈妈和婴儿都很不利。新妈妈分娩后身体虚弱，需要有新鲜的空气，以尽快改变身体虚弱状况，恢复健康。宝宝出生后，生长发育很快，不仅需要充分的营养，也需要良好的环境，应当在空气新鲜、通风良好、清洁卫生的环境中生活，否则容易得感冒、患肺炎等疾病，有碍健康。

屋子捂得过严，室内通风不好，必然造成室内潮湿，产生细菌，侵害人体。新妈妈和婴儿都处于身体虚弱时期，抵抗力差，经不起细菌的侵蚀，极易得病。更重要的是，无论新妈妈还是婴儿，都需要阳光的照射。只有在阳光照射下，身体才会正常发育。如果把屋子捂得过严，整日不见阳光，使新妈妈和婴儿的身体健康受损，是极为不利的。

因此，新妈妈和婴儿在室内都应是暂时的，过一段时间就要到室外活动、生活。如果室内封得过严，不能接触外界环境，就会造成很大影响，当以后到室外活动时，会形成环境变化过大，必然不适。这种不适就会影响身体健康。如果屋内通风好，有阳光照射，会给以后到室外活动创造条件。

完全卧床休息没必要

有人认为，坐月子就是要完全卧床一个月，以休息来消除孕期和分娩时的劳累，其实完全是不必要的，生命在于运动，人的健康也来自运动。

医生指出，一般产后第1天，新妈妈疲劳，应当在24小时内充分睡眠或休息，使精神和体力得以恢复，为此，周围环境应保持安静，家人要从各方面给予护理和照顾。正常女性，如果没有手术助产、出血过多、阴道撕裂、恶露不尽、身痛、腹痛等特殊情况，24小时以后即可起床作轻微活动，有利于加速血液循环、组织代谢和体力的恢复，也能增加食欲，并促进肠道蠕动，使大小便通畅。

早期适量活动，还可促使消化功能增强，以利恶露排出，避免褥疮、皮肤汗斑、便秘等产后疾病的发生，并能防止子宫后倾等症。因此，单纯卧床休息对新妈妈来讲是有害无益的。但鼓励新妈妈产后要及早下地活动，下地活动不是指进行大运动量的活动，更不是过早地从事体力劳动。活动的时间不要太长，以免过度疲劳。要根据新妈妈身体情况，因人而异。

应适当做一些产后体操，使肌肉、腹壁和体形尽量恢复到孕前状态。如第1天至第3天，开始做抬头、伸臂、屈腿等活动，每天4～5次，每次5～6下；1周后可在床上做仰卧位的腹肌运动和俯卧位的腰肌运动，将双腿伸直上举，行仰卧起坐，头、肩、腿后抬等运动项目；半月后，可做扫地、烧饭等家务和一般体操，以利肌肉收缩，减少腰部、腹部、臀部等处的脂肪蓄积，避免产后发胖，保持体态美。

卧床静养勿熟睡

同常人比较，新妈妈要多卧床休息，那么怎样卧床休息才是适宜的呢?

卧床休息分侧卧、仰卧、伏卧、半坐卧、随意躺卧等。新妈妈卧床休息必须要讲究姿势、方法。这是因为产后新妈妈身体虚弱，气血不足，产前子宫、脏器、膈肌发生移位。产后这些器官要恢复到原来位置，子宫要排出恶露，因此必须保证充分休息和正确的卧床、养息方法，才有利于气血恢复，有利于排出恶露，有利于膈肌、心脏、胃等下降归位。

> TIPS
> 历代中医学家还主张：刚生产不可立即上床熟睡，应先闭目养神。这些历代医学家的宝贵经验，应该重视。

中医十分重视产后卧床休息的姿势及其养神方法。历代著名妇产科专家均主张：

分娩完毕，不能立即上床睡卧，应先闭目养神，稍坐片刻，再上床背靠被褥，竖足曲膝，呈半坐卧状态，不可骤然躺倒平卧。闭目养神，目的在于消除分娩时的紧张情绪，安定神志，解除疲劳。

半坐卧，目的在于使气血下行，气机下达，有利于排出恶露，使膈肌下降，子宫及脏器恢复到原来位置。

在半坐卧的同时，还须用手轻轻揉按腹部，方法是以两手掌从心窝下擀至脐部，在脐部停留作旋转式揉按片刻，再下擀至小腹，又作旋转式揉按，揉按时间应比下擀时间长。如此反复下擀，揉按10余次，每日2～3遍，即可使恶露、淤血等不停滞在腹中，还可避免产后腹痛、产后子宫出血等症，有利帮助子宫复原。

清代养生家尤乘告诫："产后上床，只宜闭目静养，勿令熟睡。"

新妈妈不能睡过软的床

据《家庭医学》期刊介绍，某医院遇到三例新妈妈，因产后睡过软的床，引起骶髂关节错缝、耻骨联合分离等骨盆损伤。这三例新妈妈均足月顺产，生产时没有造成骨性产道损伤，而且产后前几天身体皆正常；损伤时都因在席梦思床上，翻身起坐时发生。

为什么新妈妈睡过软的床，会导致骨盆损伤呢？原来卵巢会于妊娠末期分泌第三种激素，称松弛素。此物质有松弛生殖器官中各种韧带与关节的作用，有利于分娩。由于松弛素的作用，产后的骨盆会失去完整性、稳固性，而致使松散的骨盆，加上床的松软性、弹力性好，压下去，重力移动又弹起，使人体卧睡俨如佛龛，左右活动都有一定阻力，很不利于病人翻身坐起。因此新妈妈如急速起床或翻身，很容易造成骨盆损伤。为此，建议新妈妈产后最好睡硬板床，如没有硬板床，则宜选用较硬的弹簧床。

新妈妈的被褥与衣着要求高

新妈妈的衣着、被褥应随着四时气候变化而进行相应的增减调配。具体来说，新妈妈在坐月子时的衣着应注意以下几点：

注意衣服的质地

新妈妈的衣着以选择棉、麻、丝、羽绒等制品为宜，这些纯天然材料十分柔软、透气性好、吸湿、保暖。

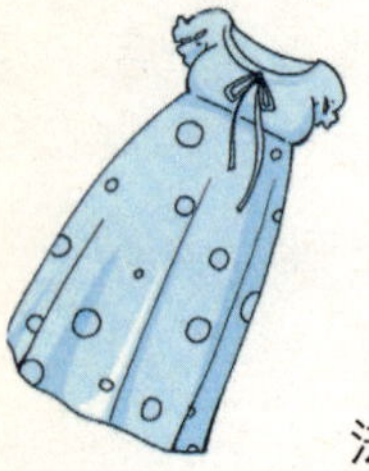

衣着应宽大舒适

有些新妈妈怕产后发胖，体形改变，即以瘦衣服来掩盖已经发胖的身形，穿紧身衣服，进行束胸或穿牛仔裤。这样的装束都不利于血液流畅，特别是乳房受压迫极易患奶疖。正确的做法应该是衣着略宽大，贴身衣服以棉布衣为好。有的新妈妈腹部可适当用布裹紧，以防腹壁松弛下垂，也有利于子宫复原。

衣着要厚薄适中

产后因抵抗力有所下降，衣着应根据季节变化注意增减。天热就不一定要穿长袖衣、长裤和包毛巾，不要怕暴露肢体。如觉肢体怕风，可穿长袖衣。但夏季应注意防止长痱子或引起中暑。即使在冬天，只要屋内不漏风，也不要包头或戴帽子。冬天的被褥要适当加厚些，要勤晒，以便温暖、舒适，利于杀菌和松软。

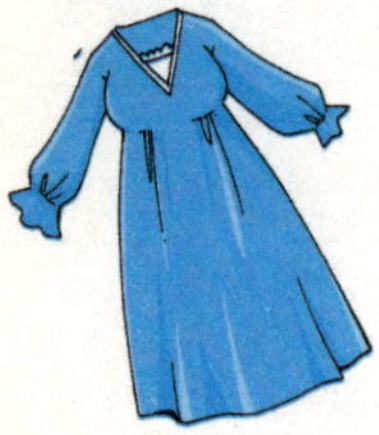

佩戴合适的胸罩

新妈妈在哺乳期应佩戴合适的窗式结构的棉制吸水胸罩，以起到支托乳房、方便哺乳的作用。

衣着要常换、勤洗、勤晒

特别是贴身内衣更应该常换洗。短裤在产后10天内最好一天一换，内衣也要两天一换，以保持卫生，防止污染。

鞋子宜软

以穿布鞋为佳，勿穿硬底鞋，更不要穿高跟鞋，以防产后足底、足跟痛，或下腹酸痛。此外，产后不要赤脚，赤脚会受凉，易感冒。

夏天新妈妈的衣着、被褥皆不宜过厚，穿着棉布单衣、单裤、单袜，避风即可。被褥须用棉毛制品，才能吸汗、去暑湿，总之以不冷不热为好。若汗湿衣衫，应及时更换，以防受湿，这就是养生家所说的“时当暑，必将理以凉”的方法。

> **TIPS**
>
> 新妈妈的衣着、被褥应随着四时气候变化而进行相应的增减调配。以宽大、柔软、舒适、清洁、温暖适度为原则。

冬天新妈妈的床铺、衣着均须柔和，床上厚铺垫褥，被盖宜软而轻，衣着宜穿棉衣、羽绒之类，脚着厚棉线袜、羊绒袜。背胸和下体尤须保暖。

春秋季节新妈妈衣着被褥较平常人稍厚，以无热感为好，宜穿薄棉线袜。

户外活动当适宜

分娩顺利的新妈妈为了促使身体早日复原，于产后8~12小时，就可以自己到厕所排便，并在室内行走、活动，但应以不疲劳为度。

1周后如果天气晴朗，可到户外活动。在户外呼吸新鲜空气，晒晒太阳，会使精神愉快，心情舒畅。天气不好如刮风或下雨，就不要出去。应该注意的是不要着凉或过度疲劳，要量力而行，开始每天出屋1~2次，每次10~15分钟，最多不超过半小时，可以根据身体的情况逐渐增加。

产后保健要领

保证吃好、休息好 由于分娩会使新妈妈的身心极度劳累，所以分娩后的第一件事就是让新妈妈美美地睡一觉，不要轻易打扰。睡足之后，应吃些营养高且易消化的食物，同时要多喝水。月子里和哺乳期都应吃高营养、高热量、易消化的食物，以促使身体迅速恢复及保证乳量充足。

尽早下床活动 一般情况下，经阴道正常分娩的新妈妈在产后第二天就应当下床走动。但应注意不要受凉并避免冷风直吹。也可以在医护人员指导下，每天做一些简单的锻炼或产后体操，有利于恢复，并保持良好的体形。产后1个星期，新妈妈可以做些轻便的家务，如擦桌子、扫地等，但持续时间不宜过长，更不可干较重的体力活，否则易诱发子宫出血及子宫脱垂。

尽早喂宝宝母乳 分娩后乳房充血膨胀明显，尽早哺乳有利于刺激乳汁的分泌，使母乳喂养有一个良好的开端，还能够促进子宫收缩、复原。哺乳前后，新妈妈要十分注意保持双手的清洁以及乳头、乳房的清洁卫生，防止发生乳腺感染和宝宝肠道感染。

看电视、看书、织毛衣时间要控制

有的新妈妈在月子里喜欢一边给宝宝哺乳，一边看电视。电视的普及，使家人接受到低剂量的放射性污染。对于产后哺乳的新妈妈和婴儿，假如长期受到来自电视机产生的电磁辐射，对母子身体不利。新妈妈如果在身体尚未康复时即长时间看电视，容易产生双眼疲劳、视觉模糊。且产后妇女身体虚弱，供血不足，易发生屈光不正等眼病。眼部肌肉如果长期处于紧张状态，因调节过度就会出现头痛、胸闷、恶心、眼睛胀痛、畏光等症状。

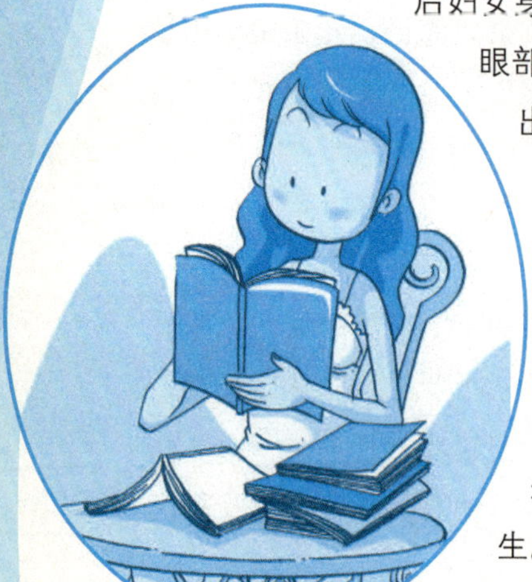

新妈妈应当减少看电视的时间，尤其是分娩后的1周内最好不看电视。1周后每天看半小时，随着身体不断地康复，在以后的月子里每天可看电视1小时。这样安排有利于调节生活，又不会影响身体的康复，避免眼疾的发生。

有的新妈妈想利用坐月子时间看看书或织毛衣，想学点知识和打发寂寞的日子，这样做不妥。坐月子期间，应该休息和适当活动。十月怀胎及分娩的劳累，加之产后哺乳，确实使新妈妈很辛苦。所以这个期间应以休息、活动和增加营养为主。

产后1周，是使分娩时的疲劳慢慢得到恢复的重要时期。过了1周，有空闲的时间，最好半坐起来，可以一目十行地、粗略地看一下大标题，不能像孕前那样看书。3周以后，可以短时间看一会儿书籍。但不能长时间、过累，不要躺着或侧卧着阅读，以免影响视力。光线不要太强或太暗，亮度要适中，并且不要看惊险或带有刺激性的书籍，以免造成精神紧张。

TIPS

产后皮肤可能出现生理性障碍，如出现斑点、雀斑，头发也容易脱落。这些都是因为卵巢激素减少的原因，应多摄取富含维生素、碘、钙、矿物质等的食物。按摩头皮能预防头发脱落和发质变差。

另外，三周以后，在姿势舒适的情况下，适当地织毛衣。但是这个时期看书或织毛衣，容易由于时间过长，使眼睛疲劳，以后落下看书即眼痛的毛病。特别是在看书和织毛衣的过程中，长时间不变换姿势，对眼睛更不利。

身体恢复好后才工作

新妈妈因为分娩时用力，通常觉得很累，所以产后应当好好地休息。头一两天最好多在床上休息。如若新妈妈身体素质好，产时的疲劳又已消除，同时会阴部没有裂伤，经阴道自然分娩的新妈妈，第二天就可以坐起来或下地活动，按时做产后健身操。

进行会阴侧切或行剖宫产的新妈妈，可推迟到产后第3天起床，待拆线后伤口不感疼痛时，也应该做产后健身操。不过活动量宜逐渐增加。半个月后就可以做一些轻便的家务，如擦擦桌子、收拾房间等，这有利于增加食欲、减少大小便的困难。较重的劳动，如洗衣服、提水、抬重物等暂时不能做，要避免因劳累而出现子宫脱垂。

一般在分娩6～8周后，可到医院作一下产后检查，包括全身检查及生殖器官复原、伤口愈合情况、盆底托力检查等，正常者方可以参加劳动。

产后注意事项

产后做家务应从第3周以后开始，在这之前让家里其他人干。如果是小家庭，丈夫又很忙时，请保姆也是一种好办法，也可以请亲朋好友帮忙。

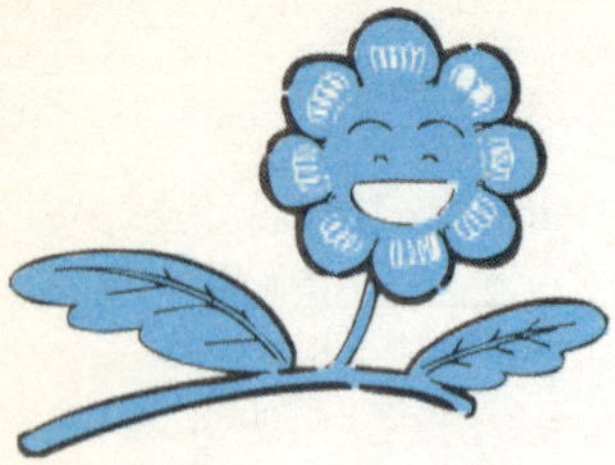

产后要充分摄取营养，控制饮酒和吸烟，以便身体复原和哺乳需要。

在产后不久，长时间的步行及乘车，都是造成子宫下垂的原因，所以外出尽量控制在短时间内。

口腔卫生不停止

民间传说新妈妈在坐月子时，不能刷牙、漱口，认为刷牙会引起将来得牙痛病，并会造成牙齿松动、脱落。其实，这种说法毫无科学根据，如果月子里不坚持刷牙、漱口，会给母婴健康带来危害。

在健康人的口腔内，寄生细菌的种类和数量很惊人，常见的细菌有乳酸杆菌、链球菌、白色念珠菌。新妈妈的肌体抵抗力较正常人低下，需经过一段时间方可复原，这种状态使口腔及肌体内其他部位的细菌或病毒得以生长繁殖，易导致感染。

新妈妈由于分娩后需要补充营养，因而甜食比平时吃得多，面食、糖类的摄入量也较平时有所增加，食物及残渣在牙缝和口腔内残留的机会较多，更会促进细菌或病毒的生长繁殖。这样牙齿就可能被腐蚀、虫蛀，造成牙龈炎、牙周炎龋齿等口腔疾病。所以，新妈妈应该从产后的第一天开始就要刷牙、漱口。

新妈妈刷牙最好选用三排毛牙刷，这种牙刷头小、刷毛质地柔软、轻便灵活，使用时不会伤害牙龈。牙膏要选择刺激性小的普通牙膏，如无口腔疾病，一般不宜用药物牙膏。为避免冷水刺激，新妈妈应当用温水刷牙、漱口。刷牙时动作要轻柔，宜采用“竖刷法”。每次进食后都要漱口，以保持口腔卫生，减少母子之间的感染。

漱口有盐漱、含漱、药液漱。盐漱是指每天早晨把约3克盐，放进口中，用温水含之，使盐慢慢溶化，并冲洗牙齿。这样做可以使牙齿清洁牢固，避免

TIPS

中医主张产后3天内宜用“指刷”，方法是：将食指洗净，或用干净纱布裹缠住食指，再将牙膏挤于指上，犹如使用牙刷样来回上下揩拭，然后用食指按摩牙龈数遍。指刷有活血通络、牢固牙齿的作用，长期使用指刷，能治疗牙龈炎、牙龈出血、牙齿松动等。新妈妈素有牙疾者，应当多以指刷为佳。

松动。含漱是指每次饭后，用温水漱口几遍，清除食物残渣。药液漱是指将中草药水煎或水浸泡后，用药液水漱口。用药液漱口要根据新妈妈的不同需求，进行选择使用。

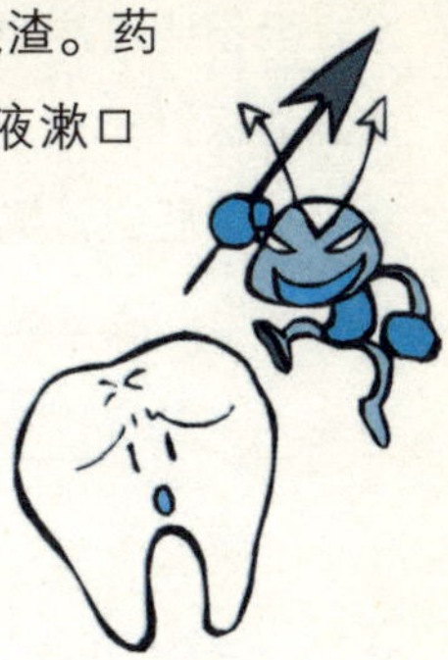

如产后患风火牙痛、舌苔白腻、不思饮食者，宜选用白芷6克、甘草3克，以沸水浸泡或微煎，待稍温后，去渣含漱，此药液有祛风止痛、健胃、防风寒的功效。还可选用陈皮6克（鲜者倍量）、细辛1克，用沸水浸泡，待稍温，去渣含漱，能治口臭、牙龈肿痛。

产后洗澡好处多

我国旧时坐月子习惯，是生孩子不清理个人卫生，因此发生产褥热的很多。造成产褥热的主要原因是产前或产时不消毒、不卫生及产后不注意清洁，细菌进入子宫引起感染所致。对于发生的各种高热或急病，传统观念都认为是新妈妈“受风”所致。所以，就出现了产褥期不能洗澡、不能洗头的说法，怕因此受风受凉留下病根，实际上这种认识不科学。

产后特别是头几天汗腺很活跃，容易大量出汗，乳房胀还要淌溢奶水，下身还有恶露，形成全身发黏，几种气味混在一起，身上的卫生状况很差，极容易致病，这就要求新妈妈比平常更需要注意卫生，要多洗澡、洗头、洗脚。从科学道理上讲，产后完全可以洗澡、洗头、洗脚。只有及时洗澡、洗头、洗脚，才可使身体清洁，促进全身血液循环，加速新陈代谢，保持汗腺孔通畅，有利于体内代谢产物由汗液排出，还可以调节自主神经，恢复体力，解除肌肉和精神疲劳。

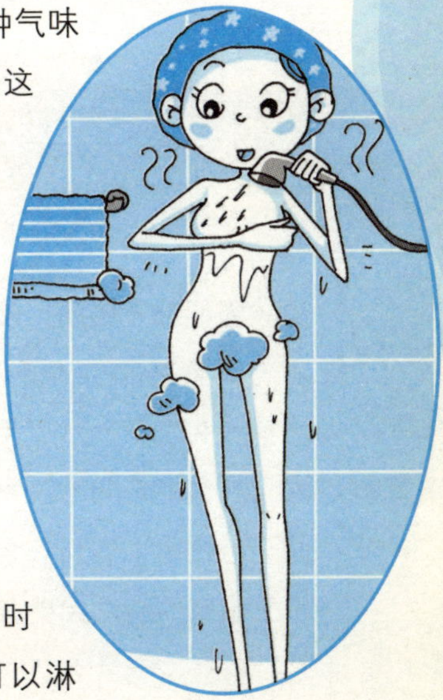

产后洗澡注意事项

产后洗澡要注意一些事项，如正常分娩24小时后，如果身体恢复得好，即可擦洗；产后1周可以淋浴，但不能洗盆池浴，以免洗澡用过的脏水灌入生殖道而引起感染；洗澡时水温要保持在37℃左右，室温在25℃，洗澡时间5～10分钟即可。剖宫产和会阴切开后的新妈妈，在伤口还没愈合前，不能淋浴；擦浴时也要防止脏水污染伤口。浴后要立即擦干身体，穿好衣服，防止受凉。

坚持梳头有益无害

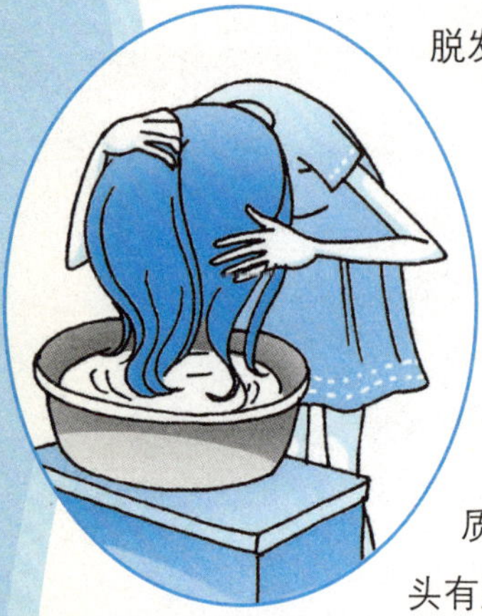

我国传统习惯认为坐月子不可以梳头，说梳头会出现头痛、脱发甚至留下“头痛根”，主张1个月内不梳头。

实际上，梳头与坐月子里的病状没有直接关系。医生认为，坐月子期间完全可以照常梳头。梳头不仅仅是美容的需要，作用分为两个方面：一方面梳头可去掉头发中的灰尘、污垢，可以使头发清洁，起到卫生的作用；二是通过木梳刺激头皮，可振奋人的精神，使人心情舒畅，促进头皮血液循环，以满足头发生长所需的营养物质，防止脱发、早白、发丝断裂、分叉等。因此，产后梳头有益而无害。

自制天然护发素

蛋黄酱·酸奶

蛋黄酱能补充脂肪，使头发滋润。将一大勺蛋黄酱和50毫升酸奶混合，均匀涂抹在头发上，然后用蒸汽毛巾包好。20分钟过后，用水洗净。最后一遍冲洗时，可在水中滴几滴食醋或柠檬汁，这样洗出来的头发会更有光泽。

蛋黄·葡萄酒

将蛋黄放入半杯葡萄酒内混和，均匀涂抹在发根处，用蒸汽毛巾包裹，20分钟后用热水洗净。涂抹蛋黄葡萄酒时，不要直接触到皮肤，以免使头发变为油性发质。

圆葱汁

将圆葱磨细，放置一天，以消除其中的辛辣成分。用化妆棉或消毒毛巾蘸圆葱汁，涂抹在头皮上，有助于治疗头屑和脱发。

绿茶

将绿茶袋放入一杯水中，煮到水减为一半。用化妆棉蘸绿茶水均匀涂抹在头发上，可防治头屑和脱发。

护理乳房有窍门

一般新妈妈产后2~3天会感到乳房发胀，并可挤出少量乳汁，这是正常的生理变化。为了减少哺乳母亲的乳房胀痛和尽快下奶，可采取如下措施护理乳房：

不要喝过多肉汤

在产后3~4天内，不要喝过多的肉汤，以免乳房过于胀痛不适。此时最好用合适的胸罩悬托乳房，以利于血液循环，使疼痛减轻。

经常按摩乳房

如果发现乳房胀痛，而且不断加重，可能是由于刚刚开始下奶，乳腺管不通畅所致。为疏通乳腺管可以采用手法按摩。按摩的方法是：由乳房的四周，向乳头的方向轻轻按摩，一天数次，并可让婴儿吸吮乳头或用吸乳器将乳汁吸出，使乳腺管通畅。乳汁排出后，即可避免乳汁淤积，乳房胀痛也会明显减轻。

哺乳前要注意清洁卫生

新妈妈在产后即可给婴儿喂初乳，1周左右，乳房由发胀分泌少量初乳进而转为成熟乳。在婴儿尚未吸吮乳头之前，母亲要先用棉签蘸植物油浸湿乳头，清除污垢，然后用热水和软毛巾把乳房清洗干净。以后每次喂乳之前都要将乳头、乳晕用温开水洗净、擦干。母亲必须洗手后才能给孩子喂奶。喂奶后也应再清洗乳头，以防干燥乳汁粘着在乳头上。平时也应保持乳头干燥，以免出现破裂。这些卫生措施有利于乳房保健。

配戴适合的胸罩

哺乳期应戴上大小合适的胸罩，以支持胀大的乳房，这对乳房保健、便于哺乳和保持体形美均很必要。

注意乳房卫生

要经常保持乳头清洁，勤换内衣。喂奶时要左右乳房交替轮换，防止婴儿偏吃造成双侧乳房不对称。每次喂奶时间要掌握在15～20分钟。吸不完的乳汁要挤干净，或用吸乳器吸净，防止乳汁淤积。喂完奶后，还要用手顺乳腺管的方向按摩乳房。

乳房护理

坚持正常的睡姿。乳妇在哺乳期乳房奶胀，睡眠时要注意两点：一是不要俯卧睡眠，以免压迫乳房；二是不要老是朝一个方向侧卧，要左右侧卧，轮流进行，避免一侧乳房受压过久。

TIPS

保持哺乳期乳房卫生，让宝宝有足够的母乳，最好还是用温开水清洗，尽量不用香皂。如果迫不得已需要用香皂或酒精清洗消毒，则必须注意尽快用清水冲洗干净。

预防乳腺炎

急性乳腺炎是产后常见的乳房疾病之一，防止乳腺炎的发生是哺乳期乳房保健的首要内容。乳汁淤积是发病的主要原因，乳头破损致使细菌沿淋巴管入浸是感染的主要途径。提倡哺乳期卫生，防止乳汁淤积和乳头破裂，可避免乳腺炎的发生。

炎热的夏天，清爽过

中医认为，妇女产后百脉空虚，不耐邪侵，尤怕受风着凉或引起产褥热。而夏季天气炎热，如果一味强调“避风”，新妈妈常常遍身起痱子、湿疹，有时还会引起中暑、昏迷和生殖器感染，反而影响新妈妈的康复。

那么，新妈妈应如何度过炎热的夏天呢？可从以下几方面考虑：

充分的休息

新妈妈在产褥期内必须有充分的休息时间，由于夏季室内气温较高，不利于新妈妈休息，所以调节房间的温度便是当务之急。一般而言，新妈妈休息的房间不要紧闭门窗，尽可能保持自然通风的状态。当气温超过30℃时，可以使用电风扇，但风扇不能直接对着新妈妈吹；当室温超过33℃时，可使用空调降温，注意室温也不可降得太低，以28℃为宜。

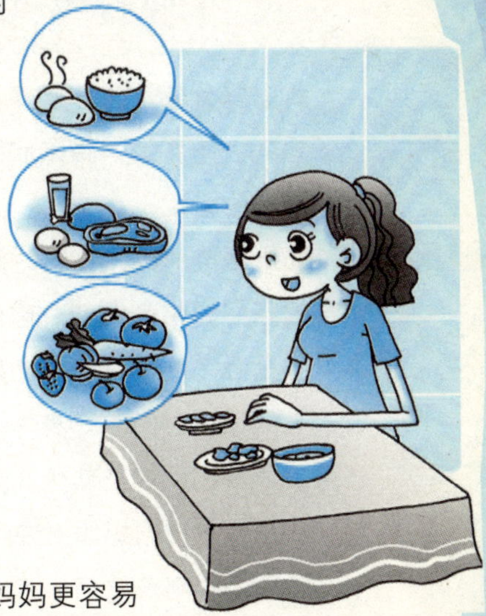

合理的营养

夏季暑热，正常人的食欲也会减少，新妈妈更容易食欲缺乏。新妈妈要恢复分娩过程中的体力消耗，必须要有足够的热能摄入和各种营养素的供给。所以，一些滋补之品（如鲫鱼汤、蹄汤、鸡汤等）绝不可缺少，一次分量不要太多，每天除正常的一日三餐之外，可另行加餐2～3次。食物要做得清淡些，不可多吃刺激性食物（如酒、辛辣食品等）；可适当吃一些水分多的水果；新妈妈夏季要主动地多饮水，不要等口渴了才喝水。

良好的卫生

主要表现在三个方面。一是个人卫生，要破除产后不刷牙、不洗手、不梳头等旧风俗，早晚要刷牙，饭前便后要洗手。夏季炎热，新妈妈出汗多，要多沐浴、勤换衣，但应淋浴，避免引起生殖器感染。二是食品卫生，这主要是因为夏季食品容易腐败变质，所以新妈妈不能食用久置的食品（即使使用冰箱，食品贮存时间也不宜太长），更不能吃被蚊蝇叮过的食品（如蛋、肉）。三是居住环境的卫生，房间要勤打扫，勤消毒，勤灭蚊虫，开窗通风，保持空气的清洁卫生，尽可能避免病毒和细菌的感染。同时，新妈妈居住的房间要尽可能保持安静，避免过分的吵闹和过多的探视。

亲友暂晚探望新妈妈

新妈妈分娩是一件喜事，会有很多亲朋好友到医院探望新妈妈。探望新妈妈会给新妈妈带来欣慰，有利于精神恢复，但是也可能给新妈妈带来不利的因素。

如果探望的人太多、时间太长，会影响新妈妈休息，尤其是会给手术产的新妈妈带来疲劳。因此，医院对家人探望新妈妈都有明确规定，其目的是为了让家人照顾新妈妈，进行必要的护理；也是为了让新妈妈有适当的休息时间养好身体，恢复健康。特别是对分娩后不久，经过辛苦劳累的新妈妈以及新生儿更需要休息。一些亲朋的探望最好安排在分娩10天以后，待新妈妈出院回家时探望。

新妈妈刚刚分娩后，抵抗力很弱，婴儿也是十分娇嫩的。婴儿从依赖母亲胚胎生活，到出生后的独立生活，需要一个适应过程，对外界的反应能力与抵抗力较差，很容易得病。如果探望的人太多、声音嘈杂、病室环境条件有限，加上新妈妈不太愿意开窗通风，这样势必造成室内空气污浊。若患有感冒等病的亲友进入休养室内看婴儿，那么细菌和病毒将会传染给新妈妈和婴儿，影响母婴健康。

因此，为了避免与减少疾病的发生，为了母婴两代人的健康与安全，必须控制亲朋好友以及家人到医院探望。如果家人为了照料和护理新妈妈，也必须注意卫生，应先用消毒水清洗双手，必要时戴上口罩方可进入母婴室。

自测产后忧郁症

如果刚生产过孩子，可以做以下的测验，来确定自己是否有产后抑郁症状存在。

不开心，变得容易哭；
情绪低落，易发脾气；
有失败及挫折感；
失眠、早醒；
胃口差，食欲大减，体重下降；
极度疲倦，难以集中精神；
曾患抑郁症；
感到内疚及自责；
疑神疑鬼，出现幻觉，恐惧有人伤害自己；
对未来没有希望，甚至认为继续生存，是对自己和婴儿的折磨；
想伤害自己或婴儿，情绪狂躁，胡言乱语。

现将答案分析如下

如新妈妈的情况与上面所述吻合，可能出现了不同程度的产后心理问题，具体陈述如下：

问题1～3均答“是”，则为：产后轻度情绪低落。

这种情况常发生在分娩后的2～4天，过半数的产后女性都会有这种情绪不安、闷闷不乐或易哭等现象。此时若能得到家人适当的照顾，症状可在短期内消失，对健康没太大影响。

问题1～8均答“是”，则为：产后抑郁症。

分娩后6个星期至6个月内，约有10%～20%的新妈妈会感到容易疲倦、失眠、精神萎靡、食欲不振、月经失调、缺乏自信，或觉得哺育婴儿是一种负担。病情严重时，更可能会有自杀或伤害婴儿的倾向。

问题1～11均答“是”，则为：产后癫狂症。

极小部分的新妈妈会在分娩后2～3星期内，有恐惧、严重抑郁、幻觉、幻听，或感到被人迫害的恐惧感，生活在疑惑的日子里。

产后健康检查

怀孕期间，为适应宝成长身体会有很多变化。临产以后，这些变化会慢慢地恢复，经过“坐月子”和产褥康复期，身体究竟恢复得怎么样？及时进行产后检查，就是由医生检查这些生理变化是否已经回到正常状况；另外还会有一些产后可能碰到的健康问题，是产后检查时的重点。

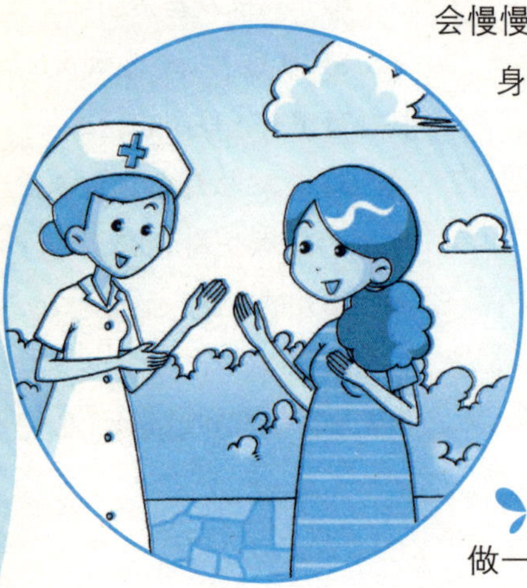

产后检查，一般在产后6~8周之间为佳。

产科问诊 产后42天左右，要到医院做一次产后检查，了解身体恢复状况。发现异常情况，可以及时得到医生指导和治疗。

通过产后检查，能及时发现新妈妈的多种疾病隐患，能避免患病的新妈妈对婴儿健康造成影响。

> TIPS
> 另外，产后无奶或奶水少的新妈妈，则应当请医生进行饮食指导，或者给予食疗指导、药物治疗。

询问生产史：医生会问新妈妈一些问题，如分娩时是否使用产钳或吸引器，分娩方式是剖腹产，还是自然分娩，是否患有某些疾病，如高血压、糖尿病等。

妇产科检查时，医生需要检查盆腔器官，看子宫是否恢复正常、阴道分泌物的量和颜色是否正常、子宫颈有无糜烂、会阴和阴道的裂伤或缝合口是否愈合等。这项检查有利于母体康复状况的评价，及早、及时发现因生产遗留的问题引发疾病，为新妈妈的健康保驾护航。

妇科检查 产后检查的具体项目有很多，除了全身一般健康情况检查外，还有专业的妇产科检查。

量体重。如果发现体重增加过快，就应当适当调整饮食，减少主食和糖类食物摄入量，增加含蛋白质和维生素较丰富的食物。同时，体重增加过快者应该坚持锻炼，体重较产前偏低者则应当加强营养。

其次是测血压。如果血压尚未恢复正常，应该及时查明原因，对症治疗。

对于有产后合并症的新妈妈，如果患有肝病、心脏病、肾炎等，应该到内科检查。对于怀孕期间有妊娠高血压综合征的新妈妈，则需要检查血和尿是否异常，检查血压是不是仍然有继续升高趋势。如果有异常，则应当积极治疗，以防止转为慢性高血压。

新生儿产后检查 新生儿产后检查，包括出生后的健康检查和满月后的检查。

每一个宝宝降生后72个小时内，医院就会为宝宝采血，筛查宝宝是否有甲状腺力能低下、苯丙酮症等。

在宝宝满月以后，爸爸和妈妈要带上婴儿去医院，进行保健检查。

检查项目，包括测量身长和体重在内的全身体格检查、脐部的愈合情况、婴儿的营养状况和智力发育等方面。同时，根据是采取母乳喂养、人工喂养，还是混合喂养等具体情况，请医生确定是否需要补充维生素或其他营养剂。

甜蜜产后性生活

产后什么时候才能恢复性生活呢？要先看一下性器官在分娩后的恢复状况。

正常分娩 子宫体要在产后42天左右才能恢复正常大小。妊娠及分娩后，子宫内膜表面创伤、剥脱，其创面要在产后56天左右才能完全愈合。阴道黏膜要待卵巢功能恢复正常后，即月经来潮以后，才能完全恢复正常。外阴水肿、充血，也要在产后10余天恢复正常。可见，最先恢复的是外阴，也需10余天，其次恢复的是子宫大小，再次是子宫内膜，最后是阴道黏膜，都需要在1个月以上，最多需56天。所以，凡正常分娩后的，56天内不能过性生活，在月经恢复后再过性生活，才是最文明、最理智和最安全的做法。

对于用手术助产的新妈妈 如剖宫产、产钳术，会阴、宫颈缝合，或产褥期中有感染、发热、出血等情况的，其子宫、阴道、外阴等器官组织恢复缓慢，房事时间则应相应推后。若有发热、宫内感染，均须等病症痊愈后，身体恢复健康、元气充足时才能过性生活。

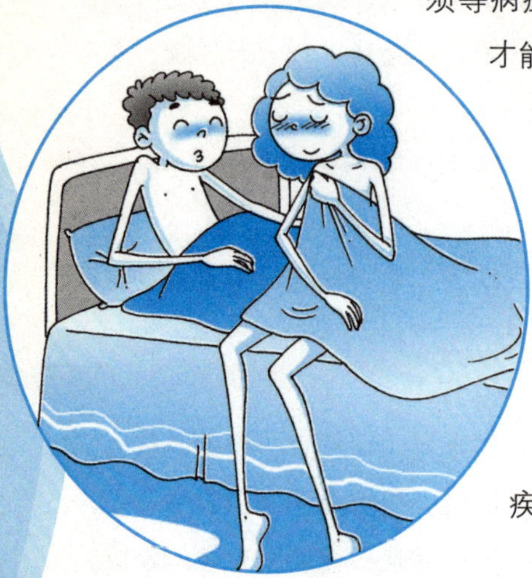

产后母体的生理变化很大，尤其是生殖器官经过妊娠和分娩的变化和创伤，必须要经过一段时间才能恢复正常。当这些器官、组织尚未复原时，要绝对禁止性生活。只有当它们恢复正常后，才能过性生活，否则，不但给新妈妈带来痛苦，还会因感染等导致疾病。

哺乳期避孕安全系数低

有人认为，产后不来月经，不会怀孕，无须采取避孕措施。这种认识不全面。因为产后卵巢排卵功能恢复的时间因人而异，一般来说，如果产后不哺乳，月经常在产后28～42天来潮，有的3个月左右恢复月经。第一次月经大多数比平时量多，多无排卵，不哺乳的少数人，也偶有排卵。绝大多数妇女在经历了产后2～3个月经周期后，卵巢功能完全恢复正常，月经量也恢复正常，且有排卵。

哺乳期虽然不来月经，但仍然有排卵，故有的新妈妈在哺乳期同样可以怀孕。有的新妈妈，当卵巢刚恢复排卵功能——第一次排卵时，排出的卵细胞很快遇到精子，变成受精卵。这说明，所谓坐月子的哺乳期是“安全期”的说法是错误的，哺乳妇女不论是否已经恢复月经都具有受孕的机会，因此哺乳期妇女在恢复性生活后，一定要避孕，以免造成不必要的麻烦。

哺乳期受孕对新妈妈健康十分不利，分娩的创伤还未全面恢复，又要怀孕或做流产术，当然是件痛苦而又损坏身体的事。尤其是带有瘢痕的子宫（剖宫产术后子宫瘢痕），不光对子宫复原有影响，且新妈妈承担哺乳和养胎的双重任务，势必导致营养不良、贫血的后果。因此，千万不可疏忽大意，哺乳期必须采取避孕措施。在哺乳期不要抱有侥幸心理，一定要坚持避孕。

产后最佳避孕方法

正常阴道分娩妇女，产后3个月可以放环。如果产后3个月来过月经，可在月经干净后3～7天放环。如果产后3个月仍未来月经，或哺乳期闭经，这时就要在排除怀孕之后再放环。须到医院检查，查子宫大小，做尿妊娠试验，排除早孕后，方可放环。

如果产后有恶露不绝、子宫出血、产褥感染等不正常情况，要等待疾病痊愈后再考虑放环。如果是剖宫产，放环时间应当在手术后半年进行。在放环前可采用阴茎套避孕法。

哺乳期子宫腔较小，宫壁也薄，应由医生测量子宫，选用大小合适的宫内避孕环。等到停止哺乳时，子宫恢复正常后，还需要更换一个适合的宫内避孕环。

TIPS

适合产后的避孕方法有：避孕套、阴道隔膜、宫内节育器等。最好采用工具避孕。

不宜放置宫内节育环的妇女，如果产前用过阴道隔膜并想继续使用时，要请医生重新配号，因为生过孩子后，阴道比怀孕前松弛，一般需要采用大一号的阴道隔膜。

产后瘦身动起来

美丽的女人人人爱。如果你都不懂得爱惜自己，那么你还能指望谁来爱你呢？想要超越以前的自己，那么就从这里开始吧！

产后塑身日程

在产后6个月内，母体的激素会迅速恢复原有的状态，同时新陈代谢的速度也会逐渐恢复正常，甚至会加快，使身体自然进入到最佳状态，所以，产后6个月普遍被视为“减重的黄金时期”。

产后第一周：子宫和体内机能复原

为了迎接艰巨的分娩任务，全身的关节与骨盆都会变得松弛，加上怀孕期间内脏的挤压，以及在生产的过程中，肌肉与韧带难免多少受到拉伤，再加上剖宫产后伤口的压迫，身体会有种种不适感。因此，在产后初期选择瘦身产品时，应该避免把自己缠束得太紧。

建议尽量挑选轻柔、舒适并可以24小时穿着的束腹产品，搭配弹性适中、穿脱容易的紧缩裤，给子宫予适度压力，帮助体内机能慢慢恢复。同时，配合适度的产后运动，让骨盆、阴道恢复正常。

产后第2周：收缩腹部，恢复腹壁

经过一段时间的调适和休息后，体内机能与体力大多已渐渐恢复正常，但产后腹壁的恢复速度，却远不如子宫收缩得快，因此，容易在腹部形成空间，让脂肪能“乘虚而入”囤积在空隙中，加上产后吃得脂肪类食物多，运动量小且不宜做过多运动，鼓鼓囊囊的肚腩会飞快地凸起来。

这时候，如果只想依靠原有的力量来恢复身材，得耗费更大精力才行。建议在白天的时间，可以在腹部位置使用束缚力较强的束腹品，借助强劲的紧缩力度，贴紧腹壁，消除囤积在下腹部脂肪的空隙。同时，帮助腹直肌和左右骨盆恢复原状。到了晚上，建议还是要换回较舒适的穿着。

束腹产品选购方式

仔细看一看包装上的说明，挑选适合自己的设计功能。并且拉一拉看，感受一下产品是否具有很好的伸缩弹力，这样穿着时才会合身而不产生束缚感。另外，因束腹产品是要长时间穿着的，产品材质是否舒适、透气、闷不闷热等，都会影响到穿着时的舒适感。

产后第3周——产后6个月：加强、塑造完美曲线

到了这个阶段，原本受到子宫压迫而往上挤的内脏，会渐渐回复到原位，产后的恶露也减少了，可以开始针对自己体型的要求，加强身材曲线的塑造。

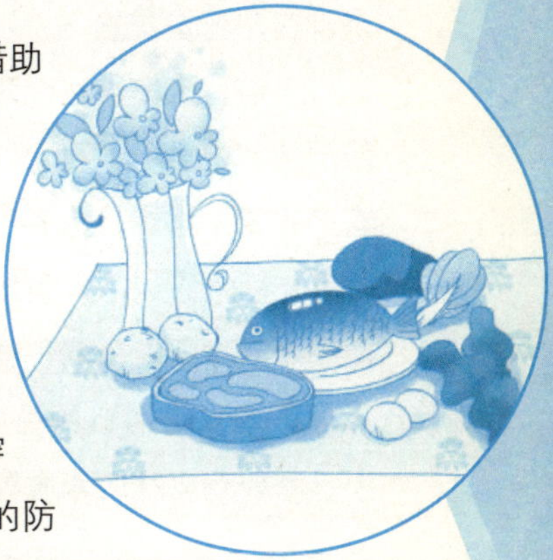

建议在白天时，换上功能性较强的束身裤，借助专业的塑身剪裁成品，达到下半身收腹、束腰、提臀的大腿紧实的强化作用，同时加速脂肪细胞的代谢，达到瘦身效果。

此外，怀孕时容易因为钙质流失及产后调适不良，造成驼背、乳房松弛、小腹微突的现象，会使下胸围到腰间的赘肉难以消除。可以穿着注重功能的调整型连体束身衣裤，或者长筒型的防驼背挺胸衣，搭配专业设计、高腰剪裁的束身裤，使下胸围到腰部完整束缚规范，重新塑造消失的腰线和臀型。

产后瘦身计划的进行，应该配合均衡营养的饮食习惯，搭配适当的运动，同时依体型的变化逐一挑选适当的产后瘦身产品，千万不能为了恢复身材，就有意去穿太紧的束腹或束身裤，这样臀部与腹部的脂肪会因受到过度的压迫，产生排挤效果，造成身体的变形，因此血液循环不良而影响到健康、得不偿失。

剖宫产的康复和护理

剖宫产孕妈妈的产后恢复，与自然产的新妈妈有所不同。

剖宫产手术是在麻醉情况下切开新妈妈的腹壁及子宫壁，从子宫中取出胎宝宝及附属物，然后把子宫壁及腹壁各层组织缝合的一种手术，是解除孕妈妈及胎宝宝危急状态的有效方法。

剖宫产后恢复的不同之处

剖宫产毕竟是手术，与正常的阴道分娩相比，术中出血量增多，术后易发生感染；剖宫产术后，不能很快恢复进食，可能会使泌乳减少，使哺乳的时间推迟，不能及时给宝宝喂奶；通常，自然分娩的母子一般4天后即可以出院，剖宫产6～7天伤口才能愈合、拆线；选择剖宫产，新生儿因为没有经过产道挤压的过程，并发症会比自然分娩的新生儿高，尤其是新生儿湿肺等呼吸系统疾病发生率增高。至于对未来的夫妻性生活，不论是剖宫产还是自然产，均不会造成明显的影响。

目前，大多数医院对新妈妈施行的是子宫下段剖宫产。因为子宫下段肌层薄，出血少，再次妊娠出现子宫破裂的几率低，临床大多采用这种剖宫产方式。当然，也有不少医生采用“横切口”，这样的新妈妈即使做过剖宫产手术，以后还可以穿新潮泳装、时装，满足女性生活美的需求。随着手术技术不断提高，剖宫产伤口愈合越来越好，但毕竟是手术，不可能不留下疤痕。伤口的大小，疤痕的深浅与手术当时的情况，胎宝宝的大小，新妈妈皮肤的素质等许多因素有关。

剖宫产后的疤痕护理

疤痕，是手术后伤口上留下的痕迹，一般呈白色或灰白色，光滑、质地坚硬。约在手术刀口结疤2～3周后，疤痕开始增生，局部发红、发紫、变硬，凸出皮肤表面。疤痕处有新生的杂乱无章神经末梢。疤痕增生期大约持续3个月至半年左右，纤维组织增生逐渐停止，疤痕也逐渐变平变软。颜色变成暗褐色，然后疤痕就会出现痛痒。

手术后刀口的结痂不要过早揭掉，过早硬行揭痂会把尚停留在修复阶段表皮细胞带走，甚至撕脱真皮组织，刺激伤口出现刺痒。

涂抹一些外用药如肤轻松、去炎松、地塞米松等止痒。

避免阳光照射，防止紫外线刺激形成色素沉着。

调整饮食结构，多吃水果，鸡蛋、瘦肉、肉皮等富含维生素维生素C、维生素E以及人体必需氨基酸的食物，能够促进血液循环，改善表皮代谢功能。切忌吃辣椒、葱、蒜等刺激性食物。

TIPS

保持疤痕处的清洁卫生，及时擦净汗液，不要用手搔抓痒痒，用衣服摩擦疤痕或用水烫洗的方法止痒，以防加剧局部刺激，促使结缔组织炎性反应，引发难忍的刺痒。

如何进行体操锻炼

分娩以后，新妈妈腹壁（肚皮）很松弛，为了帮助恢复、增进新妈妈身体健康，可以每天做几分钟健身体操。体操锻炼的重要性并不亚于营养。有资料表明，产后健身体操可以使气血畅通，加强腹壁肌肉和盆底支持组织的力量，有利于产后恢复和保持健美的体形。

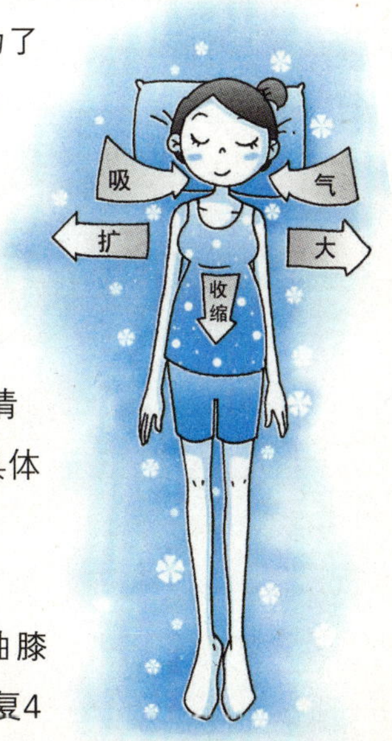

产后体操从分娩后24小时即可开始。每日清晨起床前和晚上临睡前，每次15分钟左右。具体的产后保健体操做法如下：

呼吸运动

仰卧在床，双脚平放床上，两腿并拢，曲膝深吸气，然后收腹部肌肉呼气，稍停放松。重复4

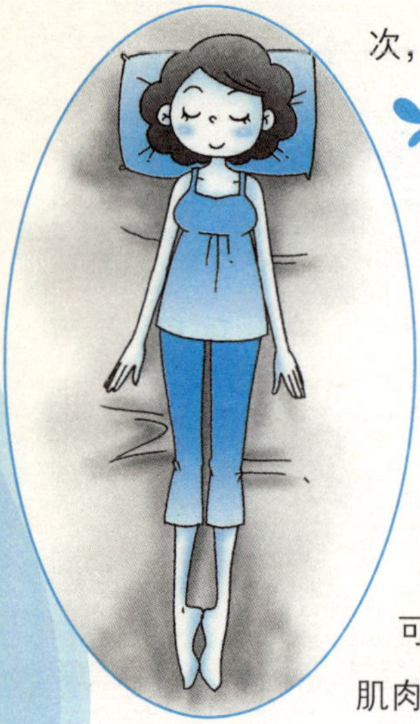

次，每天两回。可加强腹部肌肉的力量。

足部运动

仰卧，双腿并膝伸直，做屈伸足趾运动，然后以踝部为轴心，两脚做内外活动。收缩腿部肌肉，将双膝向床面下压，重复4次，每天两回。可加强腿部肌肉的力量。

提肛运动

仰卧，屈膝，双脚并拢。收缩肛门，如控制排便样，重复3～4次，每天做两回。如果会阴疼痛，可减至1～2次，或推迟一天做。有利于会阴部及阴道肌肉张力的恢复。

舒展运动

俯卧，在头部、腹部和小腿下垫枕头。采用此种姿势放松休息30分钟。可使全身肌肉放松。

腹背运动

保持“呼吸运动”中的姿势，收缩，两臂伸直，两手触碰双膝，保持数秒钟，然后放松。重复3～4次，每天两回。可增强腹肌力量，消除臀部、腿部的脂肪。

下肢运动

仰卧，双腿伸直，左下肢平举，大腿与身体成90°角。然后屈膝，使小腿与大腿成90°角，再伸直放下，交换右下肢。重复数次，每天两回。有利于下肢肌肉力量的恢复和腿部脂肪的消除。

新妈妈体操锻炼须知

新妈妈在进行体操锻炼时，应注意如下三条：

不宜做体操的新妈妈。凡有下列情况的新妈妈不宜做体操，即：新妈妈体虚、发热者；血压持续升高者；有较严重心、肝、肺、肾疾病者；贫血及有其他产后并发症者；做剖宫产手术者；会阴严重撕裂者；产褥热者。

做产后体操时，应注意如下细则：要循序渐进，从轻微动作开始，逐渐加大运动量；吃完饭后不宜立即做操；做操之前要排空大小便；剖宫产者拆线后在医生同意下方能做操，会阴切开，或有裂伤的新妈妈，在伤口恢复后应在医生同意下方能做操；要量力而行，以不过度疲劳为限；室内温度适宜，空气新鲜，心情要愉快，以良好的心态做操。

TIPS

在进行产后健身运动时，如果出现恶露增多或疼痛明显，一定要暂停运动，等身体恢复正常后再开始。

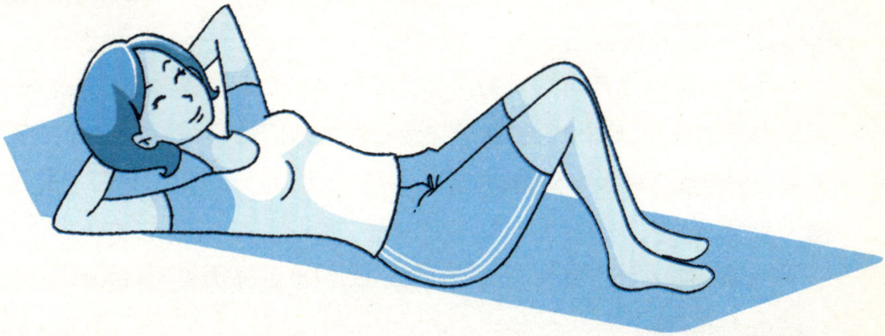

尽快康复有原则

整个孕程使新妈妈身体的生理变化很大，分娩后如何使自己的身体尽快复原，是每个新妈妈都十分关心的事。有几点康复原则供参考：

注意劳逸适当

分娩时由于用力，新妈妈体力消耗极大，产后一般疲惫嗜睡。因此，产后最初24小时内，新妈妈应卧床休息，然后，可以起床在室内稍微活动，这样可促进恶露的排出，有利子宫尽快复原，也有利产后大小便通畅。整个产褥期都应保证新妈妈充足的睡眠和休息，不能从事重体力劳动。也不要因害怕会阴部疼痛，而整日躺在床上，这样对身体复原很不利。

注意排尿

产后不久，一般尿量较多。应尽早自排小便，以免膀胱膨胀，妨碍子宫的复原。产后6～8小时仍未解小便，要鼓励和帮助新妈妈下床排尿，也可在下腹部放一个热水袋，或用温开水缓慢冲洗外阴，以刺激和诱导排尿。

防止便秘

分娩时大多进行过灌肠，大便已排空，产后两天内可能无大便。由于产后的卧床休息，肠蠕动减弱，加上会阴部疼痛而不愿解大便，常常容易形成便秘。家人可鼓励和帮助新妈妈排便，必要时可用“开塞露”塞入肛门帮助排便。有痔疮的新妈妈更应防止便秘。

注意会阴部卫生

产后，特别是产褥期，会阴部分泌物较多，应特别注意卫生。每天可用温开水或1∶5000的高锰酸钾溶液冲洗外阴部1～3次，并保持会阴部清洁和干燥，勤换会阴垫。

勤换内衣、床单

产后出汗较多，尤其夜晚更明显，所以要勤换内衣内裤和床单，以保持清洁和干燥。

注意饮食的营养

这是新妈妈身体复原的重要条件。

恢复体形总动作

绝大多数妇女在怀孕期体形发生很大的变化，身体胖了，腹部突起，臀部、大腿等也都胖起来。如何在产后尽快恢复体形，是每个新妈妈都关心的事。下面介绍一些简单易学的徒手体操，供新妈妈在床上锻炼参考：

1 腹部锻炼

仰卧床上，将手放在肩上，深吸气，使腹部膨胀，然后轻轻呼气，同时用力收缩腹部肌肉，使腹部下陷。从产后第2天做至第4周末。有利于恢复松弛的腹部。

2 上肢锻炼

平卧床上，两腿稍稍放开，两臂平伸，与身体成直角，然后慢慢抬起两臂，保持肘部平直。当两手接触时，慢慢放下两臂。从产后第2天做至第4周末。有利于恢复双臂及胸部肌肉的力量。

3 下肢腰背肌锻炼

平卧床上，两臂放于身体两侧，与身体稍微离开，然后轻轻抬起双膝、臀部及后背，使身体呈弓形。从产后第3天做至第4周末。有利于恢复大腿肌肉及腰背部肌肉的力量。

4 腹肌及臀部锻炼

仰卧床上，两膝及臂屈曲，以两肘及两足支撑，向内翘起骨盆部；在抬头的同时，用力收缩臀部。从产后第4天做至第6周末。有利于恢复松弛的腹部及臀部，减少脂肪。

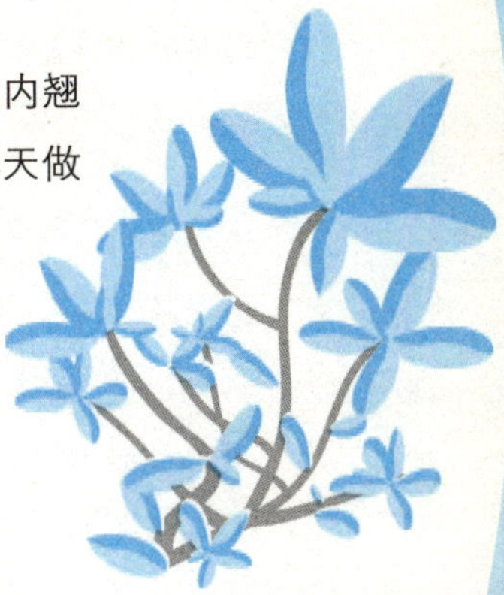

5 腹肌及股部锻炼

仰卧床上，以右侧下肢支持，稍微抬高头部及左膝，但不要接触，然后恢复原位。以同样方法，再伸左手向右膝的动作。从产后的第5天做至第6周末。有利于恢复腹部及大腿部正常形态。

6 胸膝卧位

跪于床上，并使脸及胸部尽量贴紧床面，两腿并拢，屈臂，上体向下，头转向一侧。如此动作保持每次10分钟左右，每天2～3次，可防止子宫后倾，促进恶露排出。从产后第14天开始做，不可过早进行。若身体弱，也可用俯卧30分钟代替。

7 背部、腹部及臀肌锻炼

保持前臂和小腿并拢，以肘、膝为支点爬跪于床上，可在前臂下垫一枕头。然后向上弓形隆起，用力收缩臀部及腹部，接着放松，同时深呼吸。从产后第6天做至第6周末。有利于背、腹、臀部肌肉的恢复。

8 肛门及阴道肌肉锻炼

平卧床上，两脚交叉，大腿并拢，尽量将会阴及肛门肌肉收缩，提起后稍坚持一会儿再放松。如此反复进行，对会阴部及阴道肌肉张力的恢复和预防子宫脱垂及增强性功能都十分有益。

产后塑身

有些过去身材苗条的女青年，经过妊娠分娩，待产假期满，身体变得肥胖，不仅失去了往日的风韵，甚至显得笨拙。主要原因是没有过好产褥期的缘故。那么，怎样才能使身材保持苗条呢?主要应注意几个方面：

产后大补不可取

我国素有集中于产后进补的风俗，新妈妈坐月子，鸡鸭鱼肉蛋等各种高脂肪、高蛋白食物，像填鸭似的拼命吃，似乎这样，奶水才足，利于产后康复。其实这是一种误解。生儿育女是人类的本能，新妈妈在妊娠期间，体内已积聚了2000~3000克的脂肪，是为产后哺乳等消耗所准备的。另外，不是吃得越多分泌乳汁也越多，乳汁的分泌关键在于婴儿的吸吮，吸吮越早，次数越多且有力，则分泌的乳汁也越多；至于乳汁的成分，只要能保证一定的营养，受膳食的影响并不大，所以产后进补要适量，这是保证分娩后正常体形的重要措施。

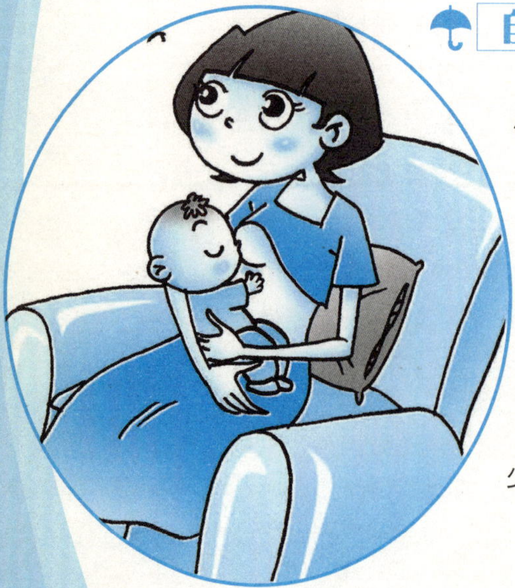

自己哺乳

有的新妈妈怕胸部下垂影响自己的体形美，不愿意用自己的乳汁哺育婴儿，这种做法是错误的。实际上胸部下垂的原因并非是哺乳所造成，而是妊娠。因为妊娠刺激乳腺增长，随之又使乳腺衰退。要防止这种衰退，哺乳是有益的。同时，自己哺乳可以消耗妊娠期所积聚的脂肪，减少皮下脂肪贮存，有效地防止肥胖。

产后要早些起床活动

正常产的新妈妈在产后24小时即应起床活动，两周后就可以做一般家务劳动，做产后操，做仰卧起坐、头部和腿部同时向上翘的动作，以增强腹肌的收缩力，促进新陈代谢，消耗体内过多的脂肪和糖类，当然也可以防止产后肥胖，保持身材苗条。

科学睡眠

睡眠过剩，人体新陈代谢降低，糖类等营养物质以脂肪形式在体内积聚，是造成肥胖的原因之一。产褥期睡眠要讲究科学，遵循按时睡眠的原则，并讲究睡眠的环境、姿势等要素，以提高睡眠质量。据有关研究表明，产褥期夜晚睡8小时，白天午睡1小时，一天的睡眠时间就足够了。睡眠过多则可导致产后发胖，过少则有影响身体健康之弊。合理科学的睡眠，才有利身材的苗条。

保持情绪舒畅

保持情绪舒畅，避免烦躁、生气、忧愁等情绪因素的影响，在产后肥胖的预防中也不容忽视。因为情绪因素可使体内内分泌系统功能失调，从而影响新陈代谢，造成肥胖或产生疾病，不利于昔日匀称窈窕的身材恢复。

用正确的姿势减掉腹部赘肉的方法

保持正坐姿势。坐时，不要弯腰或斜倚，注意端正姿势，避免增加脊椎的负担。

刷锅洗碗时要保持正确的姿势。在厨房做事时应轻轻地将腹部贴到厨具上。做饭或刷锅洗碗时，很多新妈妈都担心腹部会贴到厨具，使身体与厨具保持较大距离，其实这种姿势并不科学，会增加腰部负担。

腹带何时用

绝大多数女性在怀孕之后，体形发生了很大变化，如身体发胖，腹部隆起，臀部变宽，大腿变粗。产后进补过量，活动量减少，体形会变得更加臃肿。所以有不少新妈妈担心自己体形变得难看，刚生下宝宝后，就迫不及待地使用腹带或紧身内裤，把腰部、腹部、臀部裹得紧紧的，以为这样做就能使体形恢复如初。这样做不但不能使体形很好恢复，反而会影响生殖器官及盆腔组织的复原，造成疾病。

女性盆腔内生殖器官靠各种韧带及盆底支持组织，以维持正常位置。在妊娠期，随着胎儿的生长发育，母体各个系统均会发生一系列适应性变化，其中生殖系统变化最大，尤其是子宫，容积和重量分别增加至孕前的18~20倍；分娩后，子宫开始复原，10天左右可降入骨盆内，但需6周才能恢复正常大小。而固定子宫的韧带，因孕期的过度伸展，比孕前略松弛；阴道及盆底支持组织，因分娩时的过度伸展、扩张及损伤，使弹性下降而不能完全恢复到产前状态；因受孕子宫膨胀的影响，产后腹壁松弛，需6~8周可逐渐恢复。

因此，正常分娩的新妈妈，产后用束腹带或穿紧身内裤，不仅无助于恢复腹壁的紧张状态，反而会使腹压增加，而产生后盆底支持组织及韧带对生殖器官的支撑力下降，可导致子宫下垂，子宫严重后倾后屈，阴道前、后壁膨出等症。由于生殖器官正常位置的改变，会使新妈妈盆腔血液流动不畅，抵抗力下降，从而易引起盆腔炎、附件炎、盆腔淤血综合征等各种妇科疾病，严重影响新妈妈健康。

如有以下特殊情况，新妈妈可适当使用腹带，即

如果新妈妈是剖宫产，手术后的7天内用腹带包裹腹部，可促进伤口的愈合，但腹部拆线后，则不宜长期使用腹带。

新妈妈身体过瘦或内脏器官有下垂症状，使用腹带对内脏有举托的功效，但当脏器复位后，便应将腹带松解为宜。

防止产后乳房下垂

生孩子后造成乳房下垂，有两种原因：一是哺乳时间过长。一般生小孩8个月后，乳汁明显减少，12个月后即可断乳，如果这时仍让孩子吃奶，乳房受到过分的牵拉，弹性降低，就容易发生下垂；二是有一些女性平时不注意锻炼，使支撑乳房的胸大肌和固定乳房的韧带不够发达有力，不能很好地支撑和固定乳房，从而使乳房垂下来，影响乳房健美。为使乳房健美，产后不下垂，需注意以下几点：

哺乳时间不要过长，应在孩子1岁左右断奶。吃奶时婴儿距离乳房不可太远，防止过分牵拉乳房。

哺乳期的妇女，每天用温水洗乳房1次，不仅有利清洁卫生，促进乳汁分泌，而且能够增加悬韧带的韧性，防止乳房下垂。

TIPS

如果有疾病或其他原因不能喂奶，应尽早回奶。可以遵医嘱口服己烯雌酚；或用生麦芽60～90克，水煎服；如果乳房胀痛明显，可用芒硝250克，分两包敷在乳房上；尽量少饮汤水，以协助回奶。

按摩乳房，孩子每次吃完奶后，应轻轻按摩乳房，每次10分钟，这样能促进乳房的血液循环，增强乳房韧带的弹性，防止乳房下垂。

戴上松紧合适的胸罩，把乳房兜起来，防止乳房下垂。

坚持做俯卧撑、扩胸运动，使胸部的肌肉发达有力，对乳房的支撑作用增强。这样不仅能防止乳房下垂，对防止驼背及体形健美都大有好处。

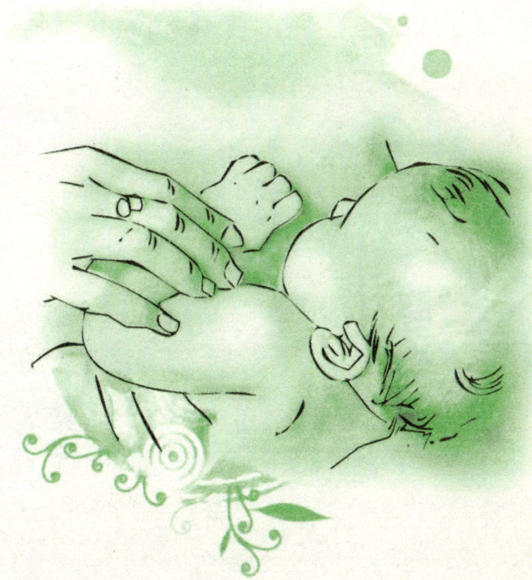

凯格尔运动

收缩会阴的运动，又称骨盆腔运动，即凯格尔运动，有助于阴道、骨盆底等组织的恢复，对于性生活质量能有帮助。

凯格尔运动的目的，是锻炼和强化支撑膀胱、子宫和大肠的肌肉，运动包括伸张和收缩肌肉锻炼，防止肛门失禁。通过正确和定期的锻炼，能达到停止漏尿的效果，对促进性生活质量会有一定的帮助。

具体做法分为两个阶段做法

第一阶段 站立，双手交叉置于肩上，脚尖呈90度，脚跟内侧与腋窝同宽，用力夹紧。保持五秒钟，然后放松。重复此动作20次以上。

简易的骨盆底肌肉运动可以有时有地进行，以收缩5秒、放5秒的规律，在步行时、乘车时、办公时都可进行。

第二阶段 是进行有效的每天自我训练：

平躺，双膝弯曲；

收缩臀部的肌肉向上提肛；

紧闭尿道、阴道和肛门(同时受到骨盆底肌肉撑)，这种感觉如同尿急，却无法到厕所去，必闭尿时的动作；

保持骨盆底肌肉收缩5秒钟，然后慢慢的放松，5~10秒以后，重复收缩；

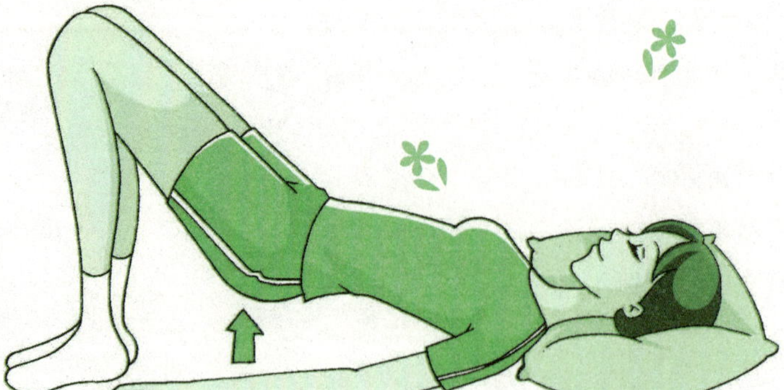

运动的全程，照常呼吸、保持身体其他部分的放松。可以用手触摸腹部，如果腹部有紧缩的现象，则运动的肌肉群为错误。

练习须注意事项

开始的时候，最好在医生或是护士协助下学习正确的方式；

可以用一只手指头放入阴道中，收缩阴道附近的肌肉，如果收缩的肌肉正确，手指头就可以感受到收紧的压力，在收缩的同时，腹部、大腿以及背部尽量不要用力；

除了用手指感觉之外，也可以利用排尿的时候练习感觉骨盆腔肌肉的收缩，在排尿中途憋住小便，感觉是用哪些肌肉停住小便，这些肌肉就是需要训练的骨盆腔肌肉群；

收缩肌肉时，以心中默数的方式，1秒1拍从1数到4，维持4～5秒，再放松肌肉，反复进行。可以像做体操一般的数数，原则上一天2～3次，一次5分钟。其实，如果有确实地做，就能发现做起来并不轻松，如果做一段时间以后适应了，觉得行动有余力，可以默数到八拍，再放松八拍；

如果已经达到骨盆腔运动的目的，然后可以再改为一周3次，一次5分钟，以维持运动的成效；

虽然有很多人认为不论是什么时间、什么姿势，骨盆腔运动都可以做，不过一开始，可以从坐着或是站立时，两膝靠拢开始比较容易。而且一些研究者也发现，在固定的时间练习，效果会比较好，例如早上清醒但还未起床时，以及上床睡觉前花5分钟做这项运动。

产后10天塑造美臀

刚生产完的妈咪不要因为怕痛而不敢乱动。其实，从产后第1天就可以开始做运动。你可以从深呼吸开始入手，逐渐增加运动量，千万不要因为娇气和偷懒让自己变成一个胖妈咪哦！

下面提供几个产后可做的下肢运动，每日勤做，除可促进循环，测量身体状况外，也可借出汗将“囤积”体内的水分排泄掉，使臀部肌肉恢复弹性。

腿部运动

①身体平躺，双手平放。

②左右足配合呼吸轮流向上举起30°，吸气时脚上举，吐气时脚放下。

提示 做时需注意膝与脚尖均需放平，不可弯曲，刚开始时速度宜慢，然后可根据身体状况逐渐加速。

转臀运动

①身体躺卧，双脚合并，曲膝。

②手肘平放于地，双膝向左下压地板，再向右下压地板。

提示 下压双膝时，脚尖应尽量定足不动，这样功效较佳。

美臀运动

①平躺，双手抱左膝，将左膝靠向腹部，再换右膝。

②或以手抱双膝，同时靠向腹部。

提示 两腿可交换做，也可以同时做，可美化臀部并收缩小腹。

爬行运动

手撑起上半身，双脚曲膝，趴于地，类似擦地状。

提示 妈咪可用护膝，避免受伤。

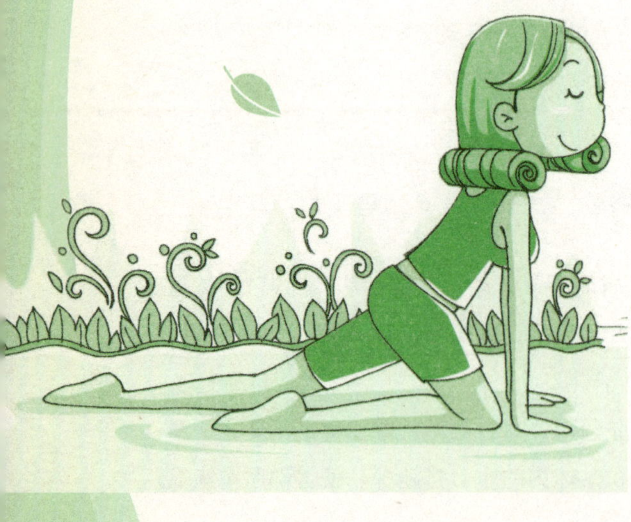

臀部按摩

站立时，将手置于臀部，由上往下推臀部，或由下往上推。

提示 由上往下推有助于局部细胞活化，可增进肌肉弹性；由下往上，则可美化臀部曲线，可双轨进行。

大肚腩变平坦小腹

大多数产后妈咪在最初的日子里腹部看起来像5个月妊娠般大，这是因为子宫依然胀大，没有完全恢复。经过1~2个月的时间，子宫会渐渐复原。

但由于胎宝宝在子宫内生长发育时，腹壁肌肉被过度拉长和伸展，肌肉弹性会有实质性的降低，腹部肌肉松弛非常严重，如果不经过锻炼，腹壁肌肉的弹性不能复原。为了使形体恢复得更好，其中最简单、最经济、效果最好、无任何副作用的体形恢复策略，就是在产后尽快做有利于锻炼腹部肌肉的美腹操。

1 仰卧床上，两膝关节弯曲，两脚掌平放在床上，两手放在腹部，进行深呼吸运动，肚子一鼓一收。

2 仰卧床上，两手抱住后脑勺，胸腹稍抬起，两腿伸直上下交替运动，由幅度小到幅度大，由慢到快，由少到多，连做50次左右。

3 仰卧床上，两手握住床栏，两腿同时向上翘，膝关节不要弯曲，脚尖要绷直，两腿和身体的角度最好达到90°，翘上去后停一会儿再落下来，如此反复进行，直到腹部发酸为止。

4 两手放在身体的两侧，用手支撑住床，两膝关节弯曲，两脚掌蹬住床，臀部尽量向上抬，抬起后停止4秒钟，然后落下，休息一会儿再抬。

5 手放在身体两侧，两腿尽量向上翘，翘起来像蹬自行车一样两脚轮流蹬，累了就停下来休息一会儿，继续进行。

6 立在床边，两手扶住床，两脚向后撤，身体成一条直线，两前臂弯曲，身体向下压，停2～3秒钟后，两前臂伸直，身体向上起，如此反复进行5～15次。

7 一条腿立在地上，支撑整个身体，另一条腿弯曲抬起，然后用支撑身体的那条腿连续蹦跳，每次20～30下，两条腿交替进行，直到腿酸为止。

TIPS

做健身操要持之以恒才能奏效；每次做时都要用力将动作做到家；做时应能体会到肌肉在用力地伸展与收缩。产后最初的一段时间身体器官尚未恢复，做操不要过于劳累。

产后妈妈美腿操

对产后想美腿的妈妈来说，适当的运动可能是最有效的改善腿部曲线的方式。以下推荐2套适合产后妈妈的美腿操。

大腿操

①脚尖向外站立，腰背挺直，双腿叉开微屈，与肩同宽；双手放在大腿上。

②右腿向前伸，脚尖向上，腿尽量向下压，连做5次。随后换左腿，重复5次。

③双拳紧握向前，双腿微屈下蹲，上身仍然保持挺直。

④仰卧垫上，双手插腰，左腿弯曲，右腿伸直由下至上括起，连做5次。随后换左腿，重复5次。

小腿操

①双腿并拢，双手放在脑后。左腿微屈，右腿向外伸直。左右腿各重复5次。

②仰卧垫上，双手插腰，双腿向空中做蹬踢的动作，心中默数50下，随后双腿弯曲，放在垫上休息几秒钟，再重复上述动作。

月子里的饮食营养

分娩就像一场消耗大量体力的运动，照顾小家伙也需要体力，同时，新妈妈还要供给小家伙优质的奶水，这一切的一切，新妈妈吃不好能行吗？

饮食调养重中之重

产后即面临两大任务：一是新妈妈本身身体恢复，二是哺乳喂养宝宝。两个方面均需消耗大量的能量，故要补充足够的营养，因此饮食调养对于月子里的新妈妈尤其重要。

新妈妈由于在分娩时耗力及损血，流失了大量的蛋白质、脂肪、糖类、各种维生素、多种矿物质及水分，因此产后初期会感到疲乏无力，脸色苍白，易出虚汗，且胃肠功能也趋于紊乱，发生食欲缺乏、饥不思食、食而无味等现象，再加上乳汁分泌，也会消耗能量及营养物质。此时若营养调配不当，不仅新妈妈身体难以康复，容易得病，而且还会影响婴儿的哺乳及生长发育。因此，尽快补充足够的营养素，补益受损的体质，对于防治产后疾病，帮助新妈妈早日恢复健康，维持新生儿的正常生长发育，都具有十分重要的意义。

饮食营养六需要

新妈妈月子里的膳食营养问题是确保母婴健康的大事，那么新妈妈饮食营养的特点是什么呢?简单地说，就是“六需要”，即分别是：

需要高热能

新妈妈每日所需要的热能基本与男性重体力劳动者相当，较正常妇女增加20%，再加上哺育婴儿所增加的热能消耗，所以热能需要增加很多。

需要补充高蛋白质

这是因为，每日泌乳要消耗蛋白质10～15克，6个月的婴儿对8种必需氨基酸的消耗量很大，为成人的8～12倍，所以保证哺乳母亲饮食中的蛋白质的质量，是很重要的。此外产后气血虚弱、生殖器官复原和脏腑功能康复也需要大量蛋白质。而蛋白质是生命的物质基础，其中大量的氨基酸，是修复组织器官的基本物质，对新妈妈十分重要。

需要保证钙的补充

因为泌乳，使哺乳母亲每日消耗300毫克的钙，如果膳食中钙的供应不足，势必动用母体骨骼组织中钙的贮备。这样会造成哺乳母亲因缺钙而患骨质疏松症，会出现肌肉无力、腰酸腿痛、牙齿松动、骨质软化变形等症状。

需要保证铁的供应

妊娠期约有半数以上的孕妇患缺铁性贫血，分娩时又因失血丢失约200毫克的铁，泌乳、哺乳又要丢失一些。铁是构成血液中血红蛋白的主要成分，因此产后补充铁很重要。

需要补充维生素

维生素是人体不可缺少的营养成分。新妈妈除维生素A需要量增加较少外，其余各种维生素需要量均较非孕新妈妈增长一倍以上，因此，产后的饮食中各种维生素必须相应增加，以维持新妈妈的身体健康，促进乳汁分泌，保证供给婴儿量足质高的乳汁，以满足婴儿生长发育的需要。

需要充足的脂肪

摄入脂肪在哺乳母亲膳食中也很重要，每日每千克体重需要1克的脂肪，若少于1克时，乳汁中的脂肪含量就会降低，影响乳汁的分泌量，进而影响新生儿的生长发育。

月子里营养需求量

研究表明，在产后一年内，哺乳母亲每天需要热量2300千卡，蛋白质90～100克，还需要钙、铁、维生素、烟酸、叶酸等。这些营养物质，全靠膳食来供应。因此，产后饮食质量要高，品种要全。

营养学家推荐新妈妈每日摄入食物量为：牛奶300～500克，肉类（包括脏腑、鸡、鸭、鱼、虾）150～300克，鸡蛋3～4个，豆类（包括豆制品）50～100克，蔬菜（尽量多用绿叶菜）500～750克，谷类（可用部分粗粮）500～750克，糖20～50克，水果200～250克。

推荐月子明星营养素

为从食物中获得各种营养，一定不要偏食，少吃精米面，多吃些杂粮，更要多吃新鲜蔬菜水果，适量的鱼、蛋、乳类等，才能获得均衡营养。整个坐月子期间，新妈妈需要多种营养素，这些营养素可从下列食物中摄取：

蛋白质 瘦肉、鱼、蛋、乳制品和禽类，如鸡、鸭等都含有大量的动物蛋白；花生、豆类和豆制品等含有大量的植物蛋白。

脂 肪 肉类和动物油含有动物脂肪；豆类、花生仁、核桃仁、葵花子、菜籽和芝麻中含有植物脂肪。

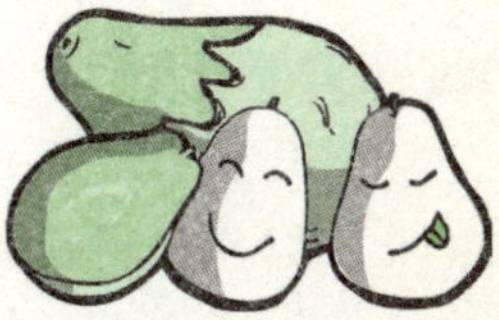

糖 类 所有的谷物类、白薯、土豆、栗子、莲子、藕、菱角、蜂蜜和食糖中都含有大量的糖类。

矿物质 肉类、乳类、鸡蛋、海带、虾皮、银耳、土豆、核桃仁、西瓜籽、南瓜籽含钙丰富。油菜、菠菜、芹菜（尤其是芹菜叶）、雪里红、荠菜、莴苣、小白菜和动物肝、蛋黄、芝麻、黄豆、海带中，含铁和钙较多。猪肝、猪肾、鱼和豆芽菜中，含磷量较高。海带、虾、鱼和紫菜等，含碘量较高。

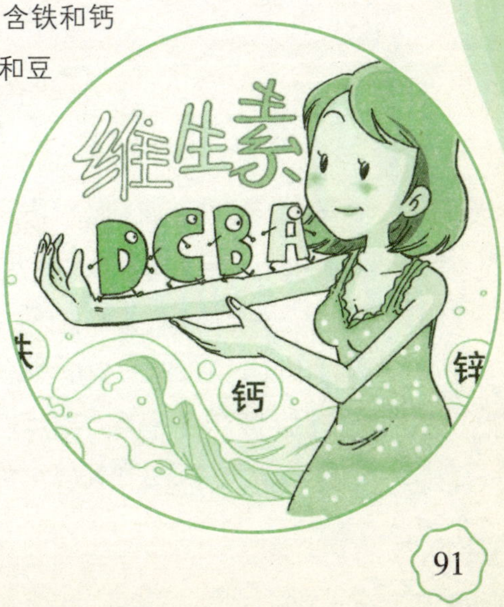

维生素

其包含如下具体的维生素类营养素，即：

维生素A 鱼肝油、蛋、肝、乳制品都含有较多的维生素A；菠菜、荠菜、胡萝卜、韭菜、苋菜和莴苣叶中含胡萝卜素量较多。胡萝卜素在人体内可以转化成维生素A。

维生素B 小米、玉米、糙大米、标准面粉、豆类、肝和蛋中都含有大量的B族维生素，青菜和水果中也富含B族维生素。

维生素C 各种新鲜蔬菜、柑橘、橙柚、草莓、柠檬、葡萄、山楂中都含有维生素C，尤其以鲜枣中含量为高。

维生素D 鱼肝油、蛋类和乳类中含量丰富。

TIPS

如果有贫血的疑虑，可请医生对血液中的铁蛋白含量进行检查，这会更准确地检验出组织中的铁储备量是否正常，如果不正常要及时补充铁质药片。

科学补铁防贫血

有一些食物能增进人体对铁质的吸收，一些富含维生素C的食物（如柑橘、草莓、青椒等）与一些含铁质的食物一起食用时，就可增进铁质的吸收。有些食物则会妨碍人体对铁质的吸收，如奶、咖啡、茶和抗酸剂等。为了有效增进铁质的摄取，饭后喝一杯橙汁或葡萄汁或柚汁，或将奶留到两顿饭之间喝，均是不错的选择。

合理安排月子里的饮食

新妈妈在坐月子期间，同怀孕期一样，必须注意饮食调养，原因有：一是补充自身在怀孕期间及分娩时的耗损，二是补充足够的营养使母体分泌充足的乳汁来哺育婴儿。这说明，新妈妈的饮食必须满足这两方面的需要。那么怎样安排才是新妈妈的理想饮食呢？原则上要求：

多吃营养价值高的食物

产后所需营养并不比怀孕期间少，尤其要多吃含蛋白质、钙、铁比较丰富的食物，如牛肉、鸡蛋、牛奶、动物肝和肾，以及豆类和豆制品，也可用猪骨头、猪蹄炖汤喝，因为其中含钙较多。这类食物有利新妈妈身体恢复和分泌乳汁。

饮食的搭配要合理

新妈妈的营养要全面，不可偏颇。主食的种类要多样化，粗粮和细粮搭配进食，如小米、玉米粉、糙米、标准粉所含的维生素B要比精米、精面高出好几倍。此外，多吃蛋白质食物要兼吃蔬菜水果，其中所含维生素、矿物质不但身体必需，而且还可以促进乳汁的正常分泌。

多吃易消化及刺激性小的食物

有些食物营养虽丰富，却不易消化，吃多了会引起肠胃不适和大便秘结，特别是新妈妈活动量较小，消化力受到限制，所以要多吃易消化的食物。可适当多饮用各种汤类和粥类，以便于消化和促进乳汁分泌。同时，要少吃刺激性食物，不吸烟，不喝酒，因为酒精和烟中的尼古丁可通过乳汁传给婴儿，引起婴儿的不适或疾病。刺激性食物易使新妈妈发生便秘，若新妈妈长期便秘，会诱发子宫脱垂。

不要偏食、挑食，不要盲目忌口

月子里，营养必须全面，才能满足婴儿和新妈妈自身的需要。如果新妈妈有挑食或偏食的习惯，哺乳期必须改正。过于偏食会导致某些营养素缺乏。只有广泛摄取各类食物，才能既有利于营养摄入，又能促进食欲，防止疾病发生。不要盲目忌口，否则容易导致营养不全面，影响婴儿和哺乳母亲的健康。

清淡适宜

从科学角度讲，月子里的饮食安排要清淡。放盐要适量，以少放为宜。调料中可加用少量葱、姜、蒜、花椒粉等偏温热的调味料，切不可偏多。

增加餐次

新妈妈每日的餐次应较一般人多，以5～6次为宜。餐次增多有利于食物消化吸收，保证充足的营养。产后胃肠功能减弱，蠕动减慢，如一次进食过多过饱，反而增加胃肠负担，从而减弱胃肠功能。而采用多餐制（少吃多餐）则有利胃肠功能恢复，减轻胃肠负担。

中医说“五谷为养，五果为助，五菜为充，五畜为益，气味合而服之，以补益精气”，意思是说，人类饮食应丰富全面，不能偏食，才能满足身体的需要。谷类、水果类、蔬菜类、肉类必须搭配进食，如此既有丰富的蛋白质，又有含糖较多的五谷类，还有含维生素较高的水果、蔬菜类。若只注重进食鸡、鱼、蛋、肉，而忽视蔬菜、水果，会导致维生素缺乏症；若不重视进食米、面，会导致糖量不足，热能较低。所以，产后仍需以白面、米饭为主食，并要适当吃些粗粮，以满足身体各种营养素的需要。

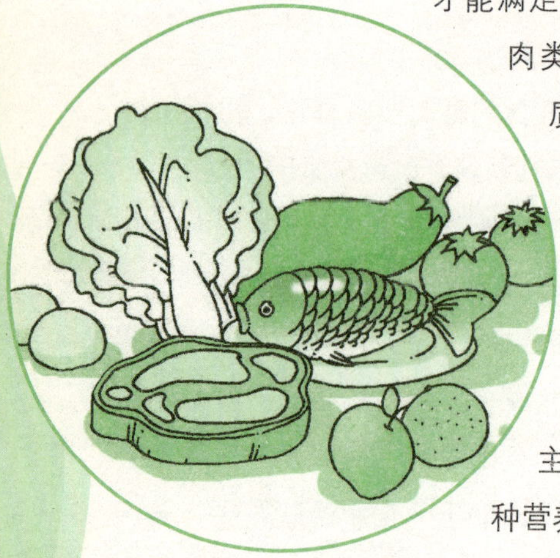

月子里常用的滋补品

适宜于月子里滋补的食物，主要有如下几种：

小米　营养优于精粉和大米，含有较多的维生素B_1和维生素B_2，纤维素含量也很高。同等重量的小米含有的铁比大米高1倍，维生素B_1比大米高1.5～3.5倍，维生素B_2比大米高1倍，纤维素含量比大米高2～7倍，可帮助新妈妈恢复体力，刺激胃肠蠕动，增进食欲，防治便秘等。

鸡蛋　为优质蛋白食物，还含有脂肪和铁、卵磷脂、卵黄素等。有健身和促进乳汁分泌的作用，同时能维护神经系统正常功能，是一种既常用又实惠的营养品。

红糖　铁的含量高，具有补血活血作用，并且含多种微量元素和矿物质，并能帮助子宫收缩，促进恶露排出。对产后失血尤为有益。

黑芝麻 富含蛋白质、脂肪、铁，可提高和改进膳食营养质量，能补血增乳，可用于产后血虚、乳汁不足等症。

鸡、鱼等营养汤

这些汤中富含人体易吸收的蛋白质、维生素、矿物质，并且味道鲜美，能刺激胃液的分泌，提高食欲，促进泌乳。新妈妈易出汗和分泌乳汁，需水量要高于一般人，因此适当多喝些汤有益。喝汤时应把浮油撇净，以免摄入过多脂肪，从而使新妈妈奶汁内的脂肪含量增加，导致婴儿食用后腹泻。

多吃蔬菜和水果

在一些地方流行着这样的说法，坐月子不要吃蔬菜、水果，也不要吃酸的、咸的，等等。把新妈妈的饮食限制得很单调，这对母婴健康是很不利的。产褥期的膳食安排应具备充足的热量，营养价值较高的蛋白质、丰富的无机盐和维生素，以及充足的水分。

新妈妈和婴儿都需要各种营养成分，特别是对维生素的需求。维生素多含在蔬菜、水果里，如果在一个月内不吃蔬菜、水果，会使新妈妈身体内缺乏维生素，使乳汁里也缺乏维生素，这对于母婴身体的恢复和生长都是不利的。

为了保证哺乳母亲的身体恢复和母乳有充分营养，新妈妈的饮食应当容易消化、富于营养、水分充足，每天吃的量比平时约多1/3。这些食物中不但要含有一定量的动物蛋白质和脂肪（如肉类、牛奶或蛋类），还要补充钙，多吃豆腐、牛奶和骨头汤。

同样维生素的需要量也需增加，因此对含维生素多的蔬菜、水果必须多吃。蔬菜可以做熟吃，也可以适当吃些生菜。吃水果时，一定要注意吃新鲜的，如无新鲜水果，可以喝一些果汁和适量吃些水果罐头。

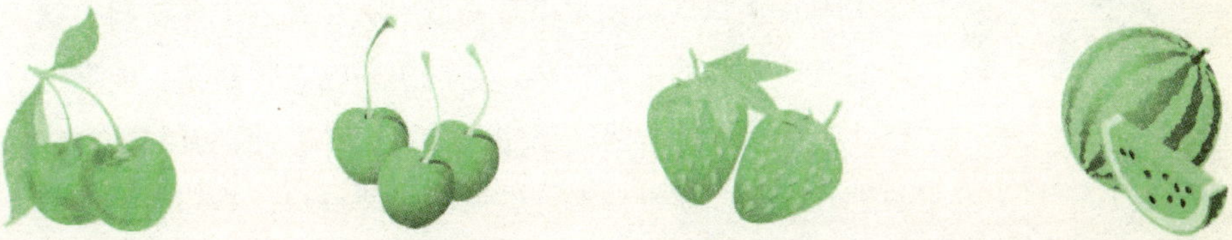

蔬菜、水果少不了

蔬菜与水果富含多种营养素，非常适合产后在月子里食用，利于身体康复。

最适宜新妈妈吃的蔬菜

经过营养学分析，下面几种蔬菜是月子里的最佳食品：

莲藕

莲藕中含有大量的淀粉、维生素和矿物质，营养丰富，清淡爽口，是祛淤生新的良药。能够健脾和胃，润燥养阴，行血化淤，清热生乳。《本草经疏》说："藕，生者甘寒，能凉血止血，除热清胃，主消散淤血，口鼻出血，产后血闷，止热渴、烦闷、霍乱、酒醉等；熟者甘温，能健脾开胃，养血补心，主补五脏，消食，止泻，生肌，久服令人心舒止血。"新妈妈多吃莲藕，能及早清除腹内积存的淤血，增进食欲，帮助消化，促进乳汁分泌，有助于新生儿的喂养。

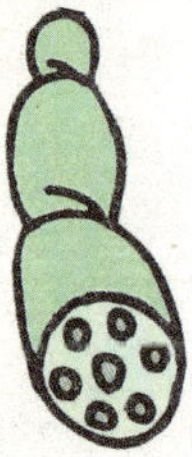

黄花菜

黄花菜含有蛋白质及磷、铁、维生素A、维生素C，营养丰富，味道鲜美，尤其适合做汤。中医学认为，黄花菜有消肿、利尿、解热、止痛、补血、健脑的功效。产褥期容易出现腹部疼痛、小便不畅、面色苍白、睡眠不安等症状，多吃黄花菜可消除以上症状。

黄豆芽

黄豆芽中含有大量的蛋白质、维生素C、纤维素等。蛋白质是生长组织细胞的主要材料，能修复分娩时损伤的组织；维生素C能增加血管壁的弹性和韧性，防止产后出血；纤维素能润肠通便，防止便秘。

海带

海带中含碘和铁较多，碘是制造甲状腺素的主要材料，铁是制造血细胞的主要材料，新妈妈多吃这种蔬菜，能增加乳汁中碘和铁的含量。新生儿吃了这种乳汁，有利于身体的生长发育，铁是制造红细胞的主要材料，有预防贫血的作用。

莴笋 莴笋是春季主要蔬菜之一，其中含有多种营养成分，尤其富含矿物质钙、磷、铁较多，能助长骨髓、坚固牙齿。中医认为，莴笋有清热、利尿、活血、通乳的作用，尤其适合产后少尿和无乳、少乳的新妈妈食用。

新妈妈最适宜吃的水果

月子里多吃些水果可以多补充维生素和某些微量元素，防止维生素缺乏症发生。下面列举出的水果可供选用：

苹果 味甘凉，性温，含糖类丰富。还含有苹果酸、鞣酸、维生素、果胶及矿物质，可防治维生素C缺乏病（坏血病），并能使皮肤滋润光泽。粘胶和细纤维能吸附并消除细菌和毒素，能涩肠、健胃、生津、开胃和解暑，还能降低血压及胆固醇，有利于患妊娠高血压综合征新妈妈的康复。苹果中含大量钾盐，能与体内过多的钠盐结合并排出体外，舒缓血压。

橘子 味甘酸，性温，含大量维生素，尤含维生素C最多，并含有丰富的钙质，能保护毛细血管的完整性，使皮肤变得柔嫩，防止产后面部皱纹形成，可起到美容作用。哺乳母亲多吃橘子有利于促进婴儿对钙的吸收，防止小儿佝偻病的产生。还能增加新妈妈对严寒的抵抗力，对新妈妈受凉后的伤风咳嗽有辅助治疗作用。

桂圆 桂圆是营养极其丰富的一种水果。中医认为，桂圆味甘、性平、无毒，为补血益脾之佳果。产后体质虚弱的人，适当吃些新鲜的桂圆或干的龙眼肉，既能补脾胃，又能补心血不足。

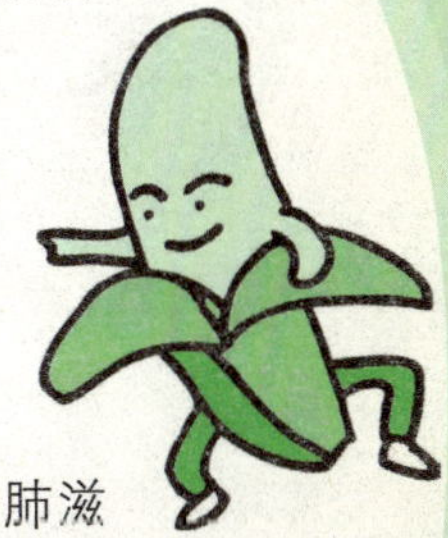

荔枝 味甘，性温，有补脾益肝、止咳养神和止渴解乏的作用。能减少产后恶露，尤对产后肝脾虚弱者有保健作用。

香蕉 味甘，性寒，含有大量磷、铁及纤维素，有润肺滋肠、利胆降压、通便补血的作用，是防止便秘的首选水果，新妈妈吃香蕉能防止产后便秘和产后贫血。香蕉含铁丰富，新妈妈摄入的铁质多，乳汁中的铁质也就会相应增多，对预防婴儿贫血也有一定的帮助作用。

山楂 山楂含大量糖类、维生素及钙、磷、铁等，含钙量为水果之冠，有散淤消积、化痰解毒、提神清脑、止血清胃和增进食欲的作用，还能降低血压及胆固醇含量。对脾胃虚弱、肝功能不良和厌油腻、食欲差的新妈妈尤为适用。另外，山楂有散淤活血作用，能排出子宫内的恶露，减轻腹痛。

红枣 红枣中含维生素最多，还含有大量的葡萄糖和蛋白质。中医认为，红枣是水果中最好的补药，具有补脾养胃、益气生津、活血通脉等作用。尤其适合产后脾胃虚弱、气血不足的人食用。

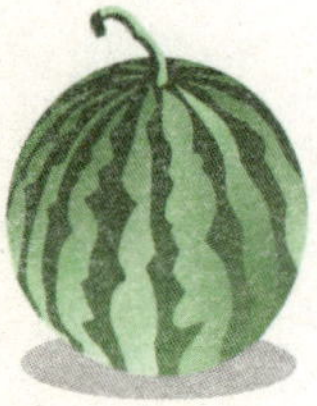

西红柿、黄瓜、油菜、白菜、茄子、胡萝卜、冬瓜、蘑菇、芸豆、扁豆、海带等蔬菜要多吃。新鲜水果如苹果、香蕉、桃子、柑橘、西瓜、梨等色鲜味美，不仅可以促进食欲，还可以帮助消化和排泄，补充人体需要的维生素。水果中的甘蔗、罗汉果、草莓、芒果、桃子、猕猴桃、葡萄，都适合新妈妈月子里食用。坐月子的妇女可根据个人的喜好及季节而科学选食。

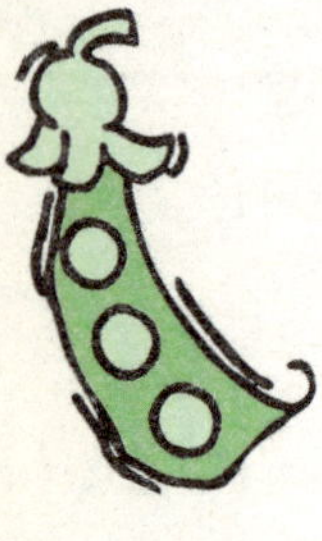

多吃鲤鱼，排恶露

民间多给新妈妈吃鲤鱼，有说“鱼能驱余血”。所谓“余血”，主要是指恶露。恶露的排出与子宫的收缩力关系密切，当子宫收缩时，肌纤维缩短，挤压血管，将子宫剥离面的毛细血管断端的余血挤压出去，排入宫腔内；子宫收缩时又将残留在宫腔内的坏死蜕膜细胞和表皮细胞，经阴道并带着阴道内的黏液排出体外。若子宫收缩不良，则剥离面断端的血管开放以致宫腔积血，恶露增多，时间延长。

凡是营养丰富的饮食，都能提高子宫的收缩力，帮助“驱余血”。鱼类有丰富蛋白质，当然能促进子宫收缩，而鱼中主要是鲤鱼更能促进子宫收缩，撵余血。据中医研究，鲤鱼性平味甘，有利小便、解毒的功效，能治水肿胀满、肝硬化、腹水、妇女血崩、产后无乳等病。

有小单方可供选用：用活鲤鱼1尾，重约500克，黄酒煮熟吃下，或将鱼剖开，除内脏，焙干研细末，每日早晚用黄酒送下。

TIPS

《食疗本草》有记载：“鲤鱼鳞烧，烟绝，研细，用酒送服，方七七（约3克），可破新妈妈滞血。”也就是说可以治疗妇女产后淤血留滞子宫的病变。这些记载说明，产后进食鲤鱼确有效验，鲤鱼确实有帮助子宫收缩的功效。此外，鲤鱼还有生乳汁的作用，产后多吃鲤鱼有利下奶。

最多每天只吃3枚鸡蛋

新妈妈吃鸡蛋好，对身体恢复和乳汁的分泌大有益处，但要适量。有的新妈妈为了增加营养，就多吃鸡蛋，一天吃8~10个鸡蛋，认为这样可以使产后的虚弱身体尽快恢复。这是不正确的认识。

鸡蛋含有蛋白质、脂肪、卵磷脂、核黄素和钙、磷、铁，及维生素A、维生素B、维生素C、维生素D等，确实是营养素比较全面的食品，且容易被人体吸收利用，还无明显的“滞胃作用”。但是，也不是吃得越多越好，尽管其营养素比其他营养品较全，但也并不包括所有营养素，比如维生素C和纤维素就不如其他食品，甚至很贫乏。这样，吃鸡蛋多了，就会影响某些营养素的摄入。再有，吃鸡蛋过多，也不易消化，营养素也吸收不了。

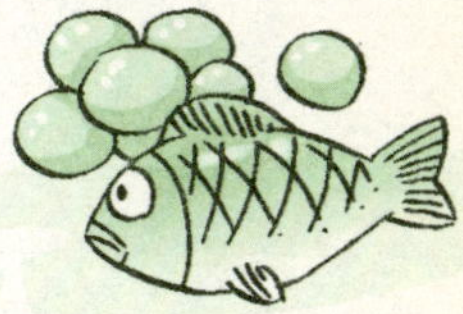

医学专家做过临床试验：一个新妈妈每天吃40个鸡蛋与每天吃3个鸡蛋，身体所吸收的营养是一样的；吃多了，身体不能消化吸收，还会增加肠胃负担，时间长了还容易引起胃病。因此，新妈妈每天只要吃3个鸡蛋就可以了，营养足够，又能吸收，再吃些其他食物，营养会更全面。

醪糟鸡蛋营养高

醪糟蛋不但好吃，而且在月子里吃有一定益处。醪糟辛温，有活血化淤之功效，能祛寒助热，使人身体感到温暖。吃醪糟能增强心率，加快血行，扩张毛细血管，促进子宫收缩，将子宫中的淤血浊液排出体外。鸡蛋含丰富的蛋白质，是修复机体器官的物质基础。醪糟蛋既能增加营养，又能促进子宫收缩，帮助驱余血。

产后服食醪糟蛋虽好，但也不要过量。因醪糟活血化淤，如体内无淤血可化，恶露正常，不可多食，若多食，则因毛细血管扩张，可致恶露过多，时间延长，流血不止。若产后失血过多者，再过食醪糟，则助长虚火，滋生湿热，而引起虚烦失眠、口渴、便秘、尿黄、皮肤疮疖等。若平素阳盛实热者，其症表现为发热、口渴、唇干、咽痛、尿赤、便秘、目赤红肿、头昏等，再食醪糟，就会加重热症，可能引起出血。若在夏季多食醪糟，容易生热，引起口渴、咽干、唇舌生疮、发热烦躁等症；若在冬季生孩子，多吃几天醪糟，则无大碍。

> **TIPS**
>
> 醪糟蛋，醪为酒酿，醪糟蛋是方言，就是酒酿煮鸡蛋。关于酒酿的吃法有许多种，在酒酿中加水煮开后打上两个荷包鸡蛋，就是醪糟蛋。当然还要加些糖，如果加上些桂花味道就更好。

一般情况下，最好在产后10天内加食适量醪糟蛋，因产后10天内，是子宫复原最快的时间，需要很好地收缩。

产后不宜立即就吃老母鸡

老母鸡营养丰富，是补虚佳品，但产后新妈妈不能立即吃，尤其是哺乳的新妈妈。因为分娩后，血中雌激素与孕激素水平大大降低，泌乳素才能发挥泌乳的作用，促进乳汁的形成。母鸡肉中含有一定量的雌激素，产后立即吃老母鸡，就会使新妈妈血中雌激素的含量增加，抑制催乳素的效能，以致不能发挥作用，从而导致新妈妈乳汁不足，甚至回奶。另外，因老母鸡多肥腻，新妈妈产后体质较差，胃肠消化功能相对较弱，如过早吃老母鸡，容易影响胃肠的消化功能，从而影响营养物质的消化吸收。

老母鸡含有一定量的雌激素，有回奶作用，是不是新妈妈就不能吃了呢?不是的，这里特指新妈妈7~10天以内不宜吃，当然分娩10天以后，在乳汁比较充足的情况下，可适当吃些老母鸡（包括母鸡），对增加新妈妈营养，增强体质是有好处的。

如果产后哺乳的话，应吃大公鸡，这样有利于增加营养，强壮身体，还能使乳汁分泌增加。如果新妈妈分娩后，因各种原因不能哺乳，就可吃炖母鸡，以利身体的恢复。雄激素具有对抗雌激素的作用，公鸡肉中含有少量雄激素，若产后立即吃上一只清蒸小公鸡，连同睾丸一起吃掉，从而将会使乳汁增多。

红糖水别过量

按我国的民间习俗，分娩后要喝些红糖水，这样做很有道理。只要适量，对新妈妈、婴儿有好处。因为新妈妈分娩，精力和体力消耗都很大，失血较多，产后又要给婴儿哺乳，需要丰富的糖类和铁质。红糖既能补血，又能供给热量，是两全其美的佳品。

但是，有不少新妈妈喝红糖水的时间往往过长，有的要连续喝半个月到1个月。久喝红糖水对新妈妈子宫复原不利。因为产后10天，恶露逐渐减少，子宫收缩也逐渐恢复正常。如果无限期地喝红糖水，红糖的活血作用会使恶露的血量增多，造成新妈妈继续失血，也会使新妈妈身体内热量增加，使身体发胖。因此，新妈妈喝红糖水的时间，一般控制在产后7~10天为宜。

TIPS

新妈妈应根据情况喝一些白糖水，并非只能喝红糖水。白糖纯度高，杂质少，性平，有润肺生津的功效。适合于夏季分娩的新妈妈，或产褥中后期食用。如果有发热、出汗较多、手足心潮热、阴道流血淋漓不尽、咽干口渴、干咳无痰等症的新妈妈，更应多食用白糖，即使在寒冷的季节分娩，也可以食用白糖。

月子不是完全忌食盐

在民间流传着一种说法，说月子里新妈妈喂奶要忌食盐，认为哺乳母亲吃盐会使婴儿得尿布疹。给新妈妈吃的很多食物中都不放盐，使得新妈妈没了胃口、食欲缺乏，营养不能得到及时补足。

盐吃多了不好，但也不能不吃盐或吃盐过少。成人每人每天需盐量为4.5～9克，这些盐食用后在消化道全部吸收。盐中含钠，是人体中必需的物质，如果人体缺钠就会出现低血压、头昏眼花、恶心、呕吐、无食欲、乏力等，所以在人体内应有一定量的钠。如果哺乳母亲完全限制钠的摄入，影响了体内电解质的平衡，不但影响哺乳母亲的食欲，而且对婴儿的身体发育也不利。总之，哺乳母亲食盐过多，会加重肾脏的负担，也会使血压增高。因此，哺乳母亲不应过多食盐，也不能忌食盐。

B族维生素，B族维生素有维生素B_1(硫胺)、维生素B_2(核黄素)、维生素B_3(烟酸)、维生素B_6(吡哆醇)、维生素B_{12}(氰钴胺)、叶酸和泛酸，都是人体健康的要素。B族维生素有很多共同的方面，比如它们都是水溶性的，多余的B族维生素不会贮藏于体内，而会完全排出体外。维生素B_6、维生素B_{12}、叶酸、泛酸及维生素B_1、维生素B_2都是保持免疫系统功能的微量营养素。所有水溶性维生素B族，对新陈代谢、红细胞形成、神经系统均有益。所以，B族维生素必须每天补充。

生菜、冷饮莫贪多

有的地方禁止坐月子的妈妈吃生菜、冷饮，认为吃生菜、冷饮会使新生儿着凉、泻肚。这种说法是没有科学根据的。

研究表明，有些物质是可以通过母乳进入婴儿体内的，对婴儿会产生一定影响。哺乳妈妈吃一些营养价值高的食品，乳汁的营养成分也提高，对婴儿的生长发育是有好处的。有些药物也是通过乳汁排泄的，哺乳妈妈吃药等于婴儿吃药，这些都指的是食物成分而言。

吃生菜、冷饮之类的食物是不会直接被婴儿吸收的，因为食物要被母体消化道消化吸收，变成对身体发育有用的营养物质，再通过血液循环后参与到母乳成分中，因此已被母体“热化”了，并不是妈妈吃凉的，婴儿就吃凉的。相反，这些食物中因含有丰富的矿物质及维生素等还可以增强母亲及婴儿的健康。

TIPS

生菜、水果、冷饮，在吃时，一定要做到讲究卫生，不要过冷也不要贪食过多。如果哺乳妈妈吃了不卫生的生菜或冷饮，闹出病来，当然会影响乳汁的质量，直接关系到婴儿的健康。

乳母多食健脑食物

科学研究表明，人的大脑发育分为两个时期：一是胎儿期，二是出生后的婴幼儿期。所以，新妈妈哺乳婴儿，要多吃些有利于婴儿健脑益智的食物。以下食物有利婴儿脑发育，哺乳母亲宜多吃常吃，即有：

谷类 大米、小米、糯米、黄米、玉米。谷类食物含B族维生素和维生素E、蛋白质、脂肪、矿物质多。

麦类 大麦、小麦、荞麦、燕麦、莜麦。含脂肪多，并含有健脑成分的油酸、亚麻酸及钙、磷、铁等。

豆类 主要是大豆。含有相当多的氨基酸和钙，以及蛋白质、脂肪等健脑营养成分。

薯类和南瓜 也是健脑食品，主要是含维生素和糖较多。

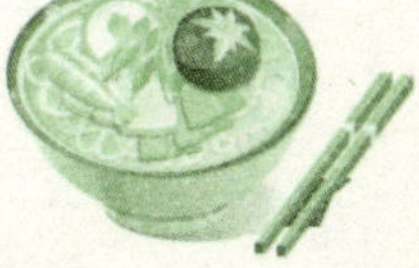

水产品 鱼、虾、贝、淡菜、牡蛎、紫菜、海带等。

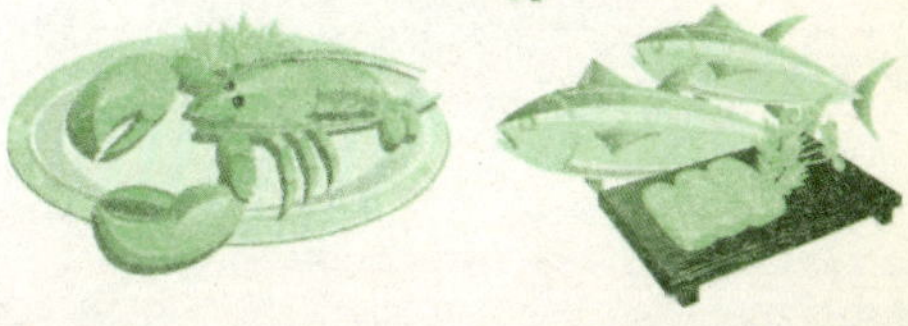

芝麻、花生

是比较理想的健脑食品，主要含不饱和脂肪酸和蛋白质、钙等。

干鲜果品

健脑的干鲜果品有枣、葡萄、柿子、柑橘、核桃、栗子、莲子、菱角、葵花子、南瓜籽、西瓜籽、松子、桂圆等。

维生素C、维生素A、胡萝卜素、维生素E与脑功能活动也有明显关系，其中以维生素C最为重要。维生素C对脑的作用是提高脑神经的灵敏程度，使脑对刺激反应灵活、思路开阔。它同钙相辅相成，互相补充，作用于脑。维生素A、维生素E也有利于脑的发育。B族维生素也对脑有利。维生素B_1缺乏，容易出现烦躁、健忘、精神不集中、多梦、多疑等神经性心理性病症。

不宜过多食用的食物

月子里有些食品是不宜多吃的。经研究，主要有如下几种：

不要多吃巧克力

前面说过，巧克力对于临产时补充体力极其有益，有的新妈妈在生产过程中直接感受到了好处，为了增加营养、尽快恢复身体健康，坐月子时便整天口里嚼巧克力是不对的。哺乳的妈妈过多食用巧克力，对吃乳婴儿的发育会产生不良的影响。这是因为巧克力所含的“可可碱”会渗入母乳并在婴儿体内蓄积。“可可碱”能伤害神经系统和心脏，并使肌肉松弛，排尿量增加，结果使婴儿消化不良，睡眠不稳，哭闹不停。新妈妈整天吃巧克力还会影响食欲，不但使身体所需营养供给不足，还会使身体发胖，这样当然会影响新妈妈的身体健康和婴儿的生长发育。

不要过量食用味精

一般而言，成人食用味精有益无害，而婴儿，特别是12周龄内的初生婴儿，如果哺乳母亲在摄入高蛋白饮食的同时，又食用过量味精，大量的谷氨酸钠就会通过乳汁进入婴儿体内。过量的谷氨酸钠对婴儿，尤其对12周龄内的婴儿发育有严重影响。谷氨酸钠能与婴儿血液中的锌发生特异性的结合，生成不能被机体吸收的谷氨酸，而锌却随尿排出，由此导致婴儿锌缺乏。结果，婴儿不仅出现胃口差、厌食，而且可造成智力减退、生长发育迟缓以及性晚熟等不良后果。因此，哺乳母亲产后3个月内要忌吃味精为好，以后亦要少吃。

不要多食辛辣类食物

葱、姜、大蒜、辣椒、花椒等在做调料时，宜少放些，因为过食有生热之弊，可影响新妈妈胃肠功能而引发新妈妈内热，导致口舌生疮，并可造成大便秘结与痔疮发作，不利于新妈妈身体的恢复。特别对于平素喜食辣椒的新妈妈，更应注意。

不要过多地饮用黄酒

有些新妈妈分娩后喜欢饮些黄酒，适当地喝些黄酒，还是有必要的，但不能多饮。黄酒又称米酒，是水谷之精，其性热，其气悍，产后少量饮用可以祛风活血，避邪逐秽，有利于恶露的排出和子宫的缩复，对产后受凉有舒筋活络之功，对乳汁分泌有促进作用。但饮用黄酒要适时适量，黄酒过量，因其可助内热，会使新妈妈上火，口舌生疮，且由于母体内热，可通过乳汁影响婴儿，也会使婴儿内热。食用时间以产后1周为宜。因其有活血作用，如食用时间过长，可使恶露排出量过多或持续时间过长，不利于身体的恢复。

饮食黑名单

新妈妈在月子里千万不能吃以下食品，否则对新妈妈身体及处于哺乳中的婴儿，均会造成不利影响。

忌食过硬不易消化食物

新妈妈身体虚弱，运动量小，如吃硬食或油炸食物，容易造成消化不良。油炸食物较难消化，新妈妈的消化能力又很弱，并且油炸食物的营养在油炸过程中已经损失很多，比一般的面食及其他食物要差，所以新妈妈要少吃油炸食物，最好不吃为宜。

忌食过咸食物

过咸食物如腌制品含盐较多，过多食用会引起新妈妈体内钠潴留，易造成水肿，并易诱发高血压病。

忌食寒凉食品

如李子、田螺、螃蟹，以及冰淇淋、雪糕等，这些食品，有些可加重新妈妈的寒虚之症，有些对牙齿不利，给消化带来麻烦。

忌食酸涩收敛食物

如南瓜、乌梅等，会阻滞血行，不利恶露的排出。

忌饮茶

新妈妈在喂乳期不要喝茶，因为茶内含有咖啡因，咖啡因通过人乳进入婴儿体内，婴儿容易发生肠痉挛和突然无缘无故啼哭的现象，甚至使婴儿精神过于兴奋，不能很好睡眠，使其过于劳累，引起并发症。

忌吸烟、饮酒

烟、酒是刺激性的物质，对哺乳母亲没有好处。吸烟可以使乳汁减少，烟中还含有有毒的尼古丁，虽然进入到乳汁中的尼古丁不多，但对婴儿终归有害，而且吸烟时呼出的气体直接危害婴儿的健康，这对刚刚出生的婴儿是一种严重的吸毒现象。酒中含有酒精，可进入乳汁中。少量饮酒虽对婴儿无影响，但大量饮酒可引起婴儿沉睡、深呼吸、触觉迟钝、多汗等症。因此，哺乳母亲为了孩子的健康，不要吸烟和饮酒。

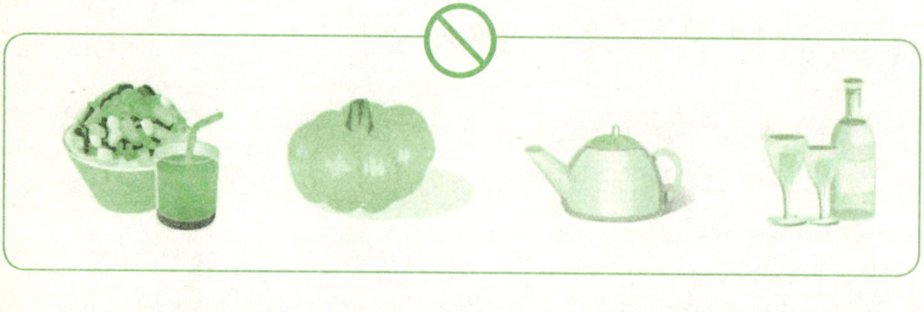

剖宫产的新妈妈这样安排饮食

剖宫产术的新妈妈消耗体力多，为了促使新妈妈恢复健康，更需重视饮食调理。新妈妈在剖宫产后6小时内应平卧禁食，目的是减少腹胀。6小时以后可以翻身、侧卧，进食些清淡、易消化的流质饮食，如米汤、蛋汤、萝卜汤。萝卜有行气导泄的作用，术后喝点萝卜汤最好，可以帮助因麻醉而停止蠕动的胃肠道，恢复正常的蠕动功能。

新妈妈是以排气作为可以进食的标志的，在排气之前，不能给新妈妈吃不易消化和易产气的食物，如牛奶、糖类、鸡蛋等。排气后的一两天内，可改为半流质饮食，然后再转为一般新妈妈饮食。但每餐不可过饱，以防止消化不良或肠梗阻。

另外，由于新妈妈产后体质虚弱，胃肠消化功能较差，饮食也不宜太油腻，要多吃富含营养的食品，还要多吃新鲜蔬菜和水果，做到合理搭配、营养均衡。特别要注意，饮食中需补充优质的蛋白质以利于伤口的愈合。

利于婴儿大脑发育的营养素

从营养成分上讲，为促进婴儿脑发育，要多摄入脂肪。人脑质量的50%～60%是脂肪，而且绝大部分是不饱和脂肪酸。因此，哺乳妈妈要多食用富含不饱和脂肪酸的食物。不饱和脂肪酸主要来自植物脂肪。如果哺乳母亲能多吃些植物脂肪，就会提供给婴儿脑发育所需的营养物质，有利婴儿大脑发育。富含植物脂肪的食物有芝麻、花生仁、核桃仁、各种瓜子、大豆及其制品。动物脂肪也有健脑作用，但因其对健身有不利的因素不宜多吃。

蛋白质也有利于婴儿的智力发展，因此哺乳妈妈应注意摄取蛋白质。特别是摄取植物蛋白更为有益，如大豆食品、面筋和各种干果。动物蛋白少吃为宜，但是鱼类、贝类、虾类等水产品对人脑的发育和结构形成有益。

钙也有抑制脑神经异常兴奋的作用，可促进婴儿智力正常发育。

TIPS

富含钙的食物有牛奶、鸡蛋、肉类、虾皮、银耳、大豆、芝麻、黄花菜、萝卜、胡萝卜、葫芦干、海带、荠菜、蕨菜、野蒜等。含钙的水产动物食品有小沙丁鱼、泥鳅、小干鱼、田螺、虾、虾皮等。

滋补过量也有害

在分娩后适当进行滋补是有益的，这样可补充新妈妈的营养，有利身体的恢复，同时可以有充足的奶水哺乳婴儿。但是，如果滋补过量却是有害无益的。鸡蛋成筐、水果成箱、罐头成行，天天不离肉，顿顿喝肉汤，这种大补特补的做法不但浪费了钱财，而且有损新妈妈身体健康。这是因为：

滋补过量容易导致过胖。产后过胖会使体内糖类和脂肪代谢失调，引发各种疾病。调查表明，肥胖者冠心病的患病率是正常人的2～5倍，糖尿病的患病率可高出正常人的5倍。这对以后的健康影响极大。

TIPS

婴儿因受母亲乳汁脂肪含量过多的影响，还会发育不均，行动不便，成为肥胖儿。对其身体健康和智力发育都不利。

新妈妈营养太丰富，必然会使乳汁中的脂肪含量增多，如果婴儿胃肠能够吸收，也易造成婴儿肥胖，并且患扁平足一类的疾病；若婴儿消化能力较差，不能充分吸收，就会出现脂肪性腹泻，长期慢性腹泻会造成营养不良。

盲目节食减肥效果差

女性在生育后，体重一般会增加不少，身体会明显发胖。有些人为了尽早恢复生育前苗条的身材，便在产后立即节食，这样做对身体康复是有害的。因为新妈妈虽然身体发胖，但产后所增重量，其实含有较多的水分和脂肪，如果给宝宝哺乳，会消耗体内大量的水分和脂肪。况且，新妈妈本身恢复健康也需要营养，怎么能够节食呢？

给宝宝哺乳的新妈妈必须多吃营养丰富的食物，每天要从食物中至少获得2300千卡的热量，否则就不能满足自身和哺乳的需要。为了恢复体形，可以适当增加活动量，做些健美操，以消耗多余热量。切不可盲目节食，否则，后果难以设想。

减掉腹部赘肉的中医疗法

按摩 将左手放在右手上，用手掌顺时针方向慢慢揉搓按摩，同时做腹式呼吸，持续3分钟。

针灸 只有腹部温暖，才有利于脂肪分解。针灸一般以肚脐为中心，向两侧3厘米、下方5厘米之处，实施针灸。

正确的进餐顺序

月子里正确的进餐顺序应为：汤—青菜—饭—肉，半小时后进食水果。

为什么要这样安排？在各类食物中，水果的主要成分是果糖，无须通过胃来消化，而是直接进入小肠被吸收。米饭、面食、肉食等富含淀粉、蛋白质成分的食物，需要在胃里停留1～2小时，甚至更长的时间。

如果新妈妈进餐时，先吃饭菜，再吃水果，消化慢的淀粉、蛋白质会阻塞消化快的水果，食物会一起搅和在胃里。水果在36℃～37℃，容易腐烂产生毒素，这对身体不利。至于饭后马上吃水果或甜食，最大害处就是会中断、阻碍消化过程，使胃内食物腐烂，被细菌分解成酒精及醋等一类的东西，产生气体，有碍于进一步消化吸收。

饭后喝汤的最大问题是，冲淡食物消化所需要的胃酸，所以新妈妈吃饭时最忌一边吃饭，一边喝汤，或食用汤泡饭或吃过饭后，再来一大碗汤，这都容易妨碍正常消化。因此，新妈妈要先喝汤后吃饭菜，饭后不要马上吃水果，应在饭后半小时以后再吃水果。

不饱和脂肪酸的生理功能有：保持细胞膜的相对流动性，以保正细胞的正常生理功能。使胆固醇酯化，降低血中胆固醇和甘油三酯。是合成人体内前列腺素的前躯物质。降低血液黏稠度，改善血液微循环。提高脑细胞的活性，增强记忆力和思维能力。

TIPS

不饱和脂肪酸，分为单不饱和脂肪酸和多不饱和脂肪酸两种。食物脂肪中，单不饱和脂肪酸有油酸，多不饱和脂肪酸有亚油酸、亚麻酸、花生四烯酸等。人体不能合成亚油酸和亚麻酸，必须从膳食中补充。

强烈推荐一日食谱

食谱千千万万，各有特点，在营养上也各有偏重，很难说哪种食谱更合理一些。这里举出两例常用的营养丰富、热量比较合理的食谱，供新妈妈参考。使用 时也可根据自身实际和客观条件加以补充和修改。

第一份食谱

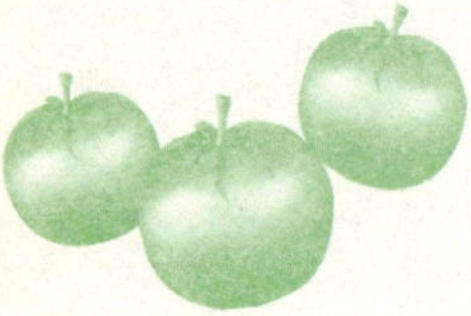

小米粥50克，红糖12克，馒头50克，鸡蛋2个，牛奶25克，白糖10克。

花卷150克，骨头汤面50克，酱牛肉100克，虾米烧白菜1碗（含白菜200克，虾米10克）。

西红柿面汤加鸡蛋（面条100克，鸡蛋1只，西红柿100克）。

豆浆1碗，米饭150克，红烧带鱼100克，肉片炒油菜（瘦肉25克，油菜100克），橘子1个。

第二份食谱

小米粥100克，红糖12克，馒头50克，鸡蛋2只，豆浆1碗。

馒头或米饭200克，肉丸子配小白菜（瘦猪肉50克，小白菜250克），骨头香菜汤1碗。

下午3时左右喂奶后，进食西红柿汤加鸡蛋（挂面100克，鸡蛋1只，西红柿100克）。

豆浆1杯，米饭200克，红烧带鱼100克，白菜豆腐汤1碗（白菜100克，豆腐50克）。

新妈妈的每日食谱安排，在食物种类及量

TIPS

上述两例食谱，每天可向新妈妈提供3110千卡热量，比平时增加约1000千卡，这是为了保证哺乳的需要。如果新妈妈乳汁已无，或已不再喂奶，则应尽快恢复正常人的饮食量，即减少热量1000千卡，否则会使新妈妈身体发胖。

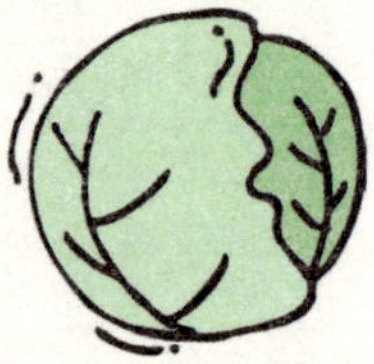

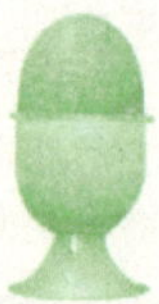

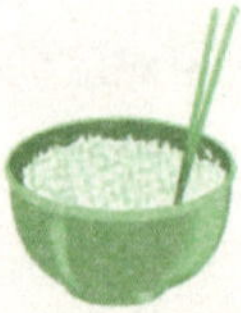

上有总的要求，即：牛奶300～500克、瘦肉（包括内脏、鸡鸭、鱼虾）150～300克、鸡蛋3～4个、豆类（包括豆制品）50～100克、蔬菜（尽量食用绿叶菜）500～750克、谷类（可用部分粗粮）500～750克、红糖20～50克、水果200～250克（在旺季可以多吃一些）。

产后经典月子菜

经典永流行。催奶食物我们需要吃，我们的原则是重质不重量。我们需要为新妈妈定制营养丰富的套餐，可以分为：营养主食、美味月子菜、超级靓汤、水果也疯狂。让新妈妈在月子里吃出健康、吃出好营养。

营养主食

月子里对于营养的需求十分旺盛且重要。应科学合理地搭配新妈妈在月子里的饮食，以确保新妈妈及婴儿的健康需求。有下面多种营养食谱可供选择，做法分别如下：

荔枝山药莲米粥

材料： 干荔枝5枚，粳米30克，山药20克，莲米20克。

调料： 白糖30克。

做法： 1.干荔枝去壳，粳米淘洗干净，莲米去心；山药去皮，洗净，切成片状或小丁块。

2.锅中放水约500克，加入食材，置火上煮，先用大火烧开，再改中火煮，至米烂、汁黏稠时放入白糖，稍搅拌片刻后离火即可食用，每日可食1～2次。

功效

健脾开胃、温养脾肾、滋阴养血、养心安神，既具开胃增食之功，又有补益之效。对于产后“胃口不开”有良好的增进食欲作用，同时还是用于阴血不足、产后贫血、体质虚弱的补益之品。

六君子粥

材料： 人参粉1.5克，白术粉5克，茯苓粉7克，益母草粉3克，陈皮粉15克，半夏粉5克，粳米150克。

调料： 白糖50克。

做法： 1.先将六味中药粉放入沙锅中，加入适量清水浸泡10分钟。

2.把淘净的粳米放入沙锅中，加足清水，放在旺火上烧沸后改为小火，煮成稀粥，加入白糖调匀，即可食用。

功效

补中益气、健脾开胃、化痰止咳，既能增进食欲，又能增强体质，促进新妈妈身体康复。

猪肚粥

材料 猪肚100克，白米100克。

调料： 调味料适量。

做法： 1.猪肚洗净，切成细丝，先放入水中煮开捞出。

2.白米洗净，与猪肚丝加水适量，用小火煮至猪肚烂、汤汁稠为止，加入调味料即可。

功效

猪肚粥有补虚损、健脾胃之功效。新妈妈常食猪肚粥，可增进食欲，补中益气。

山楂粥

材料： 山楂30克，粳米200克。

调料： 白糖30克。

做法： 1.山楂用清水洗净，粳米淘洗干净。

2.将山楂去核，和粳米一起放入铝锅内，加水约800毫升，放火上煮，煮至米开花、汁稠浓时离火，放入白糖，稍凉即可食用。

功效

活血化淤、健脾开胃、消食导滞，对于“过食肉食”而致肉食积滞、胃口骤减者，可起到消积导滞、开胃进食等功效。其消食之功，主要对肉食类较好。由于其有化淤血之功，可促进子宫复旧，对于产后恶露不尽、产后腹痛等因淤血内阻所致等症，有良好的食疗作用。

鲜藕粳米粥

材料： 鲜藕120克，粳米80克。

做法： 1.将藕洗净，切成块；米淘洗干净。

2.锅置火上，放入藕块、粳米，加清水600毫升，煮粥，煮至米烂藕熟汁黏即成。

功效

藕含有丰富的钙、磷、铁及维生素。此粥有开胃健脾、补益气血的功效。新妈妈食之，能补益健体，又有利于子宫复旧。

芝麻白米糊

材料： 黑芝麻500克，白米100克。

做法： 1.将黑芝麻去除杂质，洗净，炒熟。

2.白米淘洗干净，沥干水分，炒熟。

3.将芝麻与白米一起磨细，加入白糖拌和均匀，盛于容器中，盖紧备用。

4.食用时，根据所需量取出，加水用小火煮，边煮边搅，煮成糊状即可食用。

功效

黑芝麻为一种良好的滋养强壮食品，具有补肝肾、乌须发、润五脏、生津液、润肠道、通乳汁、生精血等功能，与白米煮为粥，则补益之功增强，且服食方便。还可治疗产后虚弱、腰部无力、眩晕耳鸣、大便燥结、乳汁缺少等病症。

牛奶麦片粥

材料： 牛奶50克，麦片150克。

调料： 白糖少许。

做法： 1.将干麦片用冷水450克泡软。

2.将泡好的麦片连水放入锅内，置火上烧开，煮2～3分钟后放入牛奶，再煮5～6分钟，视麦片熟烂、稀稠适度后，盛入碗内，加入白糖，搅匀即可食用。

功效

本品能益脾生气、养血生津、除烦止渴、益肾养心、下气利肠、生精催乳，对新妈妈既可补益母体，又可促进乳汁分泌，还可治疗产后便秘、自汗、盗汗等病症。

小米红糖粥

材料： 小米100克。

调料： 红糖适量。

做法： 1.锅置火上，加入清水适量，放入淘洗干净的小米。

2.大火烧沸后，用小火煮至米烂、汤黏时，放红糖稍煮即成。

功效

有养胃下乳、补肾益气的功效，适于新妈妈食用。

清炖鸡块葱香汤面

材料： 熟面条300克，鸡块300克，葱段、姜片、大料、桂皮、料酒、香油各少许。

调料： 精盐适量。

做法： 1.将鸡块放入沸水锅内浸烫一下，捞出洗净沥水。

2.将鸡块放入锅内，加清水、葱段、姜片、大料、桂皮，煮沸后加入料酒，转用微火炖30分钟，至鸡块熟烂。

3.将面条下入鸡块汤内，稍煮一下，加入精盐，将鸡块、面条和汤分别盛入放有香油的碗内即可食用。

功效

本品能健脾益气、养血生精、补益五脏、培补精髓，因此具有很好的补益作用。此外，新妈妈食之能防止产后便秘的发生。

莴苣猪肉粥

材料： 莴苣30克，猪瘦肉30克，粳米50克。

调料： 精盐、香油各少许。

做法： 1.莴苣切丝；猪肉（瘦）切末；粳米淘洗干净。

2.将莴苣丝、猪肉末及粳米放入锅内，加清水约400毫升，置火上煮粥，煮至米烂汁黏时，放入精盐、香油，稍煮即可食用。

功效

此粥营养丰富，有益养五脏、益气养血、生精下乳的作用。新妈妈食之既可补益身体，又能下乳催奶。

花生猪骨粥

材料： 猪骨500克，花生米750克，粳米250克。

调料： 精盐、香油各少许。

做法： 1.将粳米淘洗干净；猪骨洗净，切成小块；花生米热水浸泡后，剥去外皮。

2.将猪骨煮汤，取此汤与粳米、花生米，再加适量清水煮成稀粥，加入精盐、香油调匀即成。

功效

营养丰富全面，产后食用能补益脏腑、益气养血，还能生乳，增加乳汁分泌。

白玉米粥

材料： 薏米30克，糯米20克，嫩豆腐50克，大枣5枚。

调料： 冰糖适量。

做法： 1.大枣去核；薏米、糯米洗净豆腐切成小丁。

2.锅中放入清水烧开，放入薏米、糯米、豆腐丁，再次煮开后改小火熬煮约30分钟，放入大枣，冰糖，再煮约15分钟至熟，即可食用。

功效

营养丰富，有益养五脏、益气养血、生精下乳的作用。

益母草粥

材料： 鲜益母草汁10克，鲜生地黄汁40克，鲜藕、粳米各100克。

调料： 姜10克，蜂蜜适量。

做法： 1.将藕洗净去皮，切成块，放入榨汁机，姜切碎，放入压蒜泥器中榨出鲜姜汁，粳米淘洗干净。

2.锅置火上，入水烧开，放入粳米，煮开后改小火煮约30分钟。

3.将鲜益母草汁，鲜生地黄汁，鲜藕汁和鲜姜汁倒入粥中，大火再煮约5分钟至熟，熄火晾至温热后用蜂蜜调味即可。每日2次，温服，病愈即停。

功效

有益养五脏、益气养血、生精下乳的作用。

三红补血益颜粥

材料： 大枣12枚，枸杞子30克，紫米50克。

调料： 红糖30克。

做法： 1.将大枣，枸杞子，紫米洗净大枣去核，紫米用清水泡一夜。

2.锅置火上，放水烧开，放入紫米，烧开后用小火煨煮约30分钟，放入大枣枸杞子再煮约10分钟煮至米烂粥稠，加入红糖调习即可。

功效

补血养颜。

赤小豆山楂粥

材料： 赤小豆60克，粳米50克。

调料： 红糖30克。

做法： 1.赤小豆洗净，用温水浸泡半日，山楂洗净，去蒂去核，粳米洗净。

2.锅中放适量水，放入粳米，赤小豆，山楂煮开后改用小火煮约30分钟，放入红糖调匀，再煮约30分钟，至米烂粥稠即可。

功效

益养五脏、益气养血。

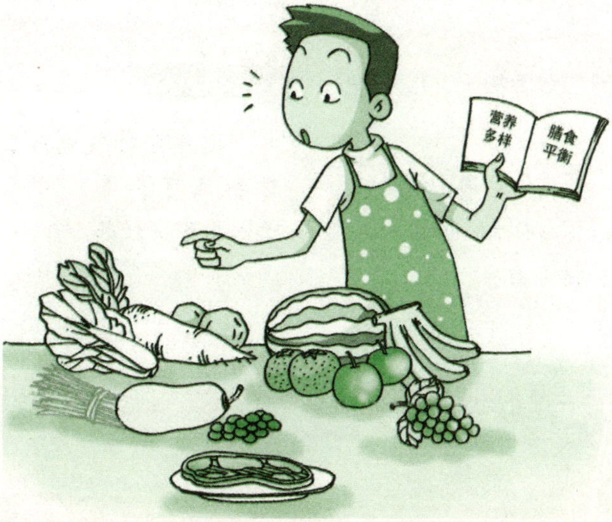

红烧蹄筋

材料： 牛蹄筋250克。

调料： 葱段30克，酱油15克，料酒10克，白糖5克，高汤200克，水淀粉，盐、味精各适量。

做法： 1.将牛蹄筋切成长5厘米，宽厚约1厘米的条，放入沸水中略焯一下，捞出沥干。

2.锅置火上，放油烧热，放入葱段炒出香味且葱略变为金黄色时，加入牛蹄筋条，迅速翻炒，使均匀受热，加入酱油，料酒，盐，味精，白糖，高汤，开锅后转用小火烧约10分钟，再用大火加热，熟后水淀粉勾芡，将汤汁收浓即可。

功效

催乳。

莲薏炖猪排

材料： 莲米6克，薏仁10克，猪排骨500克，冰糖100克。

调料： 姜、葱、花椒、黄酒、卤汁、麻油、精盐各适量。

做法： 1.莲米、薏仁炒香捣碎，用水煎30分钟取药汁。

2.猪排骨洗净放入药汁中，再拍破姜、葱放入锅中，加花椒、排骨，煮至七分熟撇去泡沫，捞出排骨凉凉。

3.将卤汁倒入锅中，加冰糖、盐，在温火上炖1小时，烹入黄酒后缩成浓汁淋入麻油即可。

功效

此菜可补气健脾，即富有营养又可开胃，可作为“月子”里常食佳品。

香酥海带

材料： 水发海带、酥炸糊各200克，水发冬菇20克，姜丝10克。

调料： 精盐、白糖、料酒各适量，植物油500克（约耗100克）。

做法： 1.将海带洗净，切成长4厘米、宽0.5厘米的带状；冬菇洗净，切丝。

2.将海带加水煮软，捞出沥干水分，放入锅内，加入姜丝、冬菇丝拌匀，再加入精盐、白糖、料酒等腌一下。

3.锅置火上，放油烧热，抓起一小扎海带，裹上一层酥炸糊，放锅中炸至金黄色捞出，过5～6分钟后，再放油锅内炸一次。上桌食用时，另调配上椒盐、面酱即可。

功效

海带含有丰富的碘。新妈妈食其，可补充碘，对婴儿生长发育有利。

葱焖鲫鱼

材料： 鲫鱼1条（约500克），葱段75克，甜面酱20克，食油50克。

调料： 白糖、酱油、黄酒、姜丝各适量。

做法： 1.将鲜鲫鱼去鳞鳃，剖腹去内脏，在鱼身两侧划几刀，用酱油少许拌匀，腌渍一会儿。

2.锅置火上，放食油烧热，放鱼煎至两面呈金黄色时盛出。

3.锅中留余油烧热，下葱段、姜丝爆炒至葱变黄时，加入甜面酱炒几下，放鲫鱼、酱油、白糖、黄酒和水200克，大火烧开，盖上锅盖，改用小火焖7～8分钟，将鱼翻1次身，连续焖烧10分钟，至汤汁浓稠时即成。

功效

内含蛋白质、钙、磷、铁及维生素，有补益气血、生精养血、催乳发奶的功效，新妈妈食用能补益身体，促进乳汁的分泌。

青鱼肉丸汤

材料：青鱼中段400克，肥瘦猪肉200克，蛋清1份，冬笋25克，水发冬菇25克，豆苗15克。

调料：精盐、葱姜汁、干姜粉、鸡油各适量，香糟、料酒各少许。

做法1.青鱼洗净，切成5厘米长、2厘米宽的长方块，盛在钵内，加少许精盐拌匀，腌30分钟，随即将香糟用料酒调稀后，倾入鱼块内拌和，腌2小时备用。

2.冬笋切成5厘米长、0.5厘米厚的片状；冬菇去蒂，洗净泥沙。

3.肥瘦肉剁成肉末，放在碗内，加入精盐、葱姜汁、蛋清拌匀，搅上劲，再加入干姜粉拌和，待用。

4.将沙锅置于火上，倾入清水（约750毫升），随即将鱼块洗净后，和笋片、冬菇一起下锅，加入精盐。待烧开后，端锅离火，将拌好的肉泥做成肉团，放入锅内，制毕后起锅再置火上，用小火滚烧5分钟左右，撇去浮沫，放入豆苗烫热后，淋入鸡油，即可起锅食用。

功效

养血益气、滋阴生津、清热除烦、健脾通乳、利尿消肿，对于产后妇女有良好补益作用。若产后有水肿，食之有促进水肿消除之效。本品重要特点在于其营养成分较为全面均衡，荤素兼顾，食之不会导致营养成分偏倚。

杞枣鸡蛋

材料：枸杞子30克，南枣10克，鸡蛋2个。

做法：1.将枸杞子、南枣同装入干净纱布包中，放在沙锅内，加水浸泡10分钟左右。

2.将沙锅放在火上，加入洗净的鸡蛋，同煮15分钟，捞出鸡蛋，去掉外壳，再放回原汤煮10分钟后，即可食用。

功效

具有健脾益胃、促进食欲、增强消化的功能，同时还有大补气血、滋养肝肾、明目生精、镇静安神作用，既可益气血之源，又可培精血互生之本，对于开胃增食、调补身体、滋养五脏有很好的功能。

菠萝枣泥甜山药

材料：山药750克，枣泥250克，菠萝半个。

调料：白糖250克，淀粉10克。

做法：1.洗净山药，上笼蒸熟，剥去皮，加工成6厘米长的段，用刀拍扁，整齐地排在碗内，放入枣泥后，上面再放一层山药，上笼蒸15分钟后翻扣盘中。

2.锅内注入清水及白糖，烧开后用淀粉勾芡，浇入盘内，将菠萝切小块点缀周围即可。

功效

益气健脾、开胃和中、生津养液、清热解渴、消食止泻，新妈妈食用可增加食欲。与其他“月子里”补品配伍食用，则有防止食物积滞之效。夏季食用，可解暑消渴、化湿和胃，能有效防治新妈妈月子里的暑伤之症。

西红柿鸡片

材料：鸡脯肉200克，西红柿酱50克，荸荠50克，鸡蛋清50克，熟猪油250克。

调料：白糖、醋、淀粉、精盐各适量。

做法：1.先将鸡脯肉切成薄片，加盐、鸡蛋清、淀粉各少许调匀；荸荠去皮，洗净，切成薄片。

2.锅置火上，放油烧热，放入鸡片，滑散翻炒，见鸡片变白成形时即捞出。

3.原锅留油少许，放入荸荠、清水、盐、白糖、西红柿酱、醋烧开后，将淀粉用水调匀勾芡，倒入鸡片，翻炒均匀即成。

功效

此菜营养全面丰富，有健脾开胃、消食导滞、益气养血、生精益体、清热化痰的作用。新妈妈食用，既可作为开胃消食佳品，也可做补益菜肴。

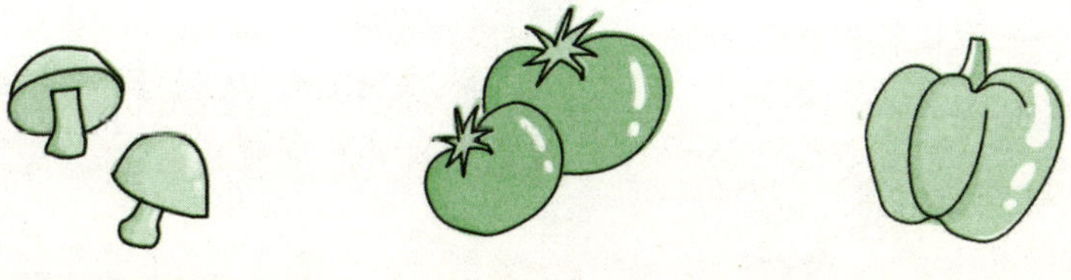

生姜香醋猪蹄煲

材料：生姜500克，猪蹄2只，香醋1000毫升。

做法：1.生姜刮去皮后切块，猪蹄洗净去毛剁成块。

2.生姜、猪蹄入锅，再加醋，一同熬1小时，中途可适量加水，煮至猪蹄软烂为止。可分数日食完。

功效

生姜性味温平，益脾胃。此菜有健脾胃、补气血、通乳汁、散淤血之功能，是新妈妈的开胃滋补之品。

西红柿牛肉

材料：西红柿、卷心菜各150克，牛肉100克。

调料：料酒、精盐各适量。

做法：1.将西红柿、卷心菜、牛肉分别洗净，西红柿切成方块，卷心菜、牛肉切成薄片。

2.将牛肉片放入锅内，加水适量，旺火烧开，将浮沫撇去，加入料酒，烧至牛肉快熟时，放入西红柿、卷心菜，炖至熟烂时加入精盐调味，即可食用。

功效

此菜含有蛋白质、钙、磷、铁、多种维生素，有健脾开胃、调理气血、生津止泻等作用，尤适用于新妈妈胃口不开、食欲不振等症。

核桃泥

材料：核桃5个，黄酒适量。

做法：将核桃去壳取仁，捣烂，用黄酒冲之食用即可。

功效：

补虚通乳。适用于产后体虚、乳汁不足等症。

猪蹄通草羹

材料：猪前蹄2只（约750克），通草15克，生姜5片。

调料：料酒、精盐各适量。

做法：1.将通草洗净，切成小段。

2.将猪蹄刮洗干净，剁成小块，放在沙锅内，再放入通草、姜片、料酒、清水各适量，大火烧开后，用小火煨烧至熟烂，放入精盐即成。

功效

猪蹄富含蛋白质等营养素，通草能清热利尿、通乳。此羹有补益气血、畅通乳脉等作用。适于新妈妈通乳、补益之用。

鲫鱼鸡蛋羹

材料：鲫鱼2条（约500克），鸡蛋3个。

调料：葱末、姜末、香油各少许，精盐6克。

做法：1.将鲜活鲫鱼除鳞鳃，剖腹去内脏，洗净，在鱼身两侧划几道斜刀花。

2.锅放火上，放入清水200克及精盐5克烧开，下鲫鱼，烧1分钟左右，连汤盛入碗内。

3.将鸡蛋打入碗内，加入清水（125克）、精盐（1克），搅打均匀，上笼蒸至凝固时取出，随即将鲫鱼放上，浇入煮鱼原汤，撒上葱末、姜末，淋入香油，再放笼内，用大火蒸约5分钟即成。

功效

生精养血、补益脏腑、下乳催奶，既可增进乳汁分泌，又能促进母体恢复，相得益彰。

鸡蛋蘸芝麻

材料：鸡蛋4个，芝麻30克。

做法：1.将鸡蛋煮熟，去壳。

2.芝麻炒香，研成细末。用鸡蛋蘸芝麻即可食用。

功效

此菜营养丰富，有养血生精、补益五脏、下乳催奶等作用。适于新妈妈催乳补益之用。

花香藕

材料：莲藕2节，糯米500克。

调料：白糖200克，糖桂花50克。

做法：1.糯米淘洗干净，放入60℃的温水中浸约20分钟。

2.将藕洗净去皮，切去一头露出藕孔，灌入糯米，将切下的部分当作盖子盖在藕孔上，用牙签固定插紧。

3.放入锅中，加入白糖，将制好的藕放入锅中，上火煮开后转小火再煮2小时至煮透，加入糖桂花大火收浓汤汁，捞出切片即可。

功效

生精养血、补益脏腑、下乳催奶，既可增进乳汁分泌，又能促进母体恢复。

莲子荷包鲫鱼

材料：鲫鱼1条（约350克），猪肉馅（肥三瘦七）100克，莲子15克，荷兰豆20克。

调料：葱段、姜、冰糖各10克，料酒20克，生油、生抽5克，盐适量。

做法：1.把鲫鱼收拾干净，莲子用清水泡发，去心，荷兰豆撕去老筋，取一半盖子切片，另一半切末。

2.肉馅放入姜末，生抽，部分料酒，搅匀后掩制约10分钟，塞入鱼腹。

3.锅置火上，放洱烧热，放入鲫鱼，用小火煎至两面微黄，烹入剩余料酒，放适量的水烹煮。

4.将莲子，荷兰豆放入锅内，加入葱

段，姜片，冰糖和适量清水，用大火烧开后，改用小火加盖炖约2小时，加入适量盐调味即可。

功效

催乳下奶。

桂圆蒸蛋

材料：鸡蛋4个，桂圆肉干50克。

调料：白糖适量。

做法：1.桂圆肉干用温水洗净，鸡蛋打散。

2.大碗中放入鸡蛋液，桂圆肉干和适量白糖拌匀，将碗放入蒸锅中，用大火上汽，改小火蒸熟即可。

功效

营养丰富，有养血生精、补益五脏、下乳催奶等作用。适于新妈妈催乳补益之用。

超级靓汤

乌鸡汤

材料：乌鸡500克。

调料：姜3片，盐适量。

做法：乌鸡洗净，烧水至开，放入乌鸡姜片，煮沸30分钟，加入调料即可。

功效

通乳下奶见效快。

甲鱼羊肉汤

材料：甲鱼（鳖）1000克，苹果5克，羊肉500克。

调料：生姜片、精盐、胡椒粉各少许。

做法：1.甲鱼（鳖）放入沸水锅中烫死，剁去头爪，揭去鳖甲，掏出内脏洗净；羊肉洗净备用。

2.将甲鱼肉、羊肉切成2厘米见方小

块，放入铝锅内，加苹果、生姜及水适量，置大火上烧开，移至小火炖熬至熟，加入精盐、胡椒粉即成。可佐餐，亦可单食。

功效

从药性而言，甲鱼偏于凉，羊肉偏于温，两者相合则药性较为平和，共具滋阴养阳、补气养血，对气血阴阳均有滋益之功。对于产后母体无明显病变者补益之效尤佳；对于产后气血虚弱、乳汁量少、恶露不止、虚劳消瘦、腰膝酸软等症有一定治疗作用。

银耳海参汤

材料：银耳5克，水发海参50克，精盐1.5克。

调料：料酒适量，清汤300克。

做法：1.银耳温水泡开，去根蒂，清水洗净；海参洗净，切成小片；将银耳、海参片一起放入开水锅中氽透，捞出滤去水分。

2.锅中放入清汤100克、精盐0.5克及适量料酒，把银耳、海参片放入汤内，小火煨烧5分钟，盛入碗中。

3.另起锅，放入清汤200毫升、盐1克及料酒3克，汤烧开，撇去浮沫，倒入盛银耳与海参片的汤碗中即可。

功效

银耳偏于滋补肺胃之阴，润燥养血；海参则补肾益精，养血润燥之效尤强，两相配合，则补益之功增强。产后食之，为补益佳品。

莲子肚片汤

材料：洗净猪肚150克，去心莲子30克。

调料：姜片、料酒、葱花、精盐各少许。

做法：1.莲子加水适量蒸至熟烂。

2.猪肚切片，加姜片、料酒、清水煮沸，撇去浮沫，改用小火煮熟烂后，放入莲子（莲汁）、精盐，并撒上葱花即可。

功效

莲子有养心益肾、健脾涩肠之功。猪肚莲子相伍，其补益之功更强，心、脾、肾三脏俱补，可使心气充、心血旺，脾气足、消化强，肾精实、身不伤。新妈妈食用，对其康复之功效显著。如新妈妈有消化不良、脾虚泄泻、恶露淋漓、带下量多、失眠多梦、心烦尿频等症，此汤则有治疗作用。

冰糖银耳汤

材料：水发银耳250克，山楂糕25克。

调料：冰糖（或白糖）200克，糖桂花少许。

做法：1.将银耳洗干净，切成小片；山楂糕切成与银耳大小相同的片状。

2.将冰糖放盆内，加开水溶化后倒入锅内，再加500克水（和泡冰糖之水共1000克），烧开后撇去浮沫，倒入沙锅内放入银耳、山楂糕片，移至微火上煨熟，倒入大碗内，加入糖桂花，搅匀即成。（需要注意的是：如不用沙锅煨煮，可将银耳放入一个大碗内，加糖水及500毫升水，上笼蒸烂，其效相同。）

功效

银耳有滋补肺胃之阴、润燥养血之功；山楂有化淤止血、消食化积作用。食此汤有补益虚损，促进恶露排出及子宫复旧等功能，并可开胃消食、增进食欲。对产后出现腹痛、血淤恶露不尽者，有一定的治疗作用。

银耳菇枣汤

材料：银耳15克，冬菇25克，大粒花生5克，蜜枣5克。

调料：精盐适量。

做法：1.花生用滚水滤过，去皮，放在锅内，再注入1000毫升左右的水，加入蜜枣先煎煮。

2.银耳用水发开，切去硬蒂，洗净；冬菇浸软，去蒂，洗净；花生、蜜枣等炖煮90分钟后，待花生熟时，加入银耳、冬菇，与花生同煮，煮约40分钟，加入精盐，再稍煮片刻即成。

功效

滋养肺胃、健脾益气、和胃调中、生精养血、行血止血、下乳催奶，新妈妈食之可促进康复及乳汁分泌。

小黄鱼雪菜汤

材料：小黄鱼250克，植物油100克，雪菜25克，肉汤250克。

调料：黄酒、精盐、白糖、葱姜末、香油、淀粉各适量。

做法：1.将小黄鱼洗净去头和内脏，加精盐、黄酒、淀粉腌一会儿。

2.锅置火上，放油烧热，把小黄鱼放油锅里两面煎黄即捞出。

3.锅底留油，将姜、葱末、雪菜煸炒一会儿，放入肉汤、白糖、小黄鱼，烧熟，放入香油即可。

功效

此汤滋补强身、开胃消导，含有大量优质蛋白，是新妈妈理想的营养菜肴。

排骨萝卜汤

材料：猪小排骨250克，萝卜100克。

调料：醋、姜片、葱、精盐、味精各适量。

做法：1.将排骨洗净，顺骨缝切开，剁成约3厘米长的段。

2.萝卜削皮，切成约8厘米长的滚刀块。

3.锅内放水1000毫升烧开，放入排骨和醋，煮开，撇去浮沫，放入姜片、葱（打结）。烧开后，加入萝卜块，倒入沙锅内，盖上盖，改用小火烧2小时左右。待肉熟烂离骨时，加入精盐及味精，拣去葱、姜，连沙锅一起端上桌即可食用。

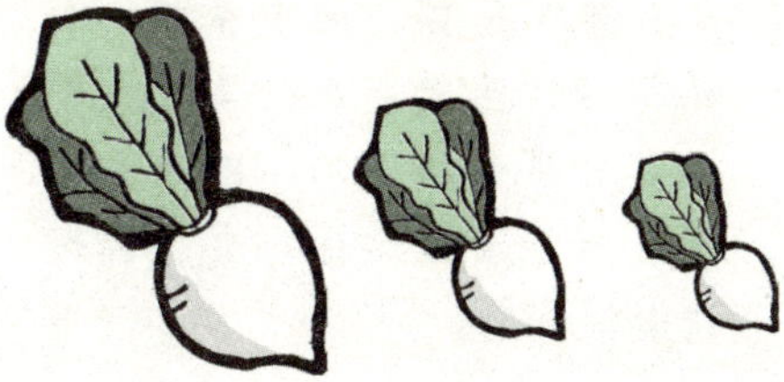

功效

养血生髓、壮骨健体、行气和中、下乳催奶，既能促进乳汁分泌，又可壮体强筋，促进母体康复，还可促进婴儿生长发育，预防佝偻病及软骨症。

人参木香汤

材料：人参粉0.5克，白术粉5克，茯苓粉7克，炙甘草粉3克，陈皮粉15克，半夏粉5克，木香粉1克，砂仁粉1克，面粉150克，香菜末5克。

调料：精盐2克，香油2克。

做法：1.将上述中药粉和面粉相掺和，加入适量清水和成面团，略发酵片刻。
2.将发酵好的面团擀成薄片，切成菱形小片，根据需要，加入沸水锅中，待煮熟后加入香菜末、食盐调味，盛入碗内，淋入少许香油即可食用。

功效

芳香醒脾、和胃利肠、调理气机、健脾益胃，对于产后脾胃虚弱、饮食减少、纳食不香、脘腹隐痛、胸闷喘气、呕吐便溏、肢乏无力等症，均有治疗作用，同时还可提供部分营养物质，实为调理肠胃功能的药食佳品。

鸡杂山药汤

材料：鸡杂50克，山药30克，干蘑菇20克，胡萝卜10克，油炸鱼丸子20克，韭菜20克，海带10克。

调料：精盐3克，酱油5克，料酒3克。

做法：1.将鸡杂切碎，干蘑菇浸泡后切丝；将胡萝卜去皮，切成长方形薄片；油炸丸子过水去油后切成长方形薄片。
2.将韭菜洗净，切成约2厘米长的段；将

山药去皮，洗去黏液，在研钵中捣碎。

3.将鸡杂及蘑菇放入煮海带的锅内，煮一会儿后再把海带取出，加入胡萝卜，再煮一会儿后加入料酒、盐及酱油调味，放入油炸鱼丸子。用筷子将捣碎的山药泥揉成小丸子，放入锅中，煮一会儿后去火，最后放入韭菜，用汤碗盛装即可食用。

功效

健脾开胃、调中养肝、补益脏腑、生精养血，重用山药取其开胃健脾之功，对于产后哺乳母亲食欲欠佳有良好的增进食欲作用。

金针猪蹄汤

材料： 猪蹄1对（约750克），金针菜100克，冰糖30克。

做法： 1.先洗净猪蹄，放入沙锅内。

2.加清水（约1000毫升）及冰糖，在火上炖至猪蹄烂时，加金针菜煮熟即可食用。

功效

有养血生精、壮肾益胃、催奶下乳的功效，对于乳汁的分泌有良好的促进作用。

猪蹄黄豆汤

材料： 猪蹄2只（约700克），大青黄豆100克。

调料： 姜、葱、黄酒、精盐各适量。

做法： 1.将猪蹄刮洗干净，每只猪蹄剁成4块，放入开水锅内煮开，捞起用清水再洗一次；葱一半打结，一半切末；生姜切片。

2.黄豆拣净杂质，冷水浸泡膨胀，淘净后倒入沙锅内，加水1000毫升，盖好盖，用小火煮2小时左右，放入猪蹄烧开，撇去浮沫，加入姜片、葱（打结）、黄酒，改用微火炖至黄豆、脚蹄均已酥烂时，放精盐并用旺火再烧约5分钟，拣去葱结、姜片即成。

功效

生精养筋、健脾生乳、养血益体、壮骨充饥，对于母体康复有极好的促进作用，可使母乳源源不断分泌。

花生鸡爪汤

材料：鸡爪10只，花生仁50克。

调料：姜片、料酒、葱花、鸡油各少许，精盐适量。

做法：1.先将鸡爪剪去爪尖，洗净，加料酒、姜片、水，煮半小时。

2.加入花生仁，并将精盐放入，小火焖煮1.5～2小时，撒上葱花、淋上鸡油即可食用。

功效

养血催乳、活血止血、强筋健骨。新妈妈食之能促进乳汁分泌，有利子宫复旧，促进恶露排除，防止产后出血。

鲤鱼丝瓜汤

材料：鲤鱼1条（500克），丝瓜50克。

调料：葱段、姜片各少许，精盐适量。

做法：1.鲤鱼去鳞、鳃，剖肚去内脏，洗净；丝瓜去皮，切小片。

2.将鲤鱼放入锅中，加水约1000克，煮至肉快烂时，加入丝瓜、葱、姜、食盐，继续煮至肉烂后，即可离火食用。

功效

健脾生血、行水利尿、通行乳络、下乳生奶。新妈妈食之，既能促进肌体康复，又能通络利乳、消肿利尿。

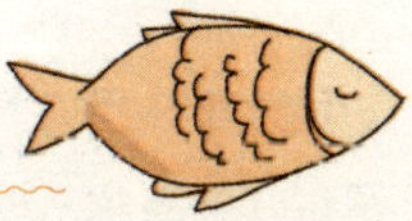

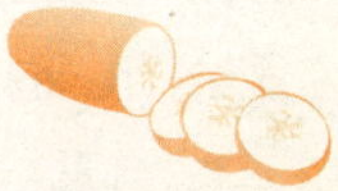

酒酿豆腐汤

材料： 豆腐200克。

调料： 红糖、酒酿各50克。

做法： 1.将豆腐洗一下，切成小块。

2.将豆腐、红糖、酒酿放入锅内，加清水适量，置火上煮约15分钟后即可食用。

功效

含有丰富的蛋白质、铁、钙、B族维生素，有养血活血、催乳发奶、清热解毒的功效。新妈妈食之能增加乳汁的分泌，又能促进子宫复原，有利于产后恶露的排出。

当归黄花菜汤

材料： 当归身15克，黄花菜15克，猪瘦肉、精盐各适量。

做法： 1.将当归身洗净切片；猪瘦肉洗净切片；黄花菜泡好洗净，择好。

2.将当归身、猪瘦肉、黄花菜一并放在锅内加清水适量，上火煮汤，待肉熟烂时加少许精盐调味即成。

功效

补虚养血。适用于产后血虚所致的乳汁不足、身体虚弱等症。

当归猪蹄汤

材料： 前猪蹄2只，当归、王不留行各30克，通草10克，莴苣片20克。

调料： 精盐适量。

做法： 1.将猪蹄去毛洗净，用刀划口；当归、王不留行、通草这三味中药用纱布包好；莴苣片洗净。

2.沙锅置火上，加水适量，放入猪蹄及中药药包，用小火炖至猪蹄熟烂脱骨时，取出纱袋，放入莴苣片、精盐，稍煮即成。

功效

通络下乳。适于产后乳汁不通、少乳等症。

冬瓜排骨汤

材料： 排骨500克，冬瓜300克。

调料： 姜10克，料酒10克，大料1粒，花椒3克，盐适量。

做法： 1.排骨洗净，斩成寸段，入沸水汆烫，捞出冲净，冬瓜去皮去子，切成块，姜拍破。

2.锅中放适量水，放入排骨段姜料酒，大料，花椒，大火烧开再转小火慢炖约1小时，加入冬瓜块盐，断续炖至冬瓜块熟软透明即可。

功效

通络下乳。

水果也疯狂

由于受传统观念的影响，有些新妈妈坐月子期间往往不吃任何的水果。认为水果属于生冷食物，进食会导致乳汁少、腰酸腿痛、月经不调等，实际上这种观点是错误的。水果味道鲜美，含有丰富的维生素和矿物质，经常食用不但能增加营养，帮助消化，而且某些水果还具有特殊的治疗作用。正确认识水果的冷、热、平、温四性，有选择地食用，不仅不会使产妇着凉，反而有益于产后身体恢复。

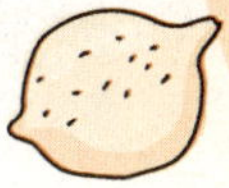

寒、凉性水果可清热降火，使人体能量代谢热量下降。因此，产妇忌食寒、凉性水果即是这个道理。此类水果有西瓜、柿子、香瓜、椰子、草莓、橘子、芒果、橙等。

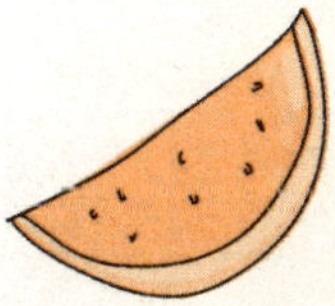

温、热性水果可以祛寒、补虚，使人体的能量代谢率升高，增加人体热最。因此，产妇应多食此类水果。代表性的水果有龙眼、桃子、荔枝等。

平性水果可开胃健脾、补虚、易消化。身强体壮者可长期食用。代表水果有葡萄、苹果、柠檬等。

鱼肉、鸡蛋中的确含高蛋白、高脂肪、高胆固醇及脂溶性维生素，但水溶性维生素、纤维素及一些有机酸、微量元素的含量却很低，而水果中则含有大量的碳水化合物、维生素、微量元素等，它能弥补因纯进食鱼肉蛋类的不足；如两者合理搭配，则能取长补短，相得益彰。否则，可能导致饮食失调、胃肠功能紊乱，母婴出现维生素及某些微量元素缺乏等症状。下面，向大家详细介绍一些适合产妇食用的水果。

猕猴桃

猕猴桃味甘性冷，维生素C含量极高，有解热、止渴、利尿、通乳的功效，常食可强化免疫系统。对于剖宫产术后恢复有利。因其性冷，食用前用热水烫温，以每日1个为宜。

榴莲

榴莲味甘性热，有水果之王的美誉。因其性热，能壮阳助火，对促进体温、加强血液循环有良好的作用。产后虚寒，不妨以此为补品。榴莲性热，不易消化，多吃易上火。与山竹伴食，即可平定其热性。同时，剖宫产后易有小肠粘连的产妇慎食。

苹果

苹果味甘、性平微凉，主要为碳水化合物。含有丰富的苹果酸、鞣酸、维生素、果胶和矿物质，可预防和治疗坏血病、癞皮病，使皮肤润滑、光泽。其黏胶和细纤维能吸附并消除细菌和毒素，能涩肠、健胃、生津、开胃和解暑，尤其对治疗产妇便秘效果更佳。苹果还能降低血糖及胆固醇，有利于患妊娠高血压综合征、糖尿病及肝功能不良的产妇产后恢复。

此外苹果中含大量钾盐，能与体内过剩的钠盐结合并排出体外，故低钾及摄盐过多者食用苹果是有益的。苹果不仅有抗癌功效，还可促进大脑发育，增强记忆力。现代医学研究表明，妊娠期间吃苹果可调节水盐及电解质平衡，预防因呕吐而出现的酸中毒。同时，吃苹果可促进胎儿正常发育及顺利分娩。食用时可用温开水烫热后食用。

木瓜

木瓜味甘性平。木瓜的功效很多，降压、解毒、消肿、帮助乳汁分泌，让胸部更丰满、消脂减肥等。

木瓜的营养成分主要有糖类、膳食纤维、蛋白质、维生素B、维生素C、钙、钾、铁等。我国自古就有用木瓜来催乳的传统。木瓜中含有一种木瓜素，有高度分解蛋白质的能力，鱼肉、蛋类等食物在极短时间内便可被它分解成人体很容易吸收的养分，直接刺激母体乳腺的分泌。同时，木瓜自身的营养成分较高，故又称木瓜为乳瓜。产妇产后乳汁稀少或乳汁不下，均可用木瓜与鱼同炖后食用。

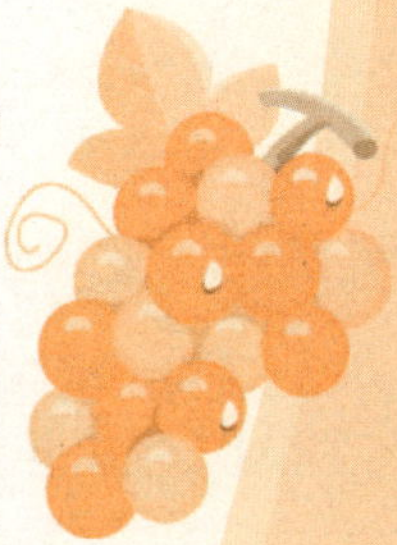

橄榄

橄榄味甘，略酸涩，性平，有清热解毒、生津止渴之功效。孕妇及哺乳期妇女常食橄榄，可使宝宝更聪明。

葡萄

葡萄味甘酸，性平，有补气血、强筋骨、利小便的功效。因其含铁量较高，所以可补血。制成葡萄干后，铁占比例更大，可当作补铁食品，常食可消除困倦乏力、形体消瘦等症状，是健体延年的佳品。妇女产后失血过多，可以葡萄作为补血圣品。

菠萝

菠萝味甘酸，性平，有生津止渴、助消化、止泻、利尿的功效。富含维生素B_1，可以消除疲劳、增进食欲，有益于产妇产后恢复。

香蕉

香蕉味甘、性寒，含大量磷、铁及纤维素，有清热、润肠、利胆降压的功效。产后食用香蕉，可使人心情舒畅安静，有催眠作用，甚至使疼痛感下降。香蕉中含有大量的纤维素和铁质，有通便补血的作用。可有效防止因产妇卧床休息时间过长，胃肠蠕动较差而造成的便秘。因其性寒，每日不可多食，食用前先用热水浸烫。

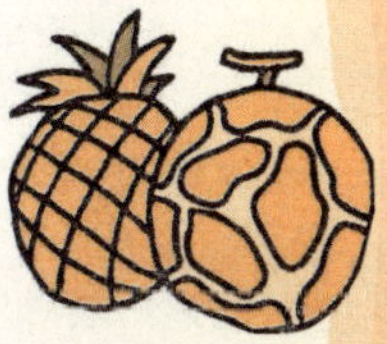

桂圆

桂圆味甘性温，龙眼益心脾、补气血、安精神，是名贵的补品。产后体质虚弱的产妇，适当吃些新鲜的桂圆或干燥的龙眼肉，既能补脾胃之气，又能补心血不足。将龙眼肉与蛋花同煮后喝汤，对于产后调养效果极好。

山楂

山楂味甘酸，性温，含大量碳水化合物、维生素及钙、磷、铁等，其中钙含量为诸果之冠。还含有山楂酸、柠檬酸、苹果酸、果糖及黄酮类，有散淤消积、化痰解毒、提神清脑、止血清胃和增进食欲的作用，能降低血压及血胆固醇的含量。对脾胃虚弱、肝功能不良和厌油纳呆的产妇有辅助治疗作用。

山楂中含有丰富的维生素和矿物质，对产妇有一定的营养价值。还含有大量的山楂酸、柠檬酸，能够生津止渴、散淤活血。产妇分娩后过度劳累，往往食欲不振、口舌干燥、食量减少，如果适当吃些山楂，能够增进食欲、帮助消化。山楂有散淤活血作用，能排出子宫内的淤血，减轻腹痛。

> **TIPS**
>
> **新妈妈不宜食用的水果**
>
> 主要是一些寒凉性的水果如：橘子、西瓜、柿子、香瓜、草莓等。

荔枝

荔枝味甘，性温，有补脾益肝、止咳养神和止渴解乏的作用，可减少产露，对产后肝脾虚弱者尤佳。

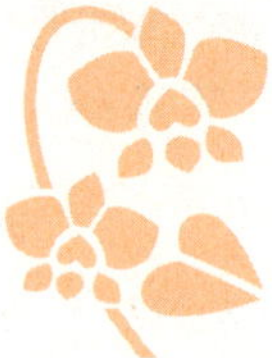

上述介绍的水果尽管种类繁多，但只要产妇根据自己的口味，每日选择二到三种食用即可。总之，产妇适当的食用水果有利无弊。

小枣石榴

材料： 小枣250克，白糖200克，面粉1000克。

做法： 1.先将小枣去核，清水洗净，剁成细末，与白糖拌匀成馅，备用。

2.把面粉加发酵粉制成酵面，揉匀搓条，下料包馅捏成石榴形，上锅蒸熟即成。最好作为新妈妈早、晚加餐食品。

功效

营养丰富全面，含蛋白质、碳水化合物、多种矿物质和维生素，有补血健脾功效，适于新妈妈食用。

橘枣饮

材料: 大红枣10枚，鲜橘皮10克（或干橘皮3克）。

做法: 1.先将大红枣入锅炒焦。

2.与橘皮一并放入保温杯内，冲入沸水浸化10分钟即可服用。

功效

此品具开胃、消食之功，饭前代茶。适用于新妈妈食欲不振、消化不良等症。

夹沙香蕉

材料： 香蕉2根，豆沙50克。

调料： 面粉，干淀粉知适量，发酵粉少许。

做法： 1.将香蕉去皮，每根香蕉切成三段，把每段对半切成两半，在每一半的中间挖出凹槽，酿入豆沙，然后两半合成一段裹上干淀粉备用。

2.将面粉放在容器中，加入适量清水调匀，再放入适量食用油和发酵粉搅匀，制成细滑的发粉糊。

3.锅置火上，放油烧热，把裹好淀粉的香蕉段蘸匀发粉糊，逐段放入热油中炸至金黄色，捞出沥油，装盘即可。

功效

此菜可补气健脾，即富有营养又可开胃。

香蕉苹果酸奶汁

材料： 香蕉2根，苹果半个，酸奶200克。

做法： 1.香蕉去皮，切成小段，苹果切成小丁。

2.将香蕉段，苹果，酸奶一起放入搅拌机内搅成稠汁状即可。

功效

营养丰富，防便秘。

双瓜苹果奶

材料：苦瓜50克，丝瓜、苹果各100克，脱脂牛奶250克。

调料：蜂蜜适量。

做法：1.丝瓜，苦瓜洗净去皮，切成块，放入锅加入少量水，煮熟后晾凉。

2.苹果削皮，去核，切成块。

3.将煮好的丝瓜块边汤倒入搅拌机，加入苹果块，牛奶，一起搅拌机，加入苹果块，牛奶，一起搅成汁，加入适量蜂蜜调味即可饮用。

功效

营养丰富补气健脾。

酸奶沙拉

材料：全表面包（或全表消化饼干）30克，甜南瓜50克，青笋20克，香蕉2根，干果（如核桃，杏仁，葡萄干等）原味酸奶适量。

做法：1.将南瓜要开蒸熟，剜出瓜肉，将面包掰碎，香蕉去皮切片，青笋去皮切片，用沸水氽熟。

2.将面包碎，南瓜肉，香蕉片，青笋片，各类干果放入容器中，浇入适量酸奶拌匀即可。亦可根据个人口味再加些糖食用。

功效

营养丰富，下奶。

蜜汁花生枣

材料：大枣100克，花生仁100克，蜂蜜200克。

做法：1.将大枣洗净去皮，去核，花生仁用温水兆约20分钟。

2.锅中加水适量，放入大枣，花生仁，大火煮开，后改小火煮到熟软，再加入蜂蜜，煮至汁液黏稠即可。

功效

营养丰富全面，含蛋白质、碳水化合物、多种矿物质和维生素，有补血健脾功效。

月子里适用的调养药膳

如果新妈妈平时身体健康，产后没有什么不太舒服的地方，属于一般产后损伤者，可以选择保健类药膳。如果出现诸如产后腹痛、产后多汗盗汗、恶露不下、便秘、奶水不足等症状，需要分清病因，进而对症下药。下面药膳以供参考。

不是每一个新妈妈都需要药膳调理

新妈妈在产后服用药膳、进行对应病症治疗时，必须注意如下问题：

用药膳须视体质强弱而用。素来身体强健者，产后无疾病，宜每日服1剂，连吃3～4日；脾胃素弱者，可服至半月。

凡素来身体强健、产后无明显虚损者，服肉药膳时，一般只宜服1～2剂。

凡食用肉药膳，冬季宜选择羊肉类药膳；夏季宜选用鸭、猪、鱼、龟肉类药膳；春秋季宜选择鸡、鱼、猪肉类药膳。

凡药膳中有肉桂者，最好在冬季产后服食，阳虚者例外。

凡服肉药膳，最好早晨服，或空腹服。

服用药膳应咨询医生，在医生指导下选择服用。

食疗药膳，在吃后感到身体舒适者，可以多吃几剂；若出现稍有不适者，应立即停用。服用药膳的新妈妈理当谨慎，应在医生的指导下选用。若不按各人的体质情况而滥用药膳，不但会造成不必要的经济损失，更重要的是对身体有害无益。

普通药膳皆适用

如果新妈妈平素身体健康，产后无病，属于一般产后损伤者，则应选用保健类药膳。下列各药膳方有促进身体康复的功能，凡属产后身体无异常情况的新妈妈，均可选用。

淮山粥

材料： 淮山药100克，大米200克。

做法： 1.淮山药切成片，米淘洗干净。

2.按平时煮粥的方法，以煮烂为宜。

功效

健脾开胃、固肠止泻。凡产后均可服食，以脾胃虚弱者为宜。

花生粥

材料： 生花生仁150克，大米150克。

做法： 1.将花生压碎如泥，大米淘净。

2.如日常煮粥法煮粥即可。

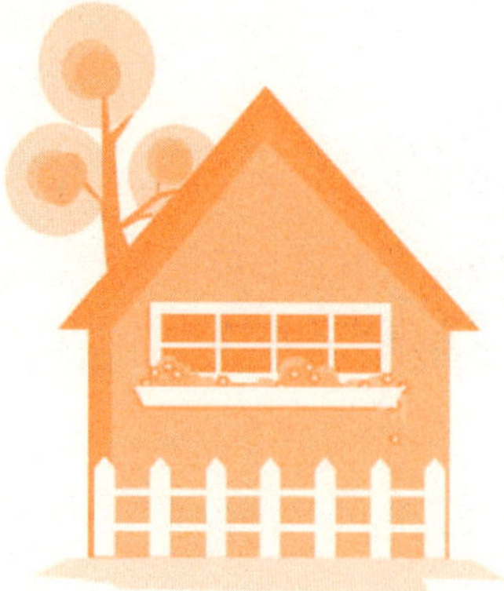

功效

补气生血下乳、润肠通便，性味平和。产后任意服用，若产后缺乳，可连续进食半月。花生仁衣为补血中药。服法 每日1剂，产后1周内服用尤佳。瘕积块，即为气郁血肿所致，如乳痈、乳岩、乳毒等，均为此征象。

鸡汁枸杞粥

材料： 鸡汤4碗，大米100克，枸杞子10克。

做法： 1.鸡汤内放入适量清水，在沙锅内煮沸。

2.大米、枸杞子洗净，入鸡汤内同煮即可。

功效

益气健脾。凡产后均可选用，初产1周内食用尤宜。

赤豆糯米粥

材料： 赤小豆、糯米等量，可根据新妈妈情况而定量。

做法： 1.将赤小豆、糯米淘净，用常规煮粥法熬煮。

2.食用时加少量红糖，以微甜为度，也可在煮时加少量食盐。

功效

健脾、益气、生奶，利尿、消肿。凡产后均可选用，对于乳汁缺乏、产前水肿者尤宜。

枸杞鲫鱼汤

材料： 枸杞子15克，鲫鱼3尾（约750克）。

调料： 葱花适量，姜末适量，胡椒粉、食盐各少量。

做法： 1.将活鲫鱼除鳞、鳃和内脏，洗净，用开水略烫一下。

2.将枸杞子用温水洗净后，用沙锅先煮20分钟，去渣，再将鲫鱼、葱花、姜末放入汤内同煮至熟。临食前加胡椒粉、食盐。

功效

温中益气、健脾利湿。凡产后均可服用。服法 1日1剂，分3次服用，连服3～5剂。

花生当归猪蹄汤

材料： 猪蹄4只，生花生仁250克，当归头（或当归身）50克。

做法： 1.将猪蹄、当归头（当归身）洗净。2.与花生米同炖食用。

服法 产后3日内宜食汤，3日后汤、肉、花生、药同食。每2日1剂，可连服或断续服用。服汤后，若出现大便溏稀，则可停服；不久大便自然转干。

功效

滋阴养血，润肠通便，下乳汁。此汤性味平和，凡产后均可选用。乳汁少及便秘者尤宜。

鲫鱼五味子汤

材料： 鲫鱼500克，五味子10克。

做法： 1.将五味子洗净，放入适量水，熬煮去渣。

2.将鲫鱼放入五味子汤中，煮熟食之。

服法 日1剂，分3次服完，连服3～5剂。

功效

益气补血。产后多汗、多眠者尤宜。产后乳少者忌服。

人参肘子汤

材料： 人参10克，肘子1500克。

做法： 人参切片或磨粉，肘子洗净，同炖烂（可以用等量的红参或生晒参。如采用潞党参，则需用量为30克）。

服法 此汤分3～4天服完。产后3天内，只宜喝汤吃参；3天后，汤肉同食。若人参切片，应将参嚼食。

功效

补气益血，滋阴增乳。此汤平补不燥，产后尤宜。若平时有心悸、气短者，可将人参分量加至20克。

猪肾葱香大米粥

材料：猪肾2个，葱白5根，大米200克。

做法：猪肾切碎，葱白洗净捆成团，大米淘净，如日常煮粥法煮熟，即可食之。

功效

健脾、益肾、补虚、强筋骨。产后均可服用。还对脚气有治疗作用。

人参山药乌鸡汤

材料：人参10克，山药100克，乌鸡1只（1500～2000克）。

做法：1.人参打粉或切片，山药洗净，乌鸡去毛和内脏。

2.入沙锅内炖至药、肉烂。临食前加适量红糖或少许食盐。（可以用等量的红参或生晒参如采用潞党参，则需用量为30克）。

服法 此汤分3～4天服完。产后3天内，只宜喝汤；3天后，汤肉同食。

功效

益气、健脾、开胃。新妈妈任何期均可服用。

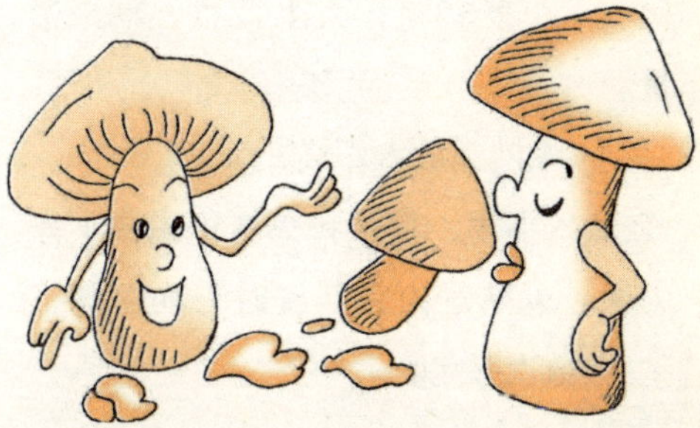

人参粥

材料：人参6克，生姜6克，大米200克。

做法：将人参碾末或切薄片，生姜打破，大米淘净，同煮粥食用（可以用等量的红参或生晒参。如采用潞党参则需用量为30克）。

功效

大补元气，增力气，健脾补胃。凡产后均可食用。平素身体质气虚者，可服至半月暂停。若服用中出现“口干咽燥”之症，则需立即停用。

人参扁豆粥

材料：白扁豆100克，人参6克，大米200克。

做法：将白扁豆先煮烂去皮，人参切细如末，大米淘净同煮粥。

功效

补脾健胃，增进食欲，养血益精，止吐泻。凡产后均可选用。

小麦糯米粥

材料：小麦60克，大枣15枚，糯米适量。

做法：1.沙锅放水，烧开。

2.放入小麦、糯米和大枣（去核）煮粥，以熟烂为宜。食时可加白糖，分数次服完。

功效

健脾益气，敛汗安神。凡产后均可食用。对于产后汗多、心烦者尤宜。

甘蔗糯米粥

材料：甘蔗500克，糯米250克。

做法：甘蔗去皮，切成小块，糯米洗净。如日常煮粥法煮粥。

功效

健脾、益气、温阳。凡产后一切症状均正常者，均可服用。

宜用产后腹痛药膳

产后腹痛的原因多种多样，应该注意对症治疗，为产后腹痛者辑录如下几种药膳，供广大新妈妈选用：

生姜红糖茶

材料：生姜3片，红糖30克。

做法：将生姜片、红糖水煎汤服用。

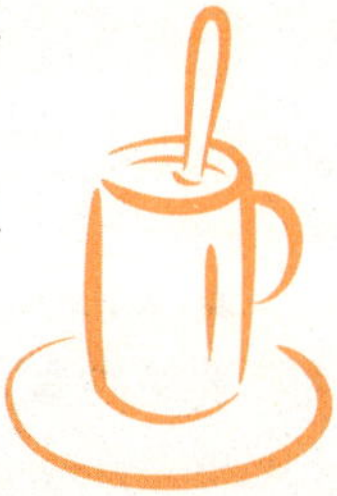

功效

温中散寒、益气缓中、补血活血、缓解疼痛。适宜于产后小腹冷痛者。

人参黄芪鸡

材料：人参6克，黄芪30克，母鸡1只。

调料：姜末、葱花、食盐各少许。

做法：1.将母鸡收拾干净，与人参、黄芪同炖。

2.至鸡肉熟烂，入姜末、葱花、食盐等调味。食肉饮汤。

功效

补血、益气、温养。产后气血不足、小腹疼痛者宜用。

当归煮猪肝

材料： 当归15克，胡椒、红花、肉桂、黑豆各9克，猪肝1具。

做法： 将5味中药碾为粗末，在猪肝上切挖数孔，装入药末蒸煮。食肝饮汤。

功效

有补气、活血、散寒作用。适宜于产后小腹疼痛者。

当归生姜羊肉汤

材料： 当归15克，生姜15克，羊肉150～200克。

做法： 把当归、生姜、羊肉及适量水，一起放在锅内烧至羊肉熟烂。

服法 食肉喝汤，每天1剂。

功效

养血和血、温中散寒、补虚。是产后血虚寒痛的良方。

益母草煮鸡蛋

材料： 益母草30克，鸡蛋2个，红糖适量。

做法： 1.将益母草洗净和鸡蛋加水同煮，蛋熟后去壳。

2.将蛋再放回锅加红糖再煮10分钟。

服法 吃蛋喝汤，连服1周。

功效

散淤止痛。适用于产后淤血腹痛。

宜用产后自汗盗汗症药膳

产后自汗盗汗症有气虚、阴虚之分。产后气虚自汗表现为汗出较多，不能自止，动则加剧，时感恶风。产后阴虚盗汗，常在睡熟时出汗，醒后即止。下面介绍几种药膳，供广大新妈妈选用：

黄芪红枣粥

材料： 黄芪40克，糯米60克，红枣30克。

做法： 1.将黄芪煎水，取滤液，红枣去核。

2.将黄芪液、红枣肉与糯米一起煮成稀粥。

服法 1日分数次服完，连服3～6剂。

功效

益气、固表、止汗。主治产后气虚自汗及平时气虚自汗等症。

玉米茎芯汤

材料： 玉米茎芯30克，白糖10克。

做法： 1.将玉米茎芯（玉蜀黍茎内似海绵状组织的白芯）加水煎，取汤液，去渣。

2.将白糖加入汤中调服。

服法 连服3～7天。

功效

养阴清热，固津止汗。治产后汗症。

肉汤牡蛎粉

材料：牡蛎粉、麦麸（须炒黄）各15克，浓猪肉汤100克。

做法：将牡蛎粉、麦麸按各等份混合好，每份3克。食用时用猪肉汤冲饮。

服法 每日服2次，每次1包。

功效

养阴、补虚、敛汗。治疗产后盗汗。

小麦牡蛎粉

材料：小麦100克，牡蛎50克，肉汤适量。

做法：1.将小麦炒黄，磨成面粉。

2.将牡蛎研成细末，两者混合均匀，放入肉汤煮即可。

服法 1日3次，每次6克，肉汤送服。

功效

养心敛汗。治疗自汗、盗汗等症。

糯米煲猪肚

材料：糯米500克，猪肚1具，盐适量。

做法：1.将米放入猪肚内，用线结扎，加水适量，共煲1小时，调味后吃肉喝汤。

2.将糯米晒干捣碎，分10次煮粥食用。

功效

补中益气，有敛阴、止汗之功效。适用于产后乏力、自汗盗汗等症。

宜用产后恶露不尽药膳

新妈妈产后“恶露不尽”应通过各种方式尽快予以根治，以确保新妈妈健康。下面为产后“恶露不尽者”辑录的几种药膳，可以选用。

仙鹤益母糖浆

材料：仙鹤草30克，益母草30克，红糖10克。

做法：1.将上二草浓煎，去渣，取滤液。

2.将红糖加入滤液中，煮1～2沸，即可服用。

服法 每日2～3次。

功效

活血止血，化淤缩宫。

脱力草糖鸡蛋

材料：脱力草30克，鸡蛋10个，红糖30克。

做法：1.将脱力草（若无，可用党参30克或黄芪60克代替）先用水熬煮，去渣。

2.滤液与红糖、鸡蛋同煮，蛋熟即成。

服法 每天吃蛋2～3个。

功效

补气、益血、摄血。治疗产后气虚所致的恶露不尽、崩漏等症。

崩漏的病因与症状

崩漏是女性非行经期间阴道出血的总称。临床以阴道出血为主要表现。来势急、出血量多的称崩；出血量少或淋漓不断的称漏。西医的功能性子宫出血、女性生殖器炎症、肿瘤等所出现的阴道出血，皆属崩漏范畴。

崩漏是女性月经病中较为严重复杂的一个症状。崩漏二者会相互转化。如果患者是体弱和年老者，并伴有精神萎靡不振、四肢发冷、头晕眼花稍动即气喘汗出、经色淡红、质清稀、小便清长等表现，则是脾肾亏损的缘故。如果患者体质尚健而见到口渴心烦、小便色深、大便干结、头痛易怒、经色鲜红、质稠厚等表现，则大致是血中热邪逼迫经血下冲造成。自疗上虚用补法，热用清法。

莲藕甜汁饮

材料：藕汁100克，白糖20克。

做法：先将鲜白嫩藕榨取藕汁，冷藏备用。

服法 把白糖兑入藕汁中，冷饮送服。

功效

清热凉血，活血止血。主治血热所致的产后恶露不尽之症。

芹菜根煮鸡蛋

材料：芹菜根60克，鸡蛋2个。

做法：1.将芹菜根煎水，去渣，取滤液。

2.用芹菜根滤液煮鸡蛋，蛋熟即成。

服法 每天吃2个鸡蛋，直至病除。

功效

清热利湿。治产后湿热所致的恶露不尽之症。

归芪红糖蛋

材料： 当归15克，黄芪、红糖各30克，鸡蛋2个。

做法： 1.将鸡蛋外壳洗净，然后把鸡蛋、当归、黄芪置瓦罐内，加清水适量，旺火煮沸，撇去浮沫。

2.加红糖，改用文火煮20分钟。

3.将鸡蛋去壳，再放药液中煮一会儿即可。

服法 吃蛋，饮汤。

功效

益气补血，活血化淤。适用于产后气血两虚所致的恶露不尽之症。

治疗崩漏的中成药

十灰丸，每服6克，日服3次。适用于血热者。

固经丸，每服9克，日服3次。适用于阴虚血热者。

荷叶丸，每服9克，日服3次。适用于血热或阴虚火旺者。

益母丸，每服6克，日服2次。适用于血淤者。

震灵丸，每服9克，日服2次。适用于气滞血淤者。

乌金丸，每服6克，日服3次。适用于肝气郁滞者。

崩漏丸，每服6克，日服3次。适用于肝肾阴虚者。

全鹿丸，每服9克，日服2次。适用于脾肾阳虚者。

人参归脾丸，每服6克，日服2次。适用于脾气虚而不摄者。

补中益气丸，每服6克，日服3次。适用于气虚下陷者。

金匮肾气丸，每服6克，日服3次。适用于肾阳不足者。

妇血宁，每服5片，日服3次。各型均可使用。

云南白药，每服0.3克，日服3次。各型均可使用。

宜用产后恶露不下药膳

产后恶露不下，中医认为是由于气滞和血淤，而导致气血运行不畅所致。临床可根据恶露不下的症状，选用以下几例药膳，效果较好，广大新妈妈不妨对症食用。

桃仁莲藕汤

材料： 桃仁10克，莲藕250克，精盐少许。

做法： 1.将桃仁、莲藕洗净，切成小块。

2.加清水适量煮汤，用少许盐调味。

服法 喝汤，食莲藕。

功效

活血化淤。适用于产后血淤所致的恶露不下之症。

鲜益母草粥

材料： 鲜益母草60克（或干品30克），粳米50克，红糖适量。

做法： 1.将益母草水煎，取汁去渣。

2.加入洗净的粳米同煮成粥，再调入红糖调味即成。

功效

活血化淤。适用于产后血淤所致的恶露不下之症。

疏肝粥

材料： 赤芍、枳壳各12克，香附、川芎各9克，柴胡、陈皮各6克，甘草3克，粳米50克，红糖适量。

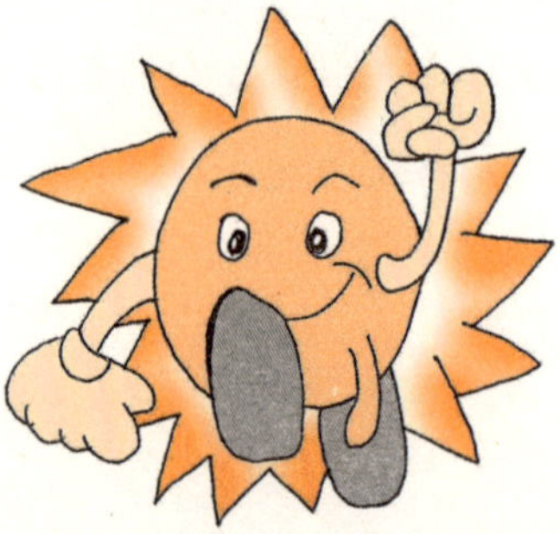

做法： 1.将上7味中药水煎，取汁去渣，加入洗净的粳米煮粥。

2.待粥将熟时，加红糖调味即成。

功效

疏肝解郁，理气行滞。适用于产后气滞所致的恶露不下之症。

生地益母草粥

材料： 黄酒250毫升，生地6克，益母草10克。

做法： 1.将黄酒放在瓷杯中，加生地、益母草。

2.把瓷杯放在有水的蒸锅中，加热炖蒸半小时，去渣即成。

服法 分次温热饮服。

功效

活血祛淤。适用于产后血淤所致的恶露不下之症。

玉簪花粥

材料： 玉簪花12克，红花6克，粳米50克。

调料： 红糖适量。

做法： 1.将玉簪花、红花水煎，取汁去渣。

2.放入粳米，再加水适量，煮沸后调入红糖，同煮成粥即成。

服法 空腹温热服用。

功效

活血行淤。适用于血淤所致的恶露不下之症。

宜用产后便秘的药膳

产后便秘主要由内火引起，在饮食上需要多加注意。下面为产后便秘新妈妈介绍几种药膳，以供选用。

牛奶蜂蜜饮

材料： 黑芝麻25克，蜂蜜30克，牛奶30克。

做法： 将黑芝麻捣烂，加入蜂蜜、牛奶调和即成。

服法 每日早晨空腹冲服。

功效

有养血润燥作用。治产后血虚所致的肠燥便秘之症。

首乌粳米粥

材料： 首乌30克，粳米30～60克。

做法： 将首乌切片，与粳米共煮为粥。

服法 每日1次。

功效

补肝肾，益精血。食之，有润肠通便的功效。

苏子麻仁粥

材料： 紫苏子10～15克，麻子仁10～15克，粳米60克。

做法： 1.将紫苏子、麻子仁捣烂如泥。2.加水慢研，滤汁去渣，再同粳米煮成稀粥食用。

服法 以2～3天为一疗程，每天分2次服用。

功效

补气养胃，润肠通便。适于产后大便不通者。

柏子仁粥

材料： 柏子仁10～15克，粳米30～60克，蜂蜜适量。

做法： 1.柏子仁去尽皮壳杂质，稍捣烂。

2.粳米煮粥，待粥将熟时，加入蜂蜜适量，稍煮1～2沸即可。

功效

补强身，养心润肠。

松子仁粥

材料： 松子仁30克，糯米50克，蜂蜜适量。

做法： 1.柏子仁捣成泥状，放入糯米及适量的水。

2.煮制稀粥，调入蜂蜜，稍煮即成。

服法 早起空腹、晚上睡前各服1次。

功效

补强身，养心润肠。

宜用产后小便不利药膳

新妈妈在产后会出现小便不利或小便排不净、疼痛等症状，主要由于内火及尿路感染引起。下面列出相应的适宜药膳，以供选用。

鲤鱼黄芪汤

材料： 鲤鱼1条（约250克），黄芪60克。

调料： 姜片、料酒各适量。

做法： 1.鱼去鳞、鳃及内脏，黄芪用纱布包好。

2.鲤鱼和黄芪同放锅内，加水约700克，放入葱、姜、料酒。

3.火上煮至鱼熟，拣去黄芪即成。

功效

健脾益气、利尿消肿、下气通乳。对产后气虚、小便不利者有益气利尿之效。

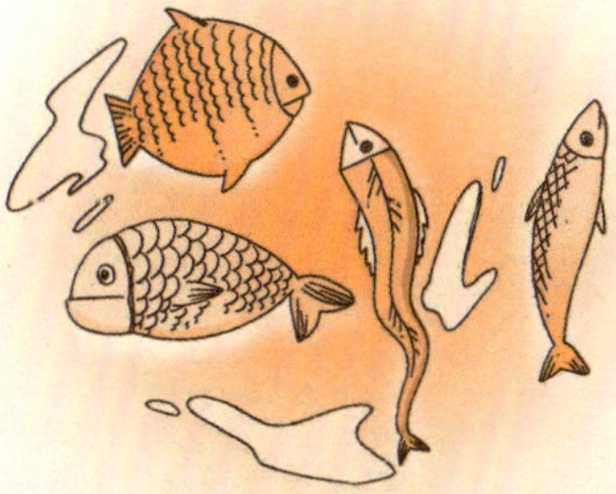

黄芪水鸭汤

材料： 水鸭250克，黄芪12克，炙升麻、荆芥穗各9克，厚肉桂2克，琥珀末（冲服）、甘草梢各3克。

调料： 姜、葱各适量。

做法： 1.将水鸭切块，放入锅中；再将诸药放入纱布袋中，口扎紧。

2.放入水鸭锅中，加适量清水炖汤，至鸭肉熟烂，去药袋。

3.入姜、葱等调味品即可。

功效

益气升阳，化气利尿。适用于气虚所致的产后小便不利之症。

加味四君粥

材料： 人参、白术、白茯苓、麦冬、炙甘草、车前子各3克，桂心1.5克，粳米100克，红糖少许。

做法： 1.将上7味中药放入沙锅中，水煎，取汁去渣。

2.加入洗净的粳米煮成粥，调入少许红糖调味即成。

服法 每日1次，空腹食用。

功效

补益通利。适用于产后气虚所致的小便不利之症。

宜用产后奶水不足药膳

奶水不足的原因有两个：一是乳胀，乳络不通，排出不畅；二是气血不足，缺乏乳汁。下面介绍几种药膳方，供广大新妈妈对症选用。

丝瓜桃仁糖浆

材料： 鲜丝瓜250克，桃仁10克，红糖15克。

做法： 1.将丝瓜切片，或用丝瓜络10克亦可。

2.加入桃仁，煎水，煮沸放红糖，再煮沸即成。

服法 1日分3次服用，连服3天。

功效

清热通络，活血通乳。主治乳络不通所致的缺乳症。

鲢鱼冬瓜籽汤

材料：鲢鱼1条（约500克），冬瓜籽30克。

做法：将鲢鱼（先去内脏清洗）、冬瓜籽放在一起煮，煮熟后即可食用。

服法 吃鱼喝汤，连吃3剂。

功效

补气血，通乳汁。主治乳少、乳汁不通等症。

薜荔猪蹄汤

材料：去壳薜荔50克，猪前蹄1只。

做法：将薜荔、猪蹄加水煮熟，去薜荔果，将猪蹄连汤一起食用。

服法 每日1剂，连服5剂。

功效

有增加乳汁和通乳等作用。

TIPS

薜荔，为我国古老的食物材料之一。南方山区居民奉其为“六月雪”、“水晶冻”，是加工天然保健凉粉的材料。我国湖南等地盛产。

猪蹄花生汤

材料：猪蹄1对，花生米60克。

做法：1.将猪蹄洗净，与花生米带红皮同入沙锅中。

2.加水适量，先用武火煮熟后，再用文

火煨炖至蹄肉烂熟，即可服食。

服法 吃此汤时，可放少许盐或醋调味。每日3次，肉、花生米全吃。

功效

补气血，增乳汁。适于血虚所致的乳汁缺乏症。

番薯叶炖猪腩

材料：番薯叶180克，猪腩肉250克。

做法：1.先将番薯（红薯、地瓜）叶洗净。

2.与五花肉同煮，煮至烂熟后可食。

服法 吃肉、叶，喝汤。每日空腹时吃2次，连吃半月。可适当放些所喜欢的调料。

TIPS

猪腩肉，又叫五花肉，其营养丰富，容易吸收，有补充皮肤养分、美容的效果。

功效

补益气血，增加乳汁。适于气血不足引起的缺乳之症。

宜用产后身体疼痛药膳

新妈妈产后会出现身体某些部位的关节疼痛，其原因复杂，应针对具体病因进行对症治疗。下面列举出适宜此症的新妈妈食用的食谱，以供选用。

木瓜粥

材料：木瓜1片（约20克），陈仓米（或粳米）100克。

做法：1.将木瓜破成四片，用水100克左右，先煮木瓜（约半小时），去渣取汁。

2.米淘洗干净，放入锅中，加入木瓜汁，酌情加入清水，煮至米烂、汁黏即可食用。

服法 温热时食用。

功效

舒筋活络、除湿止痛、祛风散寒、益脾健胃。适用于产后风寒湿邪内侵所致的肢体疼痛、麻木、腰膝酸疼等症。

薏米白糖粥

材料：薏米200克，白糖少许。

做法：1.将薏米淘洗干净，放入铝锅内，加水800毫升置火上。

2.待沸后改小火慢熬，至薏米熟烂成粥。食用时盛入碗内，加入少许白糖即可。

功效

祛风、除湿、止痛。适于产后感受风湿所致的肢体疼痛之症。

粳米粥

材料：防风10～15克，葱白2根，粳米50～100克。

做法：1.将防风、葱白水煎，取汁去渣。

2.用粳米煮粥，待粥将熟时加入药汁，煮成稀粥。

服法 每日2次，趁热食，病愈即停。

功效

有祛风解表、散热止痛的功效。

枸杞生姜排骨汤

材料：猪排骨1000克，枸杞子、生姜片各20克，小茴香、花椒各3克，八角5克。

调料：精盐10克。

做法：1.将猪排剁块洗净，与生姜片、枸杞子及其他调料同放锅内。
2.加水适量，炖至排骨熟烂，加精盐调味即成。

功效

补气血，续筋骨。适用于产后气血亏虚所致的遍身疼痛之症。

当归桂枝猪骨汤

材料：当归20克，桂枝6克，猪胫骨500克，精盐适量。

做法：1.将当归、桂枝切片，用纱布将两药包好扎紧。
2.将猪胫骨砸成小块，连同附着的少许筋肉，与药袋一起放入锅内，加水适量，置火上煮汤，煎沸1小时后，拣去药袋，加精盐调味即成。

功效

活血化淤，温经通络。适用于产后血淤所致的遍身疼痛之症。

宜用产后昏厥（血晕）药膳

新妈妈产后出现昏厥（血晕）现象，不应着急，应结合具体病因进行对症治疗。在饮食治疗方面，有以下食谱可供参考选用：

独参汤

材料：人参、红糖各30克。

做法：将人参切片，放入锅内，加水约100克，煎约30分钟，取汁，加入红糖搅化即可服食。

功效

大补元气，回阳固脱，兼有养血活血之功效。对于产后失血过多、阳气虚浮、气脱所致的产后昏厥之症有急救之功。

崩漏治疗的注意事项

避免误诊。月经淋漓，日久不止，忌疏忽大意，不及时治疗，以致酿成血崩急症。

更年期反复崩漏，或者年老停经后又见崩漏，如不作进一步检查，可导致其他疾病发展。

崩漏停止后，不宜停止自疗手段，以免引起病情反复。

育龄期妇女未避孕，突然大出血，兼有小腹下垂、腰极酸，经血中有大血块，需防流产，不宜按一般崩漏自疗，速赴医院检查。

黄芪饮

材料： 黄芪90克，酒、醋各50克。

做法： 1.将黄芪放入沙锅内，放入酒和醋。

2.加适量清水同煎，取汁去渣。

服法 分1次或2次服完。

功效

益气固脱。适用于血虚气脱所致的产后血晕之症。

黑豆苏木汤

材料： 黑豆50克，苏木12克，红糖少许。

做法： 1.将黑豆洗净打碎，苏木劈细，同放沙锅中。

2.煮至豆熟，去渣留汁，加红糖稍煮即成。

功效

活血化淤。适用于淤阻气闭所致的产后血晕之症。

糯米葱香粥

材料：糯米100克，葱30克。

做法：1.糯米淘洗干净，放入锅内，加水500克。

2.先用大火煮开，改为中火续煮，至粥汁浓稠时改为小火。

3.待粥近熟时，放入已洗净切碎的葱，再煮片刻即成。

功效

益气养血，开窍醒神，回阳救逆。可用于治疗血虚气脱所致的产后昏厥。可与独参汤合用，以增强治疗效果。

产后天然面膜自己做

爱美是每个女人的天性，新妈妈在家休养的这段时间里，可以自己动手做点面膜，既可调节心情，又不是很劳累。

在自己制作面膜时，可以适当把面膜的温度加热点。

蜂蜜白芷面膜

原料：白芷粉末6克，蛋黄1个，蜂蜜1大匙，小黄瓜汁1小匙，橄榄油3小匙。

制法：1.先将白芷粉末装在碗中，加入蛋黄搅均匀；

2.再加入蜂蜜和小黄瓜汁，调匀后涂抹于脸上，约20分钟后，再用温水冲洗干净；

3.脸洗净后，用化妆棉沾取橄榄油，敷于脸上，约5分钟；

4.然后再以热毛巾覆盖在脸上，此时化妆棉不需拿掉；

5.等毛巾冷却后，再把毛巾和化妆棉取下，洗净脸部即可。

功效：祛斑美白。有祛皱、消斑、增白作用，适用于面部色素沉着或黄褐斑增多患者。

蜂蜜胸膜

原料：蜂蜜1份、面粉3份。

制法：1.将材料搅拌成糊状涂在乳头乳晕上，15分钟后洗掉；

2.热敷几遍，然后轻轻擦上爽肤水或柔肤水。

每周2次为宜，一般五六次见效，若先天较黑则需时更长些。美胸。坚持使用，可见乳头乳晕颜色变淡，恢复粉嫩颜色。

西红柿美白贴片

原料：西红柿1个，温牛奶1袋，护肤品适量。

制法：将西红柿洗净切片，在洗净的脸上涂上护肤霜，然后贴放几片西红柿，30分钟后再用温牛奶洗脸。

功效：细腻美白。此法能使脸部皮肤更加细腻、洁白。

西红柿净肤去油面膜

原料：西红柿1个(中型)，奶粉2大匙，蜂蜜2茶匙。

制法：1.将熟透的红西红柿用汤匙捣烂。然后将奶粉和蜂蜜加入捣烂的西红柿泥中，均匀搅拌成糊状。

2.洗脸后，均匀涂于面上，然后于T字部位敷厚一点并稍加按摩，10分钟后用温水清洗干净即可。

功效：控油。这款面膜，有很不错的平衡油脂功效，可起到清洁、美白与镇静的作用，非常适合油性肌肤使用。因为脸上有许多没有用的角质，所以利用这款面膜去除，加上西红柿红素和奶粉的滋养，可以让肌肤柔嫩有弹性。

柔肤西红柿汁

原料：新鲜西红柿1个，白糖少许。

制法：将西红柿捣烂取汁加少许白糖，每日用其涂面。

功效：抗衰老。美容效果极佳，能使皮肤细腻光滑，有效防衰老。

西红柿祛痘露

原料：西红柿1个(中型)，蜂蜜少量。

制法：将西红柿洗净在榨汁机中榨成液体，加入少许蜂蜜，涂于脸部、双手、双臂。

功效：祛痘。能使皮肤白皙细腻。特别对有粉刺的面部皮肤，采用此法可去油腻，防止感染，使肌肤洁白，减少皱纹。

西红柿叶凡士林膏

原料：西红柿叶数片，凡士林适量。

制法：将西红柿叶洗净捣成酱状，加入适量凡士林，涂抹于身体需要部位。

功效：紧致肤肌。对皮肤受损细胞有很好的修复作用，还可以让皮肤保持紧致光滑。

西红柿豆粉洗液

原料：西红柿1个，蜂蜜少量，新鲜黄豆粉适量。

制法：将西红柿洗净捣烂取汁，加少量蜂蜜及新鲜黄豆粉调匀，涂于面部和手臂，15分钟后洗净。

功效：祛斑。能有效地使沉着于皮肤和内脏的色素减退或消失，起到预防蝴蝶斑或老人斑的作用。常用能减少皱纹。

除臭西红柿浴液

原料：西红柿汁500毫升。

制法：洗浴后，在浴盆中加入西红柿汁500毫升，然后将两腋在水中浸泡15分钟，每周两次。

功效：可以控制和祛除狐臭。

西红柿护发液

原料：西红柿汁适量。

制法：洗发后，将汁状的西红柿抹在头发上，停留5分钟后做彻底的冲洗。

功效：护发。可以使头发柔滑发亮。

双果祛斑面膜

原料： 苹果1个，西红柿1个，淀粉5克。

制法： 1.将苹果削去皮，捣成果泥，将鲜西红柿捣烂，调少许淀粉增加黏性，敷于脸部。

2.每日1次，20分钟后用清水洗去。

功效： 祛斑、美白。这种面膜富含维生素C，可抑制酪氨酸酶，阻止黑色素的合成，所以能祛除脸部黄褐斑和雀斑，并美白皮肤。这种纯天然的绿色美容法，贵在持续使用，不能浅尝辄止。

茄莓褪痕面膜

原料： 新鲜西红柿1个，新鲜草莓5个。

制法： 1.将新鲜西红柿洗净，撕去外皮。

2.草莓洗净去蒂。将西红柿、草莓盛入消毒纱布袋中，挤压取果汁即成。

3.用果汁涂抹脸部痤疮，每日早、晚各1次，30分钟后用清水洗去。

功效： 祛痕、美白。本果汁富含维生素C、胡萝卜素以及抗病毒细菌的西红柿素、西红柿红素，有清热解毒的功效，且具有美白皮肤的作用。也可单独用西红柿汁或草莓汁涂脸。

西红柿蛋清紧肤面膜

原料： 西红柿酱2茶匙，蛋清2茶匙。

制法： 1.将西红柿酱与蛋清调和均匀即可。

2.将调制好的面膜敷于脸上10～15分钟，再用清水冲洗干净。

3.每天都可使用，但最好一次用完，多余产品置于冰箱冷藏约可保存两周。

功效： 紧致肌肤、防老化。可红润紧实肌肤，防止肌肤老化。

西瓜蛋黄红豆面膜

原料： 红豆100克，西瓜50克，蛋黄5克，面膜纸。

制法： 1.西瓜切块，与浸泡好的红豆一起捣成糊状，加入蛋黄，搅拌均匀，敷在脸上。

2.最后敷上面膜纸。静置15分钟取下，用冷水洁面，一周可用1～2次。

功效： 消除色斑。蛋黄含有蛋白质、蛋黄油、卵磷脂、维生素B_1、维生素B_2、维生素A、维生素E，及微量元素锌、铁等美容成分。搭配红豆，西瓜可以使皮肤细腻，消除色素斑，红润柔和。

西瓜修复面膜

原料： 西瓜皮1块，蜂蜜适量。

制法： 用西瓜皮汁混合蜂蜜做成面膜。直接敷面约25分钟清洗。

功效： 晒后修复肌肤。晒后常常会感到肌肤跳动，这时肌肤很需要镇定然后才可以有进一步的治疗。西瓜皮面膜可以对面部补水降温，镇定肌肤。西瓜皮有利尿的功效，富含叶绿素的瓜皮可清血。

葡萄牛奶嫩白面膜

原料： 新鲜葡萄8颗，鲜牛奶适量。

制作： 1.将葡萄洗干净后连皮捣烂；

2.将鲜牛奶加入葡萄泥中，充分搅拌均匀直到黏稠；

3.洗完脸后，将本款面膜敷在脸部，接着用手指轻轻按压，以助吸收，15分钟后，用温水洗干净。

功效： 葡萄含有丰富的维生素，为皮肤提供抗氧化保护，有效对抗游离基，减轻皮肤受到的外部伤害。

葡萄细致毛孔面膜

原料： 鲜葡萄25克，压缩面膜。

制法： 1.先将葡萄籽取出，只留下葡萄肉与葡萄皮，然后用榨汁机打成汁，再以压缩面膜吸收即可使用。

2.用剩的葡萄籽也别扔，可用榨汁机捣碎，然后加在洗面乳上一块使用，有磨砂的功能。

功效： 葡萄内含有天然的去角质和抗氧化剂，令肌肤感到丝般柔滑且紧致，葡萄具有这样的功效是因为内含的果酸具有轻微的去角质的功效，能够亮白肌肤。具有抗氧化、防皱与除纹功效，还能让肌肤保湿、让肤色变得更水润透亮。

柚子美容护肤面膜

原料： 柚子1个，矿泉水适量。

制法： 1.取柚子洗净，一切四瓣，把籽取出另用。

2.将去籽的柚瓣放进烧锅中，加入矿泉水，煮开后用文火焖约30分钟。

3.将煮烂的柚瓣捞出滤去汤汁，然后放入搅拌器中搅成糊状，装入300毫升的瓶中，再倒入烧酒摇匀，放置片刻，将沉淀部分制成面膜，澄清的部分即可用来洗手、洗脸。

功效： 补水柚子皮含有精细成分，有温热效果，有利于促进血液循环。它的果汁中含有维生素C、维生素B_1、维生素B_2，对皮肤干燥者有较好的疗效。

柚子皮沐浴露

原料：柚子皮，硼酸，乳酸或柠檬酸，酒精和甘油。

制法：1.按十字形把柚子切成四瓣，用手把皮与果肉分开，再把每块皮切成两块，这样一共切成八块果皮；

2.用刀把柚子皮白色部分分离开来(即分开内外果皮)，再把白色的果皮切成细丝放在烧杯中，没有烧杯的话可以用陶瓷或不锈钢器皿代替；

3.白色果皮中加入0.5毫升乳酸或加入0.5克柠檬酸(加入乳酸或柠檬酸有利于果胶的溶出)，再加200毫升水，直接放在火上，煮大约10分钟；过滤白色果皮等杂质和提取液；

4.接着再加入200毫升左右的水清洗残渣，使滤液总量达400毫升；

5.过滤液还热时加入硼酸8克，使其溶解；硼酸是防腐剂，可抑制细菌的繁殖，对霉菌有很好的消灭作用；过滤液温度冷却到40℃以下时，加入40毫升酒精、40毫升甘油；酒精和甘油的加入量可根据皮肤的性质调节：细腻型皮肤可减少为各30毫升，粗糙型皮肤可增加到各70毫升。最后把它装入漂亮的空瓶中，就大功告成了!

功效：润肤。自制的柚子皮沐浴液不仅省钱，而且让皮肤远离人工化学物质的伤害，最关键的是美容功效超级棒!用柚子皮自制沐浴液可是美容的妙方，这是因为柚子皮中含有丰富的果胶，而果胶又对保养皮肤很有好处。

鲜柚润白瘦身浴

原料：柚子1个。

制法：柚子洗干净，去皮，放入榨汁机榨取汁液，柚子皮备用。将调好的柚子汁与柚子皮放入浴缸中，加水将温度调到40%左右，入浴，将身体浸泡在水中，轻轻按摩身体，大约25分钟后出浴。

功效：润白，瘦身。柚子中含有丰富的维生素C，能够很好地润白肌肤，柚子皮中含有精油，能够去除皮肤多余的油脂，深层清洁皮肤，轻轻按摩还能燃脂瘦身。

牛奶敷面面膜

原料： 牛奶1杯，当归粉10克，珍珠粉10克，蜂蜜、牛奶、蛋清各1匙。

制法： 1.用温水加上洗面奶轻轻洗干净脸部，油性肌肤要注意控油；

2.用磨沙膏磨去额头、鼻翼、下巴等处的死皮，请勿太用力，要轻轻用腹指按压；

3.将当归粉、蜂蜜、牛奶、珍珠粉、蛋清等调匀，呈膏状，仔细均匀敷于面部和脖子等部位。

仰躺30分钟，可以在房间内播放一些自己喜欢的轻音乐，闭目养神，等待面膜干透；用温水轻轻洗去面膜，面膜干结处，千万不要用手去抠，要用水缓缓淋于面部，待面膜自己软化后，方可用水洗干净；用棉花球蘸上温热牛奶，仔细擦洗面部和脖子。晚上睡觉前，可以不再使用化妆品。到第二天起床时，再洗去脸上和脖子上残余牛奶。

功效： 美白。连续进行一周，你的面部会变得娇嫩，充满动人光泽。

滋润防皱面膜

原料： 牛奶3匙，面粉3匙。

制法： 将牛奶和面粉拌匀，调成糊状，涂满脸部，待面膜干后，以温水按洗脸步骤仔细清洗。

功效： 防皱。特别适用于中性肌肤的养护。

贴心提醒

一星期最多2次，否则适得其反。油性肌肤，将牛奶换成脱脂乳。乳脂能有效改变皮肤干燥的现象，脱脂的牛奶面粉面膜能极大地改善肤质。

防敏感洁面奶

原料： 温和洁面奶，鲜牛奶及薰衣草精华油。

制法： 1.先将5滴薰衣草精华油放入100毫升的洁面奶中，再把洁面奶摇匀；

2.使用时，倒出约5分硬币大小分量的洁面奶于掌心，然后加入鲜牛奶，在脸上按摩两分钟后，将脸洗干净即可。

功效： 在洁面奶中加入牛奶，有深层清洁之效，亦能同时提供保湿功效，有助于防止水分被洁面奶吸干；加进薰衣草精华油则可预防皮肤过敏。

贴心提醒

防过敏。使用洁面奶或洁面膏时，只需在脸上轻轻打圈约两分钟，便要用清水洗干净；洁面液不宜留在皮肤过久，否则会降低其功效，更可能对肌肤造成伤害。磨得时间掌握适宜：时间太短，面部内的污垢不能有效排走；时间过长，洁面膏内的皂液会令皮肤出现过敏反应，甚至出现红肿现象，使新陈代谢过快而加速皮肤老化。

去死皮磨砂膏

原料： 牛奶、磨砂膏、薰衣草精华油(油性皮肤选用)或玫瑰精华油(干性皮肤选用)或茉莉花精华油(中性皮肤选用)各适量。

制法： 只需将一枚硬币般大小分量的磨砂膏放在掌心，加入少量牛奶及一滴薰衣草或玫瑰或茉莉花精华油，调匀后涂在脸上，按摩约5分钟。最后，以清水把磨砂膏洗净即可。

功效： 去死皮。能帮助软化皮肤，并减轻因磨砂而使皮肤受损的机会。加入薰衣草精华油则有利于深层清洁或改善油脂分泌；加入玫瑰精华油有高度滋润功效，发挥抗衰老及去皱纹作用；茉莉花精华油则能补充皮肤水分。

牛奶指甲护理霜

原料：牛奶1杯，保湿霜1汤匙。

制法：将牛奶与保湿霜均匀混合，放入微波炉内，加热半分钟；取出牛奶杯，等牛奶稍微凉时，再将双手放入浸泡，约5分钟即可。

功效：护理指甲。牛奶保湿霜可有效保护指甲的健康，维持指甲的光泽。

牛奶眼霜

原料： 牛奶半杯，冰块1小块。

制法： 1.在冰块外面包裹一块棉布；把牛奶放入冰箱内冰冻；

2.以冰块蘸取一些冰牛奶，然后放在眼袋上轻轻拍打即可。

功效： 去眼袋。牛奶可以起到镇静作用，可消除浮肿的眼袋。

牛奶浴液

原料：牛奶1杯，蛋清、蜂蜜适量。

制法：1.剪指甲。用剪子将你的手指甲和脚趾剪短，并用细锉刀将刚剪完的指甲打磨干净。

2.磨老茧。泡牛奶浴前，先把身体上的老皮茧子磨去。方法是，用一块浮石轻轻将尾骨附近、手臂弯处、膝盖处积存的老皮轻轻磨去，不可太用力，小心皮肤受损。然后，用一把细锉刀将脚底老皮、死茧统统挫掉，最后用浮石再细细磨一遍。

3.浸泡。将牛奶倒入浴缸中，在牛奶中加入适量的蛋清、蜂蜜，混合调匀，用洗浴球蘸上混合后的牛奶液，慢慢擦洗全身一遍。过几分钟后，用温水洗去身体上的牛奶混合物。

功效：柔嫩光滑。这个方法很简单，却很有用。持续两周时间，全身的肌肤将变得像婴儿般柔嫩、光滑、细腻，并充满迷人光泽。由于浸牛奶浴可使身心得到松弛，加上牛奶香味能安定神经，从而发挥促进熟睡之效果。除此之外，据载常浸牛奶浴对于改善多汗症亦具良好的功效。

贴心提醒

浮石、细锉刀和洗浴球，注意要买颗粒细小的浮石，不可太粗糙。

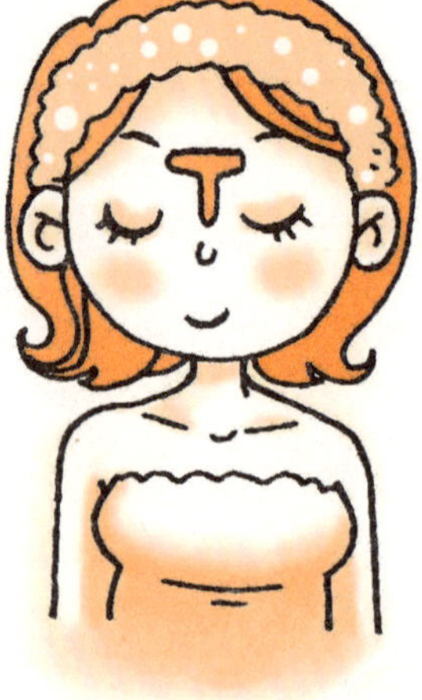

产后常见病的防治

产后新妈妈由于在分娩时消耗大量的体力，身体免疫力下降，更容易受到各种疾病的干扰。对于这些疾病，我们需掌握致病原因，对症下药，方能事半功倍，显奇效。

中医综合疗法

中医主张辨证施治，疾病既已发生，应采取相应的治疗措施，尤以主、辅结合的综合疗法最为科学。具体有如下方面：

药物疗法 在医生指导下，选用药物治疗。

饮食疗法 食用对症食物，提供营养物质，增强抗病力。

情感疗法 保持健康心态和情绪，对待疾病既不惶恐，也不漠然，应充分调动自身的抗争力。

体育疗法 适度娱乐、运动，达到调整身心气息、内脏功能、神经系统活动，增进康复。

针灸疗法 对病位、穴位针灸施治，以调和阴阳，扶正祛邪，疏通经络之功效。六合治疗仪治病主要功能为模拟针灸疗法。

预防产褥感染

产褥感染，是由于病菌侵入生殖器官局部或全身类症变化引起的，是新妈妈产后较易患的比较严重的疾病，也是引起新妈妈死亡的重要原因之一。新妈妈发生产褥感染后，由于感染部位不同，表现出来的症状也不同，一般分为以下几种感染形式：

会阴裂伤和缝线伤口感染

是一种常见的感染，表现为伤口红肿，缝线针头处化脓，病人自觉会阴伤口处热痛，出现小便困难，但一般不会发热，只要及时治疗，炎症会很快消退。

阴道感染

阴道黏膜表现为红肿、溃烂，且带有脓液，常伴有低热。

子宫内膜感染

病人自觉下腹疼痛，白带增多，且多为脓性，有臭味，同时体温升高，可达38℃以上，如能及时治疗，感染会很快得到控制；如果不及时治疗，炎症可继续扩散，侵入子宫肌层或子宫周围组织，病人会感到下腹剧痛，全身不适，体温可升高到40℃，并打寒战；如果炎症再不能控制，便会蔓延到腹腔，引起弥漫性腹膜炎，病情表现更为严重，除高热、寒战外，腹痛进一步加剧，出现恶心、呕吐、呼吸急促、神志不清，有少数病人会发生败血症、毒血症，如抢救不及时，则可能造成死亡。

为防止产褥感染，要特别注意预防。预防应从怀孕期间开始。怀孕期间要注意清洁卫生，积极治疗原有的感染病症。在怀孕的最后三个月及产后42天中，一定要禁止同房，且不要洗盆浴。分娩时，如果发生胎膜早破、产程延长、产道损伤、产后出血，应及时进行抗感染治疗。新妈妈在分娩时，要尽量多吃东西、多饮水、多休息，以增加身体抵抗力。分娩后，新妈妈要注意饮食营养，尽量早期下床活动，及时小便，以避免膀胱内尿液潴留，影响子宫的收缩及恶露的排出。同时要注意产后会阴部的清洁卫生，使用消毒过的卫生纸和会阴垫。

TIPS

如果已经发生产褥感染，应加强营养，及时补充足够的热量，尽快纠正贫血等病症。躺卧体位采取半卧位，有利于恶露排出，能限炎症于盆腔，减少扩散。要在医生指导下抗感染治疗，如果盆腔脓肿形成，需手术切开引流。

发生产褥感染后，一定要及时、彻底地进行治疗，以防炎症扩大、蔓延和留下后遗症。特别是新妈妈如在产后出现体温升高等症状，不要自以为感冒而忽略，一定要及时到医院去检查治疗。产褥感染的治疗原则是抗感染，辅以整体护理，局部病灶处理，手术或中药等治疗，以及增强新妈妈的抵抗力。

预防产后大出血

胎儿娩出后24小时内，阴道出血量超过500毫升时即为产后大出血。这是造成新妈妈死亡的重要原因之一，发生率约占分娩总数的4～8%，一般多发生在产后2小时以内。如在短时间内大量失血，即会使新妈妈抵抗力降低，就容易导致产褥感染。产后大出血导致失血性休克的时间过长，还可能因脑垂体缺血而坏死，甚至危及生命。因此预防产后大出血极为重要。分娩时应到有条件的医院，以免发生意外。

预防产后大出血的措施有如下几条：

新妈妈要克服精神过度紧张

在分娩过程中，因精神过度紧张会引起宫缩乏力，从而导致胎盘滞留，引起产后出血。另外，在分娩时不要使用过多的镇静剂、麻醉剂，以免使宫缩乏力而引起产后出血。

积极处理产程

要及时发现异常头先露或其他阻塞性难产，避免产程延长。产程延长也会引起子宫收缩乏力，引起大出血。

保养好子宫部位

胎儿娩出后不要过早牵拉脐带或粗暴按摩子宫，否则会引起胎盘嵌顿。

新妈妈尿液要及时排出膀胱

否则因充盈的膀胱影响子宫收缩，而阻碍胎盘排出。防止产后大出血，新妈妈和医生要协作，要互相配合。

发生产后大出血的原因

新妈妈精神过于紧张。有些新妈妈在分娩时精神过于紧张，导致子宫收缩不好，是造成产后出血的主要原因。在正常情况下，胎盘从子宫蜕膜层剥离时，剥离面的血窦开放，会出现少量出血。但当胎盘完全剥离并排出子宫之后，出血迅速减少。但是，如果新妈妈精神过度紧张及其他原因，造成子宫收缩不好，血管不能闭合，即可发生大出血。

如新妈妈产程过长，使用镇静药过多，麻醉过深，也可造成子宫收缩无力，出现大出血。又如羊水过多、巨大儿、多胎妊娠时，由于子宫过度膨胀，使子宫纤维过度伸长，产后也不能很好恢复；生育过多过密，使子宫肌纤维有退行性变，结缔组织增生，肌纤维减少而收缩无力等，也是造成产后大出血的原因之一。

胎盘病因 如胎盘滞留、胎盘剥落不全、胎盘粘连等，都可造成大出血。

凝血功能障碍 新妈妈患有血液病、重症肝炎，后果也很严重，必须高度重视。

席汉综合征，是一种脑垂体疾病。又名西蒙——席汉综合征。原因为产后大出血而导致垂体前叶功能减退。

防治晚期产后出血

分娩24小时以后，在整个产褥期内发生的子宫大量出血，称晚期产后出血。以产后1～2周发病最常见，少数迟至6～8周。表现为阴道间断性或持续性流血，或为急剧性大量出血。新妈妈常因失血过多而导致严重贫血、失血性休克和感染等。随着剖宫产率的增加，发生术后的晚期产后出血，近几年明显上升。形成原因、症状及治疗方法，分别陈述如下：

主要病因

一是胎盘胎膜残留为最常见的原因。二是子宫复原不全、胎盘附着部位复原不全。三是剖宫产术后晚期出血，多发生于术后2～6周。四是因切口影响子宫收缩，或缝线溶解、松脱，或感染使刀口裂开；或因缝线过密造成局部缺血坏死；或切口选择过低，接近宫颈外口，此处组织结构以结缔组织为多，故愈合能力差，出血较为严重。其他原因还有滋养细胞疾病、子宫黏膜下肌瘤、子宫颈癌、性交损伤等，均可导致晚期产后出血。

临床表现

一般新妈妈在分娩24小时后，都会有少量的血性液体从阴道流出来，且随着时间的推移，这种现象会渐渐消失。但个别新妈妈产后5～6天，仍存在子宫大量出血，就不正常。这种晚期出血应引起高度重视。晚期产后出血多发生在分娩后数日，甚至20～30天之后，可以表现为产后持续阴道出血，少量、中量或大量出血或于分娩后突然大量出血。不同原因所致的出血期临床表现有所差别，如剖宫产后的出血者可能发生在产褥末期，多表现为急性反复大出血。胎盘及胎膜残留，或胎盘息肉所致的大出血，在发生大出血前可连续有少量阴道出血，恶露增多，一般无腹痛症状，但失血过多过急，可致休克，应引起高度注意。

预防措施

因引起晚期产后出血的原因大多是胎盘及胎膜残留，这就要求医护工作人员在胎盘娩出后，必须仔细检查胎盘或胎膜有无残留，胎膜边缘有无断裂的血管残痕等，均需及时处理。剖宫产的子宫切口必须看清楚出血点；结扎后再缝合子宫，缝合松紧间隔要适当。对于新妈妈自己来讲，应该警惕如下现象，比如产后阴道出血时间较长，或伴有异味等，此时就应及时就医，提高自我防范的能力。

治疗方法

产后有少量或中量流血、持续不净者，医生会给予缩宫素、麦角新碱、益母草膏、生化汤、云南白药等止血，促进子宫收缩；同时适当应用广谱抗生素以抗感染治疗，辅以维生素等支持疗法。对疑有胎盘、胎膜残留，或胎膜附着部位复旧不全者，刮宫一般能奏效。对剖宫产后止血病人的处理原则，是用宫缩剂和止血药。如有滋养细胞或其他肿瘤者，医生会做相应的治疗。

TIPS

发生急性大量出血的新妈妈，应及时入院输液、输血治疗，以避免发生休克。剖宫产后子宫切口裂开出血，在治疗无效时需做子宫全切或次全切除术。

防治产后伤风感冒

新妈妈分娩后10天内，一般出汗较多，这是因为要通过排汗功能而协助排出体内积蓄的废物，此属正常生理现象。但是，出汗过多，毛孔张开，此时如受风寒，极易感冒、咳嗽，不但对产后健康恢复不利，还会并发其他疾病，如果长期不愈，会给产后留下病根，造成许多痛苦。

为了防止感冒，必须抵御风寒，因此新妈妈穿衣要适当，不要穿得过少，也不要穿得过多，更不能一会儿穿、一会儿脱，形成身体对外界抵抗力的降低。夜间或白天盖被子也要适当，不可开始盖得很多，夜间又踢开被子，造成汗后受寒。不要接触感冒病人，以免被传染。卧室要通风，保持室内空气新鲜。

子宫复旧不全的措施

产后子宫复旧不全表现为腰痛、下腹坠胀、血性恶露淋漓不尽，甚至大量出血。即使恶露停止，白带、黄带增多，子宫稍大且软，或有轻度压痛，如果不及时治疗，还可能导致永久性子宫病变，例如，造成结缔组织增生、子宫增大，及哺乳期后月经量多、经期延长。产褥期发生上述现象，要去看医生，可通过如下方法进行治疗：

服用子宫收缩剂 药方为麦角流浸膏2毫升，每日3次，或服用益母草流浸膏4毫升，每日3次，3天为一个疗程。有时可停药3天左右再进行一个疗程治疗。中药益母草膏无不良反应，可坚持常服，每日2～3次，每次1汤匙冲服。

卧床休息时不要总仰卧，要经常变换体位，防止子宫后倾。

子宫后位者，要做新妈妈保健操，尤其是膝胸卧位运动，以矫正子宫后倾，每日2次，每次10～15分钟。

如有炎症，需选择合适的抗生素以控制感染。

分娩后子宫缩复的快慢，与新妈妈的年龄、分娩次数、身体健康状况、分娩的性质、是否哺乳等都有关系。凡是年龄大、分娩次数多、身体素质差的子宫复旧均比较慢。另外，产程长或难产者复旧也慢。产后自己哺乳，可以反射性地促进子宫收缩复旧。

TIPS

产后长时间出血或有大出血而怀疑有胎盘滞留者，子宫复旧肯定不好，应当手术刮宫，以清除宫内滞留物，促进愈合。

防治产后子宫脱垂

有关子宫脱垂的症状表现、缘由及预防，分别陈述如下：

子宫脱垂的症状

新妈妈如发生子宫脱垂，就会感到下腹、外阴及阴道有向下坠胀感，并有腰酸背痛，若久立、活动量大时，这种感受更加明显，严重者将影响活动。属于早期子宫脱垂或症状较轻者，可取平卧位或稍坐一会儿，使阴部恢复常态；重症子宫脱垂则不易恢复，即使用手帮助回纳，起立后仍可能向外脱出。如果子宫脱垂的同时，还伴有膀胱膨胀，往往会有尿频、排尿困难或尿失禁等症；若子宫脱垂兼有直肠膨出，还可出现排便困难。

新妈妈造成子宫脱垂的原因

分娩过程中，特别是第二产程延长或有阴道助产手术者，盆底组织过度伸展，张力降低，甚至撕裂致盆底脆弱，若在这种情况下，产妇又过早做体力劳动，尤其是重体力劳动，过重的腹压可将子宫推向阴道以致发生脱垂。

子宫脱垂因程度不同，有轻、中、重之分。轻度子宫脱垂（Ⅰ度），此类病人大多数没有什么感觉，有的可在长期站立或重体力劳动后感到腰酸下坠；中度子宫脱垂（Ⅱ度），部分子宫颈或子宫体脱出体外，在阴道外；重度子宫脱垂（Ⅲ度），即整个子宫颈与子宫体全部暴露于阴道口外。

预防子宫脱垂的方法

不要生育过多、过密，以免影响母体健康。产后如有组织破裂，必须及时修补。产后2周，应开始做膝胸卧位体操，每天2～3次，每次15分钟，这样可使子宫位置尽快复原到正前倾位。积极治疗易使腹压增加的慢性疾病如便秘、咳嗽等。充分休息，产后生殖器恢复正常需42天，在此期间应充分休息，避免过早参加重体力劳动，如挑重担、手提重物，以及长时间下蹲等活动。卧床休息时，不要总仰卧，要经常变换休息姿势。

子宫脱垂的治疗

轻度子宫脱垂病人，可以采用服用补气升提药物及体育疗法治疗。

一是服用补气升提药物。如补中益气汤。另外可以采用针灸法，灸针百会、关元、中极、三阴交、大冲等穴位，即可见效。

二是体育疗法。具体方法有如下几种：

缩肛运动 用盆底肌肉收缩法将肛门向上收缩，就如同大便完了收缩肛门那样。每天做数次，每次收缩10～20下。

臀部抬高运动 平卧床上，两脚踏起，紧贴臀部，两手臂平放在身体两侧，然后用腰部力量将臀部抬高与放下。每天2次，每次20下左右，并逐步增多次数。

TIPS

注意：中、重度子宫脱垂，应到医院妇产科诊治。

预防恶露过期不止

产后恶露一般持续20天左右即净，若过期仍然不干净，就要采取防治措施。具体防治方法有如下几点：

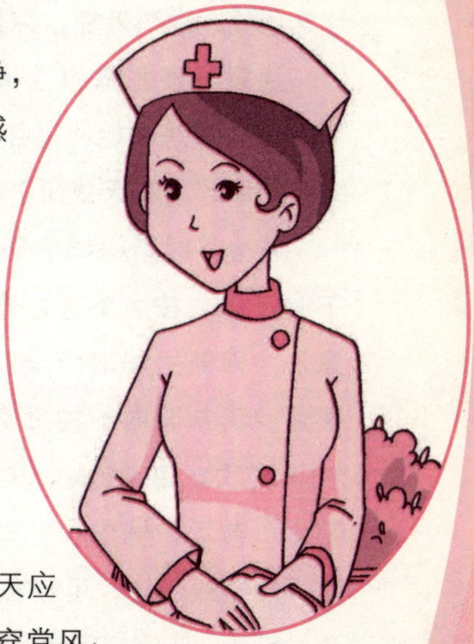

若产后恶露淋漓不断，超过20天仍不干净，量多，颜色淡红，质清稀，无臭气，新妈妈感到疲倦无力，要请医生诊治，同时用下列方法配合治疗：

一是采用食疗法，如淮药粥、赤豆粥、芡实粥、人参粥、人参山药乌鸡汤等。

二是应绝对卧床休息，尽量减少活动，以免行走、站立，这会使中气下陷，导致子宫下垂。

三是要注意保持新妈妈卧室清洁整齐，夏天应做到凉爽通风，不使新妈妈出汗过多，不可吹穿堂风；冬天注意保暖并保持室内湿度，不要使空气干燥。

如果新妈妈素来身体强壮，产后恶露多，过期不净，颜色鲜红或紫红，质黏稠，有臭气味，自觉发热、口干咽燥等现象，除求医用药外，饮食尤其要注意新鲜、清洁卫生，预防热邪侵袭。

因新妈妈阳气亢盛，血分有热，饮食应清淡，多食新鲜水果，如梨、橙、柚子、苹果等，可洗净切块煮热温食。蔬菜宜多食萝卜、菠菜、藕、冬瓜、丝瓜等，还可常吃冬苋菜粥、藕汁粥、青萝卜粥、菠菜粥等。平时要多饮水，忌吃辛辣、煎炒、油腻之食。

若新妈妈在月子中有过悲伤、忧愁，或过度思虑、操劳，造成恶露过期不止，除改变外部条件外，还需避免语言刺激，帮助新妈妈排解忧愁，给予开导、安慰。

此外还可采用以下治疗方法：一是取益母草50克，煎水，加适量红糖，1日1剂，分3次服，连服1周。二是取黄酒10毫升，童便10毫升，混匀，用微火煎开，待温立服，日服1次，连服3天。

防治产后恶露不下

如果分娩后恶露停蓄胞宫不下，或所下甚少，致使浊淤败血停蓄，引起腹痛、发热等症，称为恶露不下。防治方法如下：

注意观察恶露的性状，从而针对病因治疗，如恶露一般可持续20天左右，若恶露始终是红色，或紫红色，有较多淤血块，量不减甚至增多，时间超过20天或所下极少，均属于病理情况，应引起注意。

若分娩时新妈妈感受寒邪、过食生冷而引起恶露被寒所凝滞，产生下腹疼痛，按之更甚，痛处可触及肿块，恶露极少。首先，可采用按摩法，即新妈妈取半坐卧式，用手心从心下擀至脐，在脐部轻轻揉按数遍，再从脐向下按摩至耻骨联合上缘，再揉按数遍，如此反复按摩10～15次，每天2次；其次，可以热熨，可选艾叶、陈皮、柚子皮、生姜、小茴香、桂皮、花椒、葱、川芎、红花、乳香等，任选2～3味适量，炒热或蒸热，用纱布包扎，外熨痛处；再者，多吃醪糟蛋或多吃鲤鱼。另外，卧室应保暖，防止风寒外袭。

若分娩后新妈妈情志不舒、或操劳过度、或困扰悲伤过度，导致恶露不下，可采用热熨，选用陈皮、生姜、花椒、乳香、小茴香等1～2味，炒热包熨下腹；也可用薄荷6克、生姜2片泡开水当茶饮。同时一定要保持精神愉快，避免各种影响情绪的因素发生。

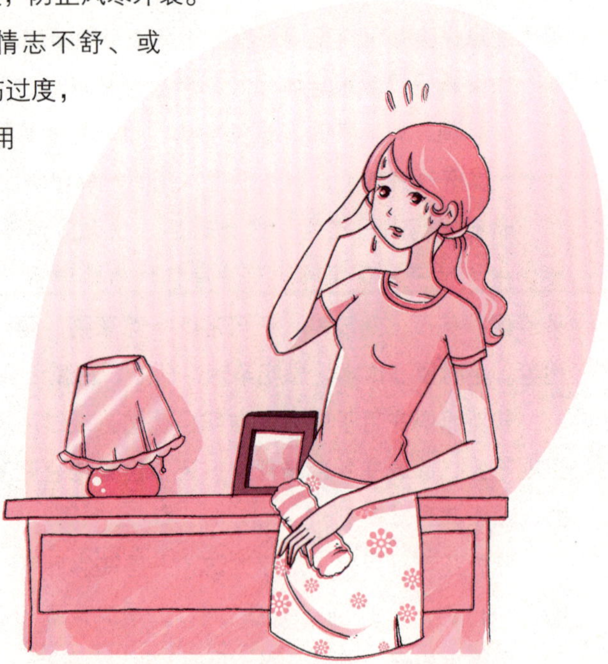

防治产后腹痛

产后腹痛除去产后宫缩痛，还常由如下两种原因引起，治疗方法如下：

血虚引起的腹痛

新妈妈在分娩过程中由于失血过多，或者本来身体气血虚弱，因而产生腹痛，表现为：小腹隐隐作痛，延绵不断，腹部喜用热手揉按，恶露量少，色淡红、清稀，或兼见头昏眼花、耳鸣、身倦无力，或兼大便结燥、面色萎黄。

治疗护理的措施有五条

1 卧床休息

保证充分睡眠，避免久站、久坐、久蹲，防止子宫下垂、脱肛等发生。

2 加强营养

可选择食用一些药膳，如人参粥、扁豆粥、猪肾粥、枣杞鲫鱼汤、当归生姜羊肉汤、黄芪当归鸡汤、参枣羊肉汤等。

3 防止大便结燥

可服麻仁丸，另外早晚加服蜂蜜1匙。多吃新鲜蔬菜、水果，如香蕉、番薯、西瓜、西红柿等，以润肠通便。

4 用热毛巾热敷痛处

或用艾条灸关元穴（膝下3寸，即膝下约3横指）、中极穴（脐下4寸，即脐下4横指），或用盐炒热装布袋热熨痛处，或熨关元穴、中极穴。

5 去医院治疗

恶露量多或有创伤流血不止者，必须尽快请医生止血。

调养不慎引起的腹痛

新妈妈在月子里若起居不慎，饮食受生冷，或腹部受侵风寒，冷水洗涤，使寒邪乘虚而入，血脉凝滞，气血运行不畅，不通则痛。有的新妈妈产后因过悲、过忧、过怒，肝气不舒，肝郁气滞，则血流不畅，以致气血淤阻，也会造成腹痛。也有的因产后立、蹲、坐、卧时间过长，长久不变换体位，引起淤血停留，而致下腹疼痛坠胀，甚至引起腰酸、尾骶部疼痛。主要症状有产后小腹疼痛、喜温喜按或喜温拒按，热敷则减轻。由情志不畅引起者常矢气则痛减，恶露量少、涩滞不畅、色紫暗常夹血块，或兼胸胁胀痛、四肢欠温。

防治腹痛有八条措施：

小腹部热敷法 即用热毛巾热敷痛处，或热敷脐下5厘米处的气海穴、脐下10厘米处的中极穴。

按摩法 即用热手按摩下腹部，方法为：先从心下擀至脐，在脐周作圆形揉按数遍，再向下擀至耻骨联合（阴毛处之横骨）上方，再作圆形揉按数遍，然后将热手置于痛处片刻，重复上述动作，但在作圆形按摩时方向应与前次相反，如此反复按摩，每次10～15遍，早、晚各1次。

热熨法 即选用中药肉桂10克，干姜12克，小茴香10克，艾叶20克，陈皮20克，吴茱萸10克，木香15克等温热药适量，以水浸润炒热装袋，趁热温熨痛处，冷再加热，每次熨10～15分钟。

TIPS

最后注意：腹部热敷、热熨应在产后第二天以后进行，以免子宫肌肉松弛造成出血过多。

服益母草膏1匙 每日3次，以化淤止痛。

加强食疗 即可选用生姜红糖汤、醪糟蛋、益母草煮醪糟、当归生姜羊肉汤、羊肉桂心汤。小腹胀痛、胸胁胀满者，可多食橘柑、金橘饼、韭菜，忌食生冷瓜果、饮料。

保持心情愉快 新妈妈应保持心情愉快，避免各种精神刺激。

保暖防风 注意保暖防风，尤其要保护下腹部，忌用冷水洗浴。

站立不可太长 不可久站、蹲下、久坐、一种姿势睡卧，这些体位持久容易造成盆腔淤血，应注意随时改变体位，适当活动。

防治产后盆腔静脉曲张

盆腔静脉曲张，是指盆腔内长期淤血、血管壁弹性消失、血流不畅、静脉怒张弯曲的一种病变。防治方法有以下几种：

产后要注意卧床休息，随时变换体位，避免长时间的下蹲、站立、坐等姿势。

保持大便通畅，若有便秘发生，应早、晚服蜂蜜1匙，多吃新鲜蔬菜、水果。

经医院确诊为盆腔淤血后，常按摩下腹部，用手掌在下腹部作正反方向圆形按摩，并同时在尾骶部进行上下来回按摩，1日2次，每次10～15遍。

用活血化淤、芳香理气的药物热熨，可选川芎、乳香、广香、小茴香、路路通、红花等各15克，炒热后装布袋中，熨贴下腹部、腰脊和尾骶周围。

做缩肛运动，即将肛门向上收缩，如大便完了时收缩肛门一样，每天做5～6次，每次收缩10～20次。

> TIPS
>
> 如果症状较严重者，除做以上锻炼外，还可采用膝胸卧位，即胸部紧贴床，臀部抬高，大腿必须与小腿呈直角，每天2次，每次15分钟左右，这种位置可使症状很快缓解。

平卧床上，两脚踏床，紧靠臀部，两手臂平放在身体的两侧，然后腰部用力，将臀部抬高、放下，每天做2次，每次20遍左右，以后可逐渐增加。

手扶桌边或床边，两足并拢做下蹲、起立运动，每天2次，每次做5～10遍。

卧床休息时，最好采取侧卧位。

在可能的情况下，卧床时可采取头低脚高的体位。

预防产后腰腿痛

产后腰腿痛的主要表现，多以腰、臀和腰骶部疼痛日夜缠绵为主，部分病人伴有一侧腿痛。疼痛部位多在下肢内侧或外侧；有的可伴有双下肢沉重、酸软等症。此病因骶髂韧带劳损，或骶髂关节损伤所致。主要原因如下：

产后休息不当，过早的久站和久坐，致使新妈妈妊娠时已松弛的骶髂韧带不能恢复，造成劳损。

新妈妈在分娩过程中引起骨盆各种韧带损伤，再加上产后过早劳动和负重，增加了骶髂关节的损伤机会，引起关节囊周围组织粘连，妨碍了骶髂关节的正常活动所致。

产后起居不慎，腰骶闪挫以及腰骶部先天性疾病，如隐性椎弓裂、骶椎裂等诱发腰腿痛，产后更剧。

预防措施有两条

1 新妈妈产后要注意休息和增加营养，不要过早久站和久坐，更不要过早劳动和负重。

2 避风寒，慎起居，每天坚持做产后操，能有效预防产后腰腿疼。

一般来说，产后腰腿疼痛经过几个月到1年左右，疾病会自然缓解。如果长期不愈，可采用推拿、理疗等方法治疗，并遵医嘱服用消炎止痛药。

预防产后颈背酸痛

有一些新妈妈在给孩子喂奶后，常感到颈背酸痛，随着喂奶时间的延长，症状会愈加明显，这是哺乳性颈背酸痛症。预防措施有以下几条：

及时纠正不良喂奶姿势，避免长时间低头哺乳。

在给孩子喂奶过程中，可以间断性地做头后仰、颈向左右转动的动作。夜间不要习惯于单侧睡觉。平时要注意活动颈部。

要在孕期及时治疗颈椎病，消除诱因。

注意颈背部保暖，夏天避免电风扇、空调直接吹头颈部。

加强营养，必要时进行自我按摩，以改善颈背部血液循环。

引起颈背酸痛的原因及预防

新妈妈不良的姿势 一般哺乳母亲在给小孩喂奶时，都喜欢低头看着小孩吮奶，由于每次喂奶的时间较长，且每天数次，时间长了，就容易使颈背部的肌肉紧张而疲劳，产生酸痛不适感。有的人为了夜间能照顾孩子，习惯固定一个姿势睡觉，造成颈椎侧弯，引起单侧的颈背肌肉紧张疲劳，也会引起颈背酸痛。

女性生理因素与职业的影响 由于女性颈部的肌肉、韧带张力与男性相比显得相对较弱，尤其是在产前长期从事低头伏案工作的女性（会计、打字员、编辑、缝纫师），如果营养不足，休息不佳，加上平时身体素质较差，在哺乳时就更容易引起颈、背、肩等部位的肌肉、韧带、结缔组织劳损，而引发疼痛和酸胀不适。

自身疾病的影响 一些人由于乳头内陷、婴儿吮吸时常含不稳乳头，这就迫使做母亲的要低头照看和随时调整婴儿的头部，加之哺乳时间较长，容易使颈背部肌肉出现劳损而感到疼痛或不适。此外，哺乳母亲患有某些疾病，如颈椎病，也会加剧神经受压的程度，导致颈背酸痛。

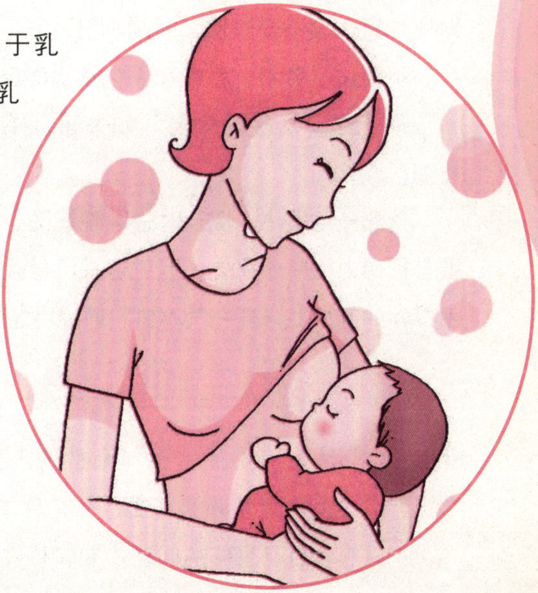

缓解产后手指、腕部疼痛

在分娩时，新妈妈皮肤毛孔、关节打开，加之产后气血两虚，容易使风寒滞留于肌肉和关节中，又因照顾宝宝及家务劳累，使得肌肉关节受到损伤，引起伸腕肌腱炎和腕管综合征。

伸腕肌腱炎

其引起的疼痛，以大拇指和手腕交界处最为明显，特点为腕部酸痛或疼痛，握拳或做拇指的伸展动作时，如写字、握筷子、举杯子及拿奶瓶等活动时会使疼痛加剧，在手臂上能见到条索状肿胀物，如不及时治疗和休息，疼痛会日益加重。

腕管综合征

是因手臂正中神经在腕管内受累于发炎肿胀的肌肉，引起手指疼痛麻木。开始仅表现为刺痛，经常在睡眠中痛醒，然后活动一下手指会很快消失。但若不及时治疗，数月后还会出现手掌内外肌肉萎缩。

对上述两症，可采取以下方法缓解

月子里注意避免不要着凉，室内保持干燥通风，温度不可太低。洗浴时应注意水温不要过低，时间不要过长。

不要过于劳累，手腕和手指疼痛时必须注意休息，减少家务活动。

月子里少吃酸性食物，如香蕉、鸡肉。同时要少饮啤酒，以免加剧疼痛。

疼痛一旦发生，应及时去医院就医。在医生的指导下合理用药，千万不要自行用力按摩疼痛处。可适当采用自我热敷的方法，减轻疼痛。热敷用热毛巾，如能加上一些补气养血、通经活络、祛风湿的中草药，效果更佳。

减轻产后身体酸痛的方法

休息；泡热水澡；经常请人按摩，尤其是针对酸痛的肌肉；多吃有营养的食物，补充身体需要的能量；多抱宝宝，别只想着自己身体的问题，要转移注意力。

预防产后足跟痛

有些新妈妈在产后出现足跟痛，很多人误以为是在月子里受了风寒所致，这种认识是错误的。新妈妈足跟痛，是由于脚跟脂肪垫退化所引起的。足跟部有坚韧的脂肪垫，对体重的压力和行走活动时的振动，能起到缓冲作用。但新妈妈在坐月子期间，由于活动减少，甚至很少下床活动行走，致使足跟部的脂肪垫变得薄弱，会出现退化现象。一旦下地行走，则由于退化的脂肪垫承受不了体重的压力和振动，即会出现脂肪垫水肿、充血，而引起疼痛。由此看来，不常活动才会导致足跟痛。

产后要充分休息，但并非必须长时间卧床。产后如无特殊情况，应及早下床活动、散步，并做些产后保健操等运动。这样既能避免发生足跟疼痛，又有利于产后身体的恢复。如果不慎患了足跟痛，可以采用一些自我热敷等方法缓解。热敷用热毛巾即可，能加上一些补气养血、通经活络、祛风湿的中草药效果更佳。

产后尿路感染的症状

产后由于膀胱受压，膀胱肌肉的收缩力暂时不能恢复即会引起积尿。如不注意产褥卫生，就容易发生膀胱炎和肾盂肾炎，症状如下：

膀胱炎

产褥期膀胱炎多数由大肠杆菌感染引起，典型症状是尿频、尿急及尿痛。尿液检查表明，有大量的白细胞及细菌，但无蛋白。在尿沉渣中常可见到红细胞，偶尔肉眼可见到血尿。感染可向上扩展，导致肾盂肾炎。

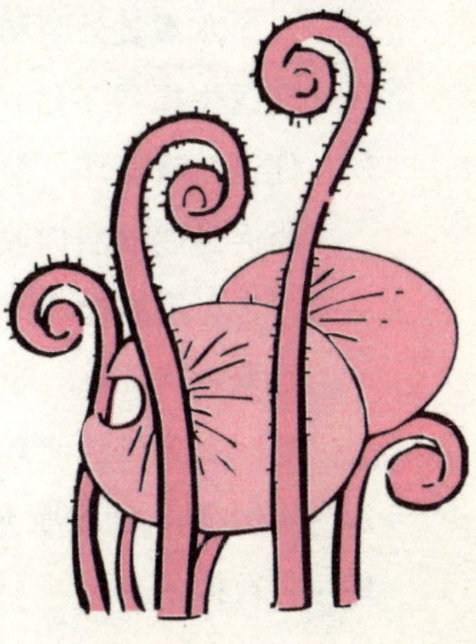

TIPS

治疗方法有

静卧休息、纠正便秘、多喝开水、食用易消化少刺激的食物、用抗生素治疗，也可选用清热解毒、利尿通淋的中草药治疗。

急性肾盂肾炎

患病率为0.5%～2%，多为双侧性，如为单侧则以右侧肾盂肾炎较多见。常见的是细菌从膀胱向上蔓延或通过血管与淋巴管直接感染的结果。典型症状为发病急，可能先有轻度的膀胱刺激症状或血尿，继而寒战高热，一侧或两侧肾区出现扣击痛。

解决产后排尿困难

许多新妈妈，尤其是初新妈妈，在分娩后一段时间内会出现小便困难，有的人膀胱里充满了尿，但想尿又尿不出来；有的人即使能尿，也是点点滴滴地尿不干净；还有的人膀胱里充满了尿，却毫无尿意。

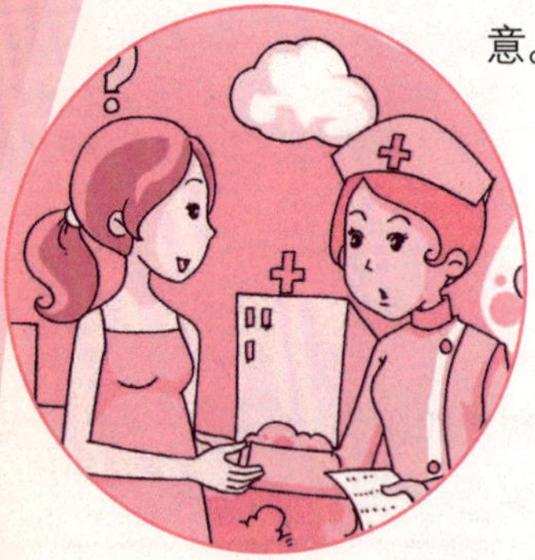

产后排尿困难是一件很难受的事，如果产后发生小便困难可采取以下方法处理：

最好在产后2小时主动排尿，不要等到有尿意时再排。排尿时要增加信心，精神放松，平静而自然地去排尿，特别要把注意力集中在小便上。

如不能排出尿液，可在下腹部用热水袋热敷，或用温水熏洗外阴和尿道周围，也可用滴水声诱导排尿。

在医生指导下做仰卧起坐运动，每天做3～4回，每回重复10～20次，促进血液循环，解除盆腔淤血，改善膀胱和腹肌的功能。

为促进膀胱肌肉收缩，可针灸关元、气海、三阴交等穴位；灸取百会穴；也可用拇指按压关元穴，持续1分钟可排尿。

可取中药沉香、琥珀、肉桂各0.6克，用开水冲服。

若以上方法仍无效，就要在无菌操作下行导尿术，并将导尿管留置24～48小时，使膀胱充分休息，待水肿、充血消失后，张力自然恢复，即可自行排尿。

产后小便困难的原因

在怀孕期，孕妇体内的水分主要靠排尿和出汗等排出体外。但在怀孕晚期，由于增大了的子宫压迫膀胱，使膀胱肌肉的张力降低，在分娩时，胎儿的头又长时间紧紧地压迫着膀胱，使膀胱肌肉的收缩力减弱，因此，虽然分娩后子宫对膀胱的压迫减轻，但由于膀胱肌肉张力的下降和收缩功能的减弱，膀胱已无力将其中的尿液排除干净。

另外，有些新妈妈在分娩时做了会阴侧切术，小便时尿液会刺激伤口引起疼痛，导致尿道括约肌痉挛，也是产后小便困难的原因。也有些新妈妈不习惯在床上小便，会引起小便困难。如果产后排尿困难，需用导尿术导出潴留的尿液，医生称之为产后尿潴留。

防治产后尿失禁

尿失禁表现有 每天排尿8次以上，但总感觉排尿不净；夜尿频繁，忍尿有困难；做一些运动和动作（如跳跃、大笑、咳嗽、打喷嚏）时，会身不由己地有尿液流出。

新妈妈在生活中应多加注意 如果有慢性咳嗽，咳嗽时宜双手抱住腹部，以减轻腹腔压力；平日宜多饮水，增强膀胱肌肉的弹性；要多吃新鲜蔬菜、水果，以改善便秘，减轻腹压对盆底肌肉的压力；有尿时及时排尿，避免经常忍尿而造成膀胱韧性下降，加重尿失禁；产后不要久蹲、久站、坐矮凳，以免加大对盆底肌肉的压力；会阴部有伤口时，应少吃姜、醋等辛辣刺激性食物，避免伤口愈合不良而影响盆底肌。另外，可以做保健操以纠正尿失禁，促使盆底肌肉和松弛的腹壁恢复张力，促进肌肉弹性复原，增强收缩力，提高膀胱的收缩功能，利于膀胱排空，从而改善尿失禁。

排尿动作既受神经系统的控制，又需要有很多肌肉群参与，如盆底肌、腹部肌。女性在分娩时，无论是自然分娩还是阴道手术助产，盆底的肌肉、筋膜以及腹肌都有较大的伸展，或因撕裂而变得松弛、软弱、弹性下降，特别会阴有伤痕的新妈妈，更会影响肌肉的舒缩，因而使很多新妈妈在分娩后出现尿失禁。

防治产后便秘

新妈妈分娩后最初几天，往往发生便秘，有时三五天不解大便，或者大便困难，引起腹胀、食欲缺乏。严重者，还会导致脱肛、痔疮、子宫下垂等疾病。引起产后大便困难的常见原因有以下几点:

由于妊娠晚期子宫长大，腹直肌和盆底肌被膨胀的子宫胀松，甚至部分肌纤维断裂；在产后，腹肌和盆底肌肉松弛，收缩无力，腹压减弱，加之新妈妈体质虚弱，排大便时用不出力气，又不能依靠腹压来协助排便，排大便自然发生困难。

新妈妈在产后几天内因卧床休息，活动减少，影响肠管蠕动，不易排便。

新妈妈在产后几天内的饮食单调，往往缺乏纤维素类食物，尤其缺少粗纤维，减少了对消化道的刺激作用，也使肠蠕动减弱，影响排便。

防治新妈妈便秘的措施有如下五种方法，请参考运用

1. 新妈妈应适当地活动，不能长时间卧床。产后头两天应勤翻身，吃饭时应坐起来。两天后应下床活动。

2. 在饮食上，要多喝汤、饮水。每日进餐应适当配加一定比例的杂粮，做到粗、细粮搭配，力求主食多样化。在吃肉、蛋食物的同时，还要吃一些含纤维素多的新鲜蔬菜和水果。

3. 平时应保持精神愉快，心情舒畅，避免不良的精神刺激，因为不良情绪能使胃酸分泌量下降、肠胃蠕动减慢。

4. 用黑芝麻、核桃仁、蜂蜜各60克，制成药剂服用。方法是，先将芝麻、核桃仁捣碎，磨成糊，煮熟后冲入蜂蜜，分2次1日服完，能润滑肠道，通利大便。也可用中药番泻叶6克，加红糖适量，开水浸泡代茶频饮。

一旦发生便秘不要急，可多吃些蔬菜、水果，多喝些水，能使粪便软化，容易排出。也可采取食疗法，润肠通便，如睡前饮1小杯蜂蜜水，每天早晨空腹吃香蕉1～2根，每晚空腹吃苹果1～2个，三餐喝粥，均可缓解便秘。必要时，可在医生指导下服用果导片或用甘油栓、开塞露塞入肛门内，均能见效。

TIPS

用上述方法效果不明显者，可服用养血润燥通便的“四物五仁汤”，即：当归、熟地各15克，白芍10克，川芎5克，桃仁、苦杏仁、火麻仁、郁李仁、瓜蒌仁各10克，水煎，分2次服用。

预防肛裂

虽然肛裂不是新妈妈独有的病症，但是产后妇女的肛裂发病率确实很高。肛裂是肛管内的齿状线下部反复损伤和感染，导致皮肤全层裂开后，因未得到及时处理，裂口反复感染后形成的一种慢性感染性溃疡。虽说肛裂不算大病，但给病人所造成的肉体痛苦和精神负担也是很大的。

新妈妈发生肛裂的原因主要有如下几条：怀孕后由于胎儿逐渐生长发育，子宫体也随之扩大，向下压迫盆腔，使血液在盆腔静脉丛内淤积，血液回流受阻，造成肛门周围组织水肿，抵抗力下降；加之，有的新妈妈活动量很小，胃肠蠕动缓慢，粪便在肠内停留时间过长，水分吸收过多，粪便干硬，排便时容易造成肛裂；还有的人产后吃鸡蛋过多，胃肠道内由产前的多渣食物突然变为少渣食物，因此出现便秘，大便困难，易发生肛裂。一般新妈妈肛裂在产后半个月内发生的占一半以上。

预防肛裂可从以下几个方面着手

产后应保持肛门部位清洁，每次大便后用温水轻轻擦洗肛门，养成良好的卫生习惯。

长时间的坐位可因腹中压力向下压迫，使肛门血管淤血，肛周围组织水肿、脆弱，容易造成损伤，因此孕妇和新妈妈要避免久坐。有条件时可经常做提肛运动，即做连续有节奏的“下蹲—站立—再下蹲”动作，每次做1～2分钟，每日做2～3次，以加强肛门括约肌收缩，促进局部的血液循环，防止淤血。

少吃辛辣刺激的食物，以防加重肛周水肿症。

发生便秘，不要强行排便。应先由肛门注入适当的开塞露、甘油栓等润滑药物，以利大便的顺利排出，避免造成肛门裂伤。

发生肛裂后，每日要进行局部清洗坐浴，尤其在大便后，能防止伤口感染，促使伤口尽快愈合。对肛裂痛者，可用1%的普鲁卡因进行局部封闭，久治不愈者，要去医院行手术治疗。

肛裂一般表现为大便时疼痛，便中和便后带血。疼痛的原因是在排便时，粪便通过肛管，刺激肛裂伤口底部的神经末梢而引起的。痛型为撕裂疼痛或烧灼痛。排便后缓解数分钟，此为疼痛间歇期，为肛裂所独有的特征。然后因内括约肌的痉挛而再度疼痛，常持续数分钟或数小时，直至括约肌疲劳、肌肉松弛而疼痛消失，医学上称为肛裂疼痛周期。肛裂还会出血，但出血量不大。有的在大便表面会发现条索状血迹，有的在大便后会滴数滴鲜血，有的仅在手纸上遗留少量血迹。

防治脑卒中

脑卒中在医学上称之为急性脑血管病，分为脑出血和脑缺血两大类。人们往往认为这种疾病只是老年人的病，而与新妈妈无缘。近年来临床证明，在产后自然条件下，有很多脑卒中发生的条件和诱因，对这些原由所表现出的症状万万不可大意。需要关注如下症状：

如果新妈妈在产前患有高血压或肾脏疾病，或妊娠后期有妊娠高血压的表现。若产前或临产时没有良好合理的预防和治疗，产后即很容易引起头痛、呕吐、抽搐，严重时可导致意识障碍和肢体瘫痪。当新妈妈出现这种情况时，应当想到新妈妈可能有出血性脑血管疾病的可能。因此，如新妈妈此时仍在家中，不要随意搬动，应立即呼叫救护车将其送往医院治疗。

新妈妈在分娩前后的一段时间里，由于机体消耗较大，尤其是摄入水分的相对减少，汗液的大量流失，使新妈妈的血液处于高凝和高黏状态，是发生缺血性脑卒中的非常重要的条件。年轻新妈妈由于血管无老化现象，出现此种病较少。但那些既往有风湿性心脏病，表现为心律失常如心房颤动，在分娩时或分娩后，由于某种因素，常会使心脏内的血栓脱落，堵塞脑动脉，形成脑栓塞。如有此症的新妈妈，会有轻微头痛、明显的半身瘫痪，可能出现语言障碍，但一般意识清楚，比出血性脑卒中轻一些。

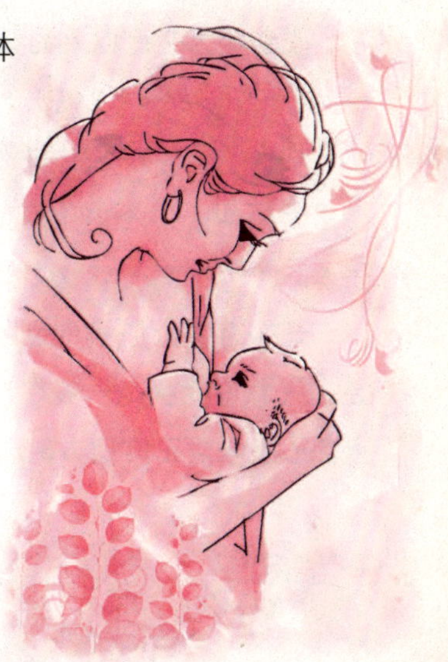

预防产后心力衰竭

患有心脏病的妇女，怀孕和分娩时可能会发生心力衰竭，要注意预防。除此以外，在产后的6～8天内，尤其是产后1～3天，仍存在发生心力衰竭的危险，还必须做好预防工作。这里提出几点预防产后发生心力衰竭的注意事项：

新妈妈一定要好好休息 最好请别人带孩子，以保证充足睡眠、避免劳累。可以每天在床上活动下肢，以助心脏活动。5～7天后再下地活动，下地活动也要循序渐进，先小活动，后大活动，根据身体情况量力而行。

一定要注意控制情绪 家里人不要惹新妈妈生气。

饮食仍要限制盐量，最好食用低钠盐 多食容易消化的食物，不可吃太油腻的食品，以防增加消化负担。一次不要吃得过饱，特别是晚餐不要吃得过饱，最好少吃多餐。

要防止感染，垫会阴用的棉花、纸应消毒，月经带要经常洗换，保持干净。

心功能为Ⅲ级以上的新妈妈不宜哺乳，要采用人工喂养的方法。

产褥期内绝对禁止性交。

掌握好做绝育手术的时间 一般在产后1周左右进行输卵管结扎手术，如果新妈妈心脏不好或有心力衰竭者，要在心力衰竭控制后才能做绝育手术。

妊娠合并心脏病的新妈妈，在产后会出现感到心慌、胸闷、不能平卧、气急等症状，一般在产后24～48小时症状最为明显，需住院观察，直到心脏恢复正常后方能出院。

防治产后外阴发炎

外阴部常因局部皮肤损伤和产后调养失宜，引起细菌感染而发炎。急性外阴发炎时，严重的会引起发热、腹股沟淋巴结肿大、压痛等。如果急性期发作较轻，未能引起重视，可能转为慢性，造成局部皮肤粗糙，外阴瘙痒，影响到以后的工作、学习和生活。防治方法有如下九种，请分别对症选用：

产后经常保持外阴皮肤清洁，大小便后用纸擦净，应由前向后擦，最后擦肛门部位。大便后最好用温开水冲洗外阴，每天用1：5000的高锰酸钾液冲洗1次。

恶露未净应勤换卫生巾（或月经带或月经纸），勤换内裤，内裤要穿舒适透气的棉织品，这对保持外阴清洁非常重要。若局部有创伤、擦损，可用金霉素油膏（或眼膏）、红霉素油膏涂擦局部。

在月子里一定要尽早些下床活动，这样不但可以增强子宫收缩，促进恶露排出，还可以预防和减少产后发炎，早日康复。

讲究月子里的卧姿。对于有外阴部裂伤或有外阴部切口的新妈妈，躺卧时，要卧向没有伤口的一侧，这样可以减少因恶露流入伤口而引起感染的机会。

如果发现外阴部有红色小点凸起，可在局部涂些2%浓度的碘酒。注意只能涂在凸起的部位，不要涂在旁边的皮肤上。少数人对碘酒过敏，不能涂擦。如果是脓点，可用消毒针头挑破，用消毒棉擦去脓液，再涂上抗生素油膏。

如果外阴部出现红、肿、热、痛的症状，局部可用热敷。用蒲公英50克，野菊花50克，黄柏30克，大黄10克，煎水，洗涤外阴。也可口服磺胺、螺旋霉素等抗生素。

如果局部化脓，除上述处理外，可用蒲公英30克，大黄15克，煅石膏30克，熬水，坐浴。

如果局部瘙痒时，可用1：5000的高锰酸钾溶液坐浴。最好不要用热水烫洗，因反复烫洗，能使局部皮肤受到损伤，过后愈来愈痒。

TIPS

患外阴炎后应忌食辛辣厚味、醪糟等类的刺激性食物，宜吃清淡食物。

防治新妈妈牙齿松动

由于妊娠后期胎儿在体内的迅速生长发育，加上产后哺乳母亲哺乳以维持宝宝的生长需求，这两个阶段孕新妈妈对各种营养物质，尤其是钙的需求明显增多。母乳中钙的含量比较稳定，当膳食中摄入钙不足时，母体骨骼中的钙将被动用，以维持乳汁中钙含量的恒定。此阶段哺乳母亲饮食中营养物质补充不足或缺乏，均会导致哺乳母亲的骨质因钙耗损变软，牙槽骨也会疏松软化，出现牙齿松动、咀嚼无力。此外，若新妈妈在月子里不能正常刷牙，牙上的污垢不能及时清除，会增加龋齿、牙周炎等口腔疾病，从而使牙齿松动加重，甚至造成牙齿脱落。

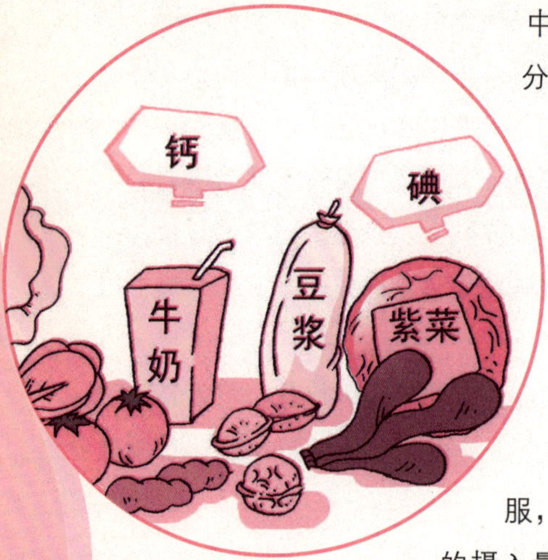

中医认为“肾主骨，生髓”。骨赖于髓充分滋养而坚固有力。齿为骨之余，齿与骨的生长均需肾精的充分滋养。所以，肾精气充足者，牙齿一般较坚固。如孕新妈妈禀赋不足，加上妊娠后期及产后哺乳需要更多营养物质，而补充不足，此时会更加亏虚，因而发生牙齿松动。

临床上可给予归肾丸加味，水煎服，每日1剂，共1～2周。饮食中要增加钙的摄入量。多吃含钙多的食物，如牛奶及乳制品、虾皮、海带、豆类、贝壳类、芝麻酱等，并注意口腔清洁卫生，必要时补充钙剂及维生素D等，并进行适当的户外活动。这样，就可以防止牙齿松动的发生。

预防新妈妈发生脑静脉血栓

新妈妈发生脑静脉血栓的机会较多。这是由于分娩时新妈妈腹压加大，盆腔静脉内的栓子脱落后直接进入脑内静脉窦。如新妈妈产前食欲太差、摄水少、脱水、血液浓缩或高凝高黏等状态时，均极易发生这类疾患。此时，新妈妈的主要表现是头痛、呕吐、昏迷以及下肢瘫痪。

由于人们没有把新妈妈与脑卒中联系起来，因此很多新妈妈即使已经出现脑卒中的明显表现时，家属仍以为是月子病而不予重视，更不送医院抢救，结果贻误时机，造成不可挽回的损害。

为了预防孕新妈妈发生脑卒中，要对孕妇定期进行身体检查，尤其临产前检查更为重要；要及时治疗高血压、糖尿病、心脏病或血液高凝高黏等病症，消除这些可诱发脑卒中的危险因素；孕新妈妈要保持心情舒畅，避免劳累、伤风和中暑，注意饮食卫生，不吃过高脂肪食物，保持营养和水分，对预防脑卒中也有积极意义。

恼人的产后脱发

产后脱发现象在医学上叫做分娩性脱发。约有35%～40%的妇女，在坐月子中会有不同程度的脱发现象，这是因为头发也像人体其他组织一样，需要进行新陈代谢，不必忧虑。一般来说，人的头发每隔5年就要全部更换一次，由于头发的更换是分期分批进行的，所以人们往往觉察不到。

产后脱发是一种暂时的生理现象，旧发脱落之后，新发就会长出，脱发也就不治自愈，不必有思想负担。如果为此忧心忡忡，反而会加重脱发的程度。为预防和减少脱发，怀孕期和哺乳期应当心情舒畅，保持乐观情绪，注意合理饮食，多吃富含蛋白质的食物，多吃新鲜蔬菜、水果，及海产品、豆类、蛋类。还可以经常用木梳梳头，或有节奏地按摩；经常洗头，以刺激头皮，促进头部的血液循环。一旦发生产后脱发，可在医生指导下适当服一些补血的药物，如何首乌、覆盆子，以及谷维素、B族维生素、钙剂、养血生发胶囊等药物。

月子期间脱发

女性头发更换的速度与体内雌激素水平的高低密切相关。雌激素增多，脱发的速度减慢；雌激素减少，脱发的速度加快。怀孕以后，体内雌激素增多，头发的寿命延长了，部分头发便“超期服役”，分娩以后，体内雌激素恢复正常，那些“超期服役”的头发就纷纷“退役”。另外，有的新妈妈分娩后精神上受到不良刺激，情绪低落、消沉，也会诱发产后脱发。还有的人在怀孕期间饮食单调，加上母体和胎儿对各种营养素的需要量增多，如不及时补充，在分娩后造成体内蛋白质、钙、锌、B族维生素的缺乏，影响头发的正常生长与代谢，使头发枯黄、易断和脱落。

防治新妈妈产后中暑

夏季分娩的新妈妈要特别注意防中暑，对此，需要做好如下几点：

1 居室要讲究卫生

要通风、勤打扫，保持清洁，要经常打开门窗，通风透气。新妈妈的床位放置要注意避开“穿堂风”的位置，床上可铺凉席。新妈妈也可以使用扇子，或用电扇吹风，但不可直吹。

2 注意个人清洁卫生

分娩1周后，每天都应该用温水擦洗身体，有条件的可以进行淋浴。身穿宽大柔软又吸汗的衣服，不要穿得过多，不要穿不透风散热的尼龙衣服。

3 多吃易消化、营养高的稀薄食物

多吃水果、蔬菜，尤其可以大量吃西瓜，因为西瓜有降温、利尿、补充水分的功能。尽量多喝些温开水或淡盐水，也可喝绿豆汤、菊花茶、金银花露等解暑之品。

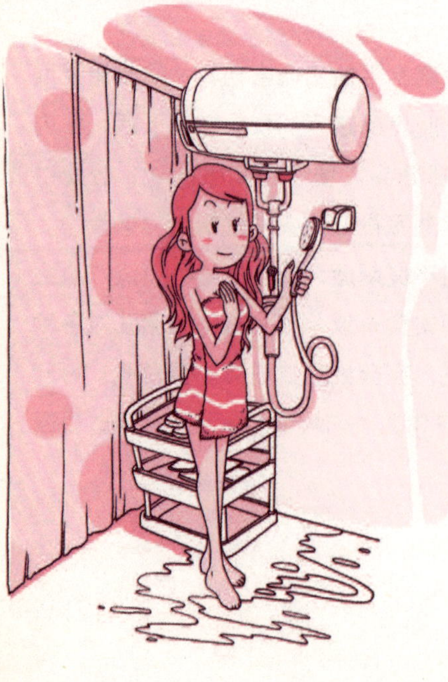

4 及时治疗

如果在暑天新妈妈出现发热、口渴、心慌、恶心、头晕等症状，不要拖延，要及时采取措施，立即把新妈妈转移到阴凉通风处，解开衣服，给以藿香正气水、十滴水等，体温上升者可采用物理降温，如放置冰袋、电风扇轻吹，或给予解热药物退热。经上述处理后，如症状仍不能缓解，并持续发热，伴有呕吐、腹泻、说胡话、面色苍白等症状，应立即送医院抢救，千万不可延误。

预防乳汁淤积

乳房肿胀、疼痛常给新妈妈带来不适，失去母乳喂养的信心，需及时寻找原因。当乳腺不断分泌乳汁时，如遇到乳腺管不够通畅，使乳汁不能及时排出而郁积在乳房内，会导致乳房充盈、硬结、胀痛，有时在乳房部可摸到大小不等的硬块。可通过以下办法预防乳汁淤积：

产后30分钟内及早喂奶。

要有正确的喂养姿势，使孩子“含接”良好，这在能使孩子吃到更多奶的同时，又解决了乳房胀痛的问题。

提倡按需喂养，婴儿肚子饿和母亲感到乳房胀满时就进行哺乳，不规定喂奶次数和时间。

如果孩子实在不能吃空，多余的奶可以吸出。

尽早纠正可造成哺乳困难的乳头内陷、内翻等症。

掌握新妈妈发奶食物，如鱼汤、鸡汤等的进食量。

乳汁淤积的原因有 乳汁分泌过多；产后未能哺乳；喂养姿势不正确导致乳头皲裂，不敢喂奶，乳房就更膨胀，乳汁蓄积在乳房中，孩子也吃不饱；每次喂奶让孩子吃后，乳房仍有许多的存奶，使乳房不能经常排空；不是按需喂养，盲目按时喂养，使乳房蓄奶过多。

防治乳头皲裂

一般来说，乳头皲裂是喂养不正确造成的。孩子未把乳晕都含到嘴内，仅把乳头放到口中，即所谓“含接”不好所致。含接不好，用嘴摩擦乳头的皮肤，持续以这种不正确的姿势喂哺就会使乳头皮肤破裂——发生“乳头皲裂”。由于乳头破损，每次哺乳后母亲都会感到乳头疼痛，不敢哺乳而会引起乳汁淤积。细菌由裂口进入乳房，又会导致乳腺炎。

预防乳头破裂，应当在孕期时开始做起。一般妊娠5个月左右，就要天天用温开水擦洗乳头，涂上食油。这样不仅能保持乳头的清洁，更主要的是使乳头皮肤受到锻炼而长得结实，以免哺乳时破裂。如果乳头凹陷，应及时纠正，试着拉出。喂奶要有正确姿势，乳头及大部分乳晕要含入婴儿口中。喂奶后要用一滴奶液涂在乳头上，使其自然干燥。

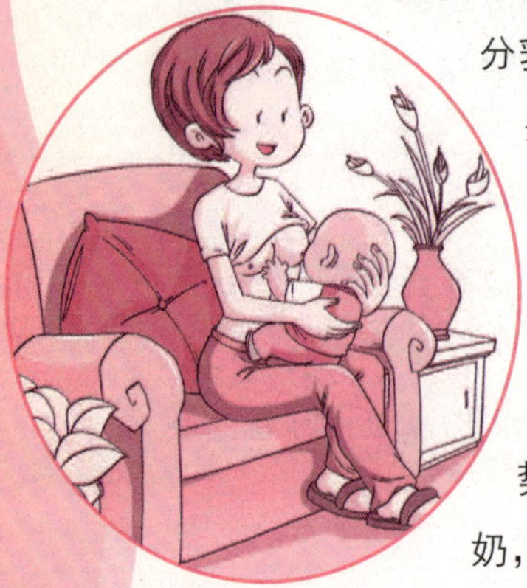

喂奶时，奶头虽尚未破裂，但却感到十分疼痛，就要引起注意。发生轻微皲裂不要终止哺乳，每次喂奶前先做乳房按摩，先喂没有皲裂的一侧，再喂有皲裂的一侧，保持正确的哺乳姿势。如果皲裂太严重，应暂停乳头破裂乳房的喂奶，用吸奶器将奶吸出后进行哺喂。

乳头破裂必须及时治疗。先在乳头上涂以复方安息香酸酊，再搽上己烯雌酚磺胺油膏，每间隔2～3小时搽1次，效果要比单纯用抗生素油膏好。千万不要把乳头破裂当做小事，延误了治疗。防治乳头皲裂最好的办法是要有正确的喂养姿势。

哺乳后，可用乳汁涂抹皲裂部位。局部可用1%浓度的复方安息香酸酊或10%浓度的鱼肝油剂涂抹，下次哺乳前要洗净。若皲裂严重，可用乳头罩间接哺乳，或将奶挤出用小勺喂给孩子吃。

乳头皲裂的治疗

珠黄散适量敷破裂处。局部涂以抗生素软膏或安息香酸酊。

莲房（莲蓬外皮）适量，洗净，炒熟研为细末，外敷乳头上。

鲜荸荠适量，洗净捣汁频涂患处。

橄榄核仁适量，烧成炭灰状，研成细末用香油调匀，涂敷患处。

红萝卜叶、籽适量，焙黄研成细末，用香油调敷患处。

南瓜蒂适量，晒干，烧成炭灰状，研成细末，用香油调敷患处。

南瓜藤须1把，食盐少许，将南瓜须同盐捣烂，加少许水煎汤顿服。

茄子花（经霜打）、香油各适量，将茄子花焙干，研成细末，用香油调成糊状涂于患处。

荸荠5个、冰片0.3克，将荸荠捣烂，用纱布挤汁，汁内放入冰片调匀，涂搽患处。

减轻乳房胀痛

减轻乳房胀痛的方法：一是发生乳房胀痛时，尽快使乳腺管通畅，将淤积的乳汁尽快吸出。因此，一旦出现奶胀，要及时处理。

二是乳房胀痛能挤出乳汁的，采取正确的喂奶姿势后，频繁地让孩子吃奶，这样可使乳房变软，如果孩子实在不能吃空多余的奶，可以吸出。

如果乳房胀痛不能挤出乳汁的，可采取以下办法：

哺乳前热敷乳房，轻轻从四周向乳头方向按摩、挤捏，使乳汁排出。

用吸奶器吸奶，帮助畅通乳腺管。

让婴儿吸奶，吃不尽的奶汁，用吸奶器吸尽。

两次哺乳间冷敷乳房，减轻充血。

用发酵面团150～200克，均匀地敷布在乳房上，盖上热毛巾敷半小时，然后除去乳头周围的面团，用手向乳头方向挤捏，并用吸奶器吸出乳汁。

如未见好转，且出现畏寒、突发高热等症，很有可能已发展为急性乳腺炎，需要到医院就诊。

如果有疾病或其他原因不能喂奶，应在产后24小时内开始回奶。口服雌激素，或用生麦芽水煎服代茶饮亦可。如果乳房胀痛明显，可用芒硝500克分包敷在乳房上。尽量少饮汤水，以协助回奶。

TIPS

如果乳房胀痛明显，伴有持续体温超过38℃以上，乳腺局部有红肿，伴有头痛，就应注意有发展成乳腺炎的可能，应及早就医。

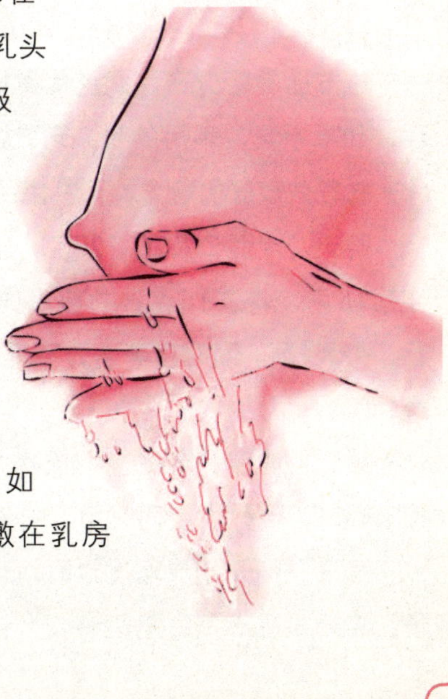

防治乳腺炎

急性乳腺炎又常被人们称作“奶疖”，一般来说，第一次生孩子的新妈妈最容易在产后患急性乳腺炎。乳汁淤积是发生急性乳腺炎的根本原因。导致乳汁淤积的主要原因是乳汁分泌多，婴儿吸吮少，不能一次排空。其次是因为初产新妈妈的奶头皮肤娇嫩，耐受不了婴儿吸奶时对奶头的刺激，常造成奶头组织损伤，形成奶头皲裂。尤其是奶头短，奶头状况不良的，更容易出现奶头裂口。裂口后因婴儿吸吮奶头时引起剧痛，所以喂奶时间就短，甚至不敢再让婴儿吸吮奶头，这便使大量乳汁淤积在乳腺内，以致乳汁在乳腺内逐渐分解，分解后的产物最适合细菌的生长。此时假如外面的化脓性细菌从奶头裂口侵入，将会在乳腺内迅速大量繁殖，便引起乳腺炎。

得了乳腺炎以后，要及时进行治疗，尽早控制，使其不发展为化脓。这样不但哺乳母亲少受苦，婴儿的喂养也会得到保证。治疗方法如下：

暂停喂奶

用吸奶器或手挤出奶汁，避免奶汁残存引起新的感染。

采取有效的验方治疗

这方面的验方在民间流传得比较多，有些有效，有些则缺乏科学道理，如果不慎，采用的验方无效，就会贻误病人。这里介绍几个经过临床实验疗效较好的验方，可供使用：

第一，干蒲公英20～25克（或鲜草50克），栝楼15克，没药15克，连翘15克，青皮15克，共煎水内服，发高热时第1天服两剂，从第2天起，每天1剂。同时用鲜蒲公英捣烂成泥，外敷硬块处，外敷每隔12小时换1次。

第二，鲜蒲公英50克，煎水内服，一剂煎3次，开始每天服2次，从第3天起每天服1次。同时用鲜蒲公英捣烂外敷。

第三，刚开始畏寒发热时，可用栝楼仁、陈皮、花粉、黄芩、生栀子、连翘（去心）、皂角刺、金银花、甘草（生）各10克，青皮、柴胡各5克，煎水，服时加白酒或黄酒一小杯，饭后1次服，1日1剂。

第四，当乳腺炎出现硬块时，可用青皮10克，陈皮10克，栝楼仁7克，穿山甲10克，金银花15克，连翘15克，甘草10克（半生半炙），煎水内服，每天1剂。同时外敷鱼石脂软膏。

第五，如果已发生跳痛，说明已经开始化脓。这时可用党参20克，穿山甲10克，白芷10克，升麻10克，甘草5克，当归15克，黄芪20克，皂角刺5克，青皮（炒）5克，煎水内服，每天1剂。

西药治疗

可注射或口服青霉素、红霉素等，但必须在医生指导下用药。如已化脓，应到医院请医生切开乳腺排脓。

热敷

当发现有乳腺炎时，就要进行热敷，用干净毛巾，在热开水中泡过，试着热敷，无论乳腺炎发展到何种程度，此法都有消炎去肿效果。

理疗

红外线可促进局部血液循环，有利炎症的吸收消散。

乳腺炎预防措施

产后30分钟内及早喂奶。

防止乳头皲裂。乳头皮嫩、内陷、扁平和不洁是造成乳头皲裂的主要诱因。妇女妊娠后一定要每天用温开水擦洗乳头，使乳头皮肤变厚。如果乳头发育不好、内陷，在擦洗乳头后，需将乳头轻轻往外提拉。这样，可增强乳头皮肤的耐力，使乳头外突，保持乳头清洁。产后每次喂奶前，用温开水擦洗乳房及乳头，要有正确的哺乳姿势，婴儿应将乳头及大部分乳晕含入口中，每次喂完奶后，将乳汁涂于乳头上。此外，不要让宝宝含着乳头睡觉，否则乳头被浸软而易破。

防止乳汁淤积。每次哺乳时，必须让宝宝吸尽乳汁。要是新生儿食量小，乳汁吸不完，应用吸乳器吸尽或挤掉。如果乳房有硬块，需作局部热敷，促使软化，再用吸乳器将乳汁吸出。

提倡按需喂养，不规定喂奶次数和时间。

断乳前先逐步减少哺乳次数，再行断乳，防止乳汁淤积而发炎。

防治产后漏奶

有的新妈妈产后不久，乳汁成天不断外流，民间俗称“漏奶”。

漏奶是指乳房不能储存乳汁，随产随流的意思。医学上称为产后乳汁自出，属于病理性溢乳，需要治疗。这种漏乳不但使婴儿得不到母乳喂养，而且给新妈妈带来很多苦恼，新妈妈常常穿不上干净的衣服，还容易发生感冒。但有的新妈妈因气血旺盛，乳汁生化有余，乳房充满，盈溢自出，则不属病态，应当分辨清楚。

产后乳汁自出的原因，多为气虚、中气不足、不能摄纳乳汁，而致乳汁自出；或因产后情志不畅，过于忧愁、思虑、悲伤，使肝气抑郁、气郁化火、肝经火盛，迫使乳汁外溢。应根据病因而采取不同的方法：

1 若因气虚不固者，宜加强食疗，可选用补气、益血、固摄的药膳。如芡实粥、扁豆粥、人参山药乌鸡汤、黄芪羊肉粥、黄芪当归乌鸡汤等。

2 若属于情志不畅、乳汁自出者，新妈妈尤当注意调理情志，宜慎怒、少忧思、断欲望，避免各种刺激因素等。

3 乳汁自出者，除求医治疗外，还应当注意勤换衣服，避免湿邪浸渍。冬天可用2～3层厚毛巾包扎乳房；或用煅牡蛎粉均匀地撒于两层毛巾中间，使药粉厚如硬币时以包扎乳房，加强吸湿的作用。

何为产后抑郁症

有些女性在分娩后，精神状态发生了很大变化，往往表现为烦躁、容易激动、焦虑不安、失眠、情绪低落、忧郁、爱哭，即使平时很坚强的人，此时也极易为一件小事而伤心落泪。这种现象以产后3～4天最明显，因而称“产后抑郁症”，以初新妈妈最为多见。

预防产后精神抑郁症的主要方法有如下几种，可供对症选用

提高妇女的心理素质，了解到妊娠、分娩、产褥是女性正常的生理过程。当妊娠时，帮助了解妊娠方面的有关知识，指导进行产前检查和咨询。

妊娠期要保持心情愉快，对孕妇特别重要。因为妊娠期有焦虑表现的新妈妈，产后有发生产后抑郁症的倾向。因此，产前应消除焦虑、恐惧和紧张情绪，避免各种精神刺激，即可减少或减轻产后抑郁症的发生。

家人，尤其是丈夫应多给予新妈妈以照顾或安慰，并保证新妈妈足够的营养和睡眠，要尽量分担新妈妈分娩所承受的痛苦，同时给予必要的关怀和照顾，避免用刺激性语言。总之，要使新妈妈在愉悦的家庭氛围中坐好月子。

产后抑郁症

容易发生产后抑郁症的新妈妈主要包含：产后身体状况不好的初新妈妈；因哺乳和家务活压力过大的新妈妈；性格内向、神经敏感的新妈妈；性格过分认真、崇尚完美的新妈妈；与丈夫关系不好的新妈妈；妊娠中或分娩过程中状态不佳的新妈妈；自幼在父母宠爱下长大的新妈妈；凡事爱忌讳的新妈妈；不希望怀孕的新妈妈；曾患过产后抑郁症的新妈妈。

增加钙质可防产后抑郁症。在怀孕期间，如能注意补充足够的钙质，较其他没有补充钙质的孕妇患上产后抑郁症的机会少一半。研究人员认为，新妈妈每天摄取1000毫克以上的钙质，除有助减少产后抑郁症外，也能降低怀孕期患高血压或出现惊厥症状的情况。孕期每天饮2杯牛奶，对母子有一定的益处。

TIPS

若抑郁症状严重且持续时间长，要在医生指导下，使用三环类抗抑郁药物进行治疗，也可以用黄体酮药剂的肌内注射治疗。

预防产后抑郁症的秘诀

产后抑郁症应该特别重视，虽然用药物治疗一段时间后会有所改善，但仍会影响新妈妈的身心健康和婴儿的生长发育，最好还是靠孕新妈妈自己做好以下几方面的防护安排，以使自己远离产后抑郁症。

重新规划自己的生活

规划好生活的时间和内容，将一天要做的事统统写出来，再按照轻重缓急加以分类，提高效率，少花时间多办事。培养宝宝生活作息有规律，充分利用宝宝的睡眠时间，处理一些自己的事。生活简单化，不要做不实际的完美主义者，尽量放松心情，自得其乐，知足常乐。

多方吸取育儿信息与经验

在照顾宝宝的过程中需要大量的咨询来辅助，如奶瓶如何消毒、尿布怎么包裹等，尤其是新手妈妈更加需要，所以应多阅读相关书籍与资料，多请教长辈或有经验的朋友，照顾宝宝才能更得心应手。

寻求支援

疲倦会使忧郁症加重，以致较难克服。哺乳期，可将孩子托给丈夫、婆婆、亲友、邻居或保姆暂时照看，自己喘口气。产后腰腿酸痛的情况相当常见，别过分担忧，不妨多外出散散步，放松自己，多结识新朋友。

放松自己，开阔胸怀

千万不要强迫自己做不想做的或可能惹自己生气的事。如在心情欠佳时，不要去收拾脏乱不堪的房间，暂时停止做家务，待情绪稳定时才处理，切勿将不愉快情绪藏在心里。要多与丈夫、亲人们交流、沟通，争取他们的帮助。

哺乳期用药的原则

处于哺乳期的新妈妈，如果在此期间必须用药，则必须按照医嘱服用，并且要严格遵守如下几条原则：

要避免应用禁用药物，如必须应用，应停止哺乳。

要谨慎用药，应在临床医生的指导下应用，并密切观察乳儿的反应。

确定哺乳母亲用药指征，并选择疗效好、半衰期短的药物。使用剂量大或疗程长的药物时，应检测宝宝的血药浓度。

用药方式，以局部或口服用药最好。尽可能应用最小有效剂量，不要随意加大剂量。

避开乳汁中药物浓度较高时哺乳，服药前哺乳比服药后哺乳为好。

哺乳母亲必须用药，但该药对宝宝的安全性又未能证实时，应暂停哺乳或改为人工喂养。

另外，哺乳母亲患病后，用药治病还要坚持以下原则：能用物理疗法的不用化学疗法；能用食物疗法的，不用药物疗法。总之，哺乳期的母亲用药治病一定要十分慎重，不可随便用药，并坚持在医生指导下合理用药。产褥期应减少不必要的用药，以避免药物毒副作用影响母婴健康。

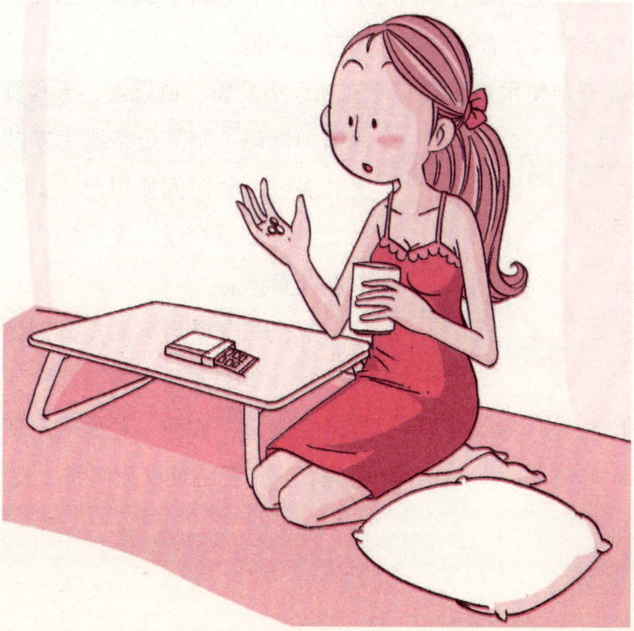

新妈妈忌服哪些西药

新妈妈分娩后生病用药要特别慎重。大多数药物能通过血液循环进入乳汁，或使乳汁量减少，或使婴儿中毒、影响乳儿；会损害新生儿的肝功能、抑制骨髓功能、抑制呼吸、引起皮疹等。总体而言，对新生儿影响较大的药物主要有以下几类：

- **抗生素** 如红霉素、氯霉素、四环素、卡那霉素等。
- **镇静、催眠药** 如鲁米那、阿米托、安定、安宁、氯丙嗪等。
- **镇痛药** 如吗啡、可待因、美沙酮等。
- **抗甲状腺药** 如他巴唑、硫氧嘧啶等。
- **抗肿瘤药** 如5-氟尿嘧啶等。
- **其他药物** 如磺胺药、异烟肼、阿司匹林、麦角、水杨酸钠、泻药、利血平等。

总之，新妈妈（哺乳母亲）用药、打针要在医生指导下进行。如果治疗需要上述药物，应暂停哺乳，使用人工喂养。

哺乳母亲服用红霉素后，每毫升乳汁中含有0.4～0.6毫微克的红霉素，就会引起乳儿的肝脏损害，出现黄疸；哺乳母亲服氯霉素，通过乳汁，可使婴儿腹泻呕吐、呼吸功能不良、循环衰竭及皮肤发灰，形成“灰色婴儿综合征”，此症影响乳儿造血功能。

哺乳母亲使用四环素可使乳儿牙齿发黄；链霉素、卡那霉素可引起乳儿听力障碍；哺乳母亲服用磺胺药可产生新生儿黄疸；长时间使用巴比妥，可使乳儿产生高铁血红蛋白症；氯丙嗪和安定，也能引起婴儿黄疸。

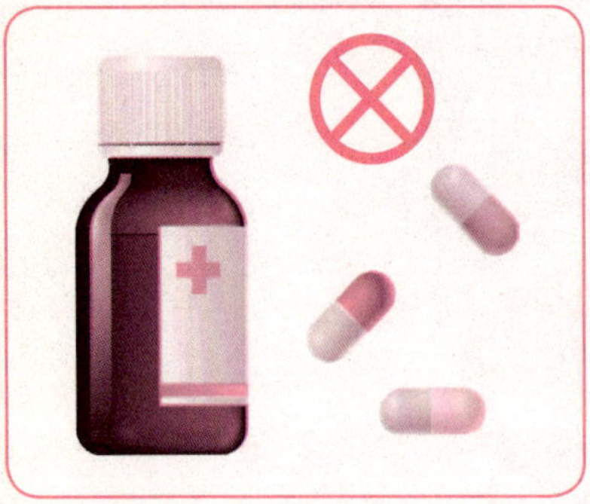

哺乳母亲使用灭滴灵，则使乳儿出现厌食、呕吐等；麦角生物碱，会使乳儿恶心、呕吐、腹泻、虚弱；利血平则使乳儿鼻塞、昏睡；避孕药会使女婴阴道上皮细胞增生。

新妈妈应忌服的中药

新妈妈如哺喂母乳，应忌用以下中药，否则对新妈妈健康及婴儿的身心发育等均会造成有害影响。

大黄、芒硝、枳壳、枳实、甘遂、大戟、芫花、青皮、牵牛子、车前子等

易伤新妈妈正气，影响乳汁分泌

山楂、神曲、麦芽等

均有一定回乳作用，哺乳母亲不宜吃

黄芩、黄连、黄柏、双花、连翘、栀子、大青叶、板蓝根、玄参、生地、熟地等

寒凉滋腻，损伤脾胃，影响哺乳母亲食欲，不利于下乳

栀子金花丸、回清丸、消积丸、跌打丸、金匮肾气丸、七厘散等

为作用峻猛的中成药，新妈妈哺乳应慎用

牛膝

能引血、引热下行，亦有回乳作用

不宜立即服用人参

新妈妈不要在产后立即服用人参，原因如下：

人参含有多种有效成分，如作用于中枢神经及心血管的人参辛苷、降低血糖的人参宁，以及作用于内分泌系统的配糖体等。这些成分能对人体产生广泛的兴奋作用，其中对人体中枢神经的兴奋作用，能导致服用者出现失眠、烦躁、心神不宁等不良反应。而刚生完孩子的新妈妈，精力和体力消耗很大，十分需要卧床休息，如果此时服用人参，新妈妈反而会因兴奋难以安睡，影响精力的恢复。

人参是一大补元气的药物，服用过多，可促进血液循环，加速血液流动。这对刚刚生完孩子的新妈妈十分不利。因为妇女在生孩子的过程中，内外生殖器的血管多有损伤，服用人参，有可能影响受损血管的自行愈合，造成流血不止，甚至大出血。

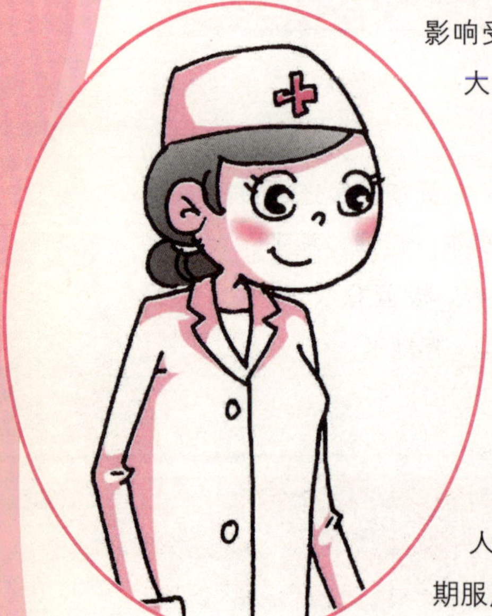

新妈妈在生完孩子的一个星期之内，不要服用人参，分娩7天以后，新妈妈的伤口已经基本愈合，此时服一点人参有助于新妈妈的体力恢复，但不宜服用过多。

健康的新妈妈在产后3周左右服用为宜，因此时的伤口已愈合，新生的子宫内膜基本覆盖，恶露也基本干净，此时服用人参有利于身体的恢复。但要注意产后服用人参每天应为3克，不要服用过量，也不要长期服用，因为人参性味温热，会导致上火或引起婴儿湿热。

3 Part

精心呵护 新生儿

宝宝终于从宫中出来，来到这美丽多姿的世界。幼小的生命需要我们精心呵护，宝宝带给我们的欢乐是毋庸置疑的，宝宝健康成长的背后也意味着我们辛苦的付出。但是由于带宝宝没有经验，对很多事情都是未知的，宝宝只要有半点不舒服，妈妈心理只能干着急却帮不上半点忙……

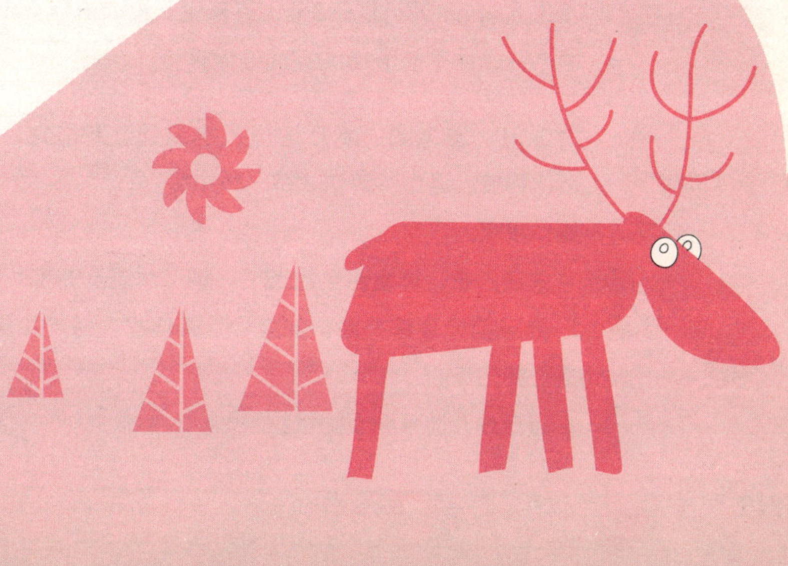

母婴同室的那段日子

现在一般在医院生产，都会要求宝宝和妈妈一起留院观察几天。医院里新妈妈可以交流经验，说说各自的人生趣事，说不定以后还可以成为知己朋友。虽然医院里面人多嘈杂，现在回忆起来，还是挺怀念那段时光。

新生儿游泳

新生儿游泳好处

1. 有效促进脑细胞的发育，为新生儿未来的智商、情商的提高打下良好基础；
2. 增高免疫力，增加肺活量，减少呼吸道感染；
3. 游泳后，新生儿睡得香、吃得饱、营养吸收好。

适应证

足月分娩的新生儿，包括自然分娩及剖宫产儿；妊娠32～36周分娩的早产儿、低体重2000～2500克，住院期间无需特殊处置者。

禁忌证

新生儿Apgar评分低于8分，有新生儿疾病治疗、小于32周德早产儿、体重低于1800克的低体重儿。

用物准备

游泳池、游泳圈、水疗溶质、水温计、护脐贴、脐部消毒液、棉签、浴巾、清洁衣裤、尿布等。

操作步骤

1. 关闭门窗，调室温至约28℃，调节水温至38℃。
2. 游泳前检查保护圈，如型号是否匹配，保险扣是否安全，是否漏气等。
3. 将新生儿脐部贴上防水护脐贴。

4. 为新生儿套好游泳圈，并检查其下颏部是否放在下颏槽内，下颌是否垫托在预设位置。

5. 游泳完毕，取下防水护脐贴，迅速用大浴巾擦干宝宝身上水迹，用消毒液消毒脐部2次。

护理要点

1. 选择正品的游泳圈和游泳附属设备，水质洁净。

2. 为防止交叉感染，游泳桶内套一次性塑料袋。

3. 游泳过程中，应与宝宝进行眼光、语言、抚触等交流，表达爱和关怀。

新生儿光照疗法

目 的

新生儿光照疗法是治疗新生儿高胆红素血症的辅助治疗方法。通过光照使患儿血中的间接胆红素转化为水溶性异构体，经胆汁和尿液排出体外。

适应证

早期新生儿黄疸，主要用于ABO血型不合溶血症、Rh血型不合溶血症、红细胞6—磷酸葡萄糖脱氢酶缺乏溶血症等以间接胆红素升高为主的病理性黄疸。

用物准备

1. 光疗箱波长为420～470nm的蓝色荧光灯治疗效果最好，光亮度160～320W。分为单面和双面光疗箱，单面光疗可用20W灯管6～8支平行排列或弧形排列；双面光疗可上下各安装20W灯管5～6支。灯管与皮肤之间的距离为33～50厘米。

2. 遮光眼罩用不透光的布或纸做成。

3. 其他如尿布、工作人员用的墨镜等。

操作步骤

1. 光疗前清洁光疗箱，湿化器水箱加水至2／3，接通电源，检查线路和灯管亮度。调节箱温至患儿适宜温度，相对湿度为55%～65%。

2. 操作者需了解患儿的日龄、体重、黄疸的范围和程度、胆红素值以及生命体征等情况。

3. 清洁患儿皮肤、剪短指甲、戴遮光眼罩、脱去衣裤，但应注意保护男婴的阴囊。

4. 将患儿裸体放入已经预热的光疗箱中，并记录开始照射时间。

5. 照射过程中，应注意使患儿皮肤均匀受光，若使用单面光疗箱，则应每2小时更换1次体位，可以仰卧、侧卧、俯卧等，但俯卧时需有专人照看，以免发生新生儿窒息。

护理要点

1. 监测体温和箱温光疗期间，应每2～4小时测量体温，36℃～37℃为适宜温度，并根据体温调节箱温。若体温>38.5℃或<35℃时应暂停光疗。

2. 补充营养和水分光疗期间，患儿不显性失水比正常患儿高2～3倍，故应注意喂养，补充足够的水分，以保证患儿营养和水分的供给。

3. 注意观察病情变化及不良反应。光疗过程中，应注意观察患儿的生命体征及精神反应，如有无烦躁、嗜睡、发热、腹胀、呕吐等；监测血清胆红素水平的变化；观察大小便颜色及性状；皮肤有无发红、干燥、皮疹等。

4. 与患儿进行情感交流。经常对患儿进行抚摸、语言交流等，并请家长多与患儿进行情感交流，以减轻其孤独和恐惧感。

5. 出箱。一般情况下，患儿血清胆红素<171mmol / L时可停止光疗让患儿出箱。为患儿除去眼罩、穿好衣服，并作好出箱记录。

6. 光疗箱的维护和保养。光疗期间，应每天清洁灯箱及反射板，以免影响照射效果。光疗结束后，关好电源，拔出电源插座，倒尽湿化器水箱内水。定期更换灯管，以保证其能量输出，灯管使用1000小时后需更换；光疗箱应放置于干净、温湿度变化小、无阳光直射之处。

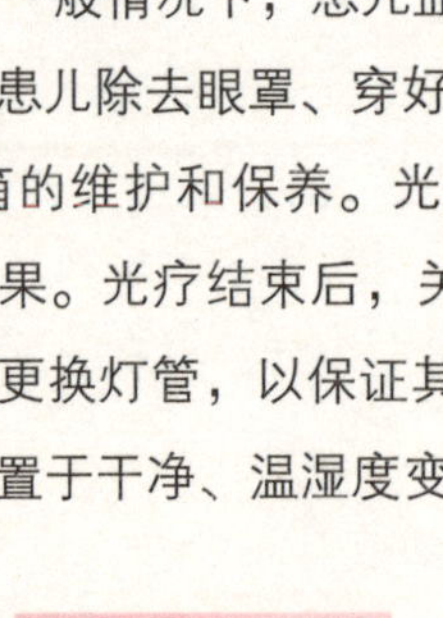

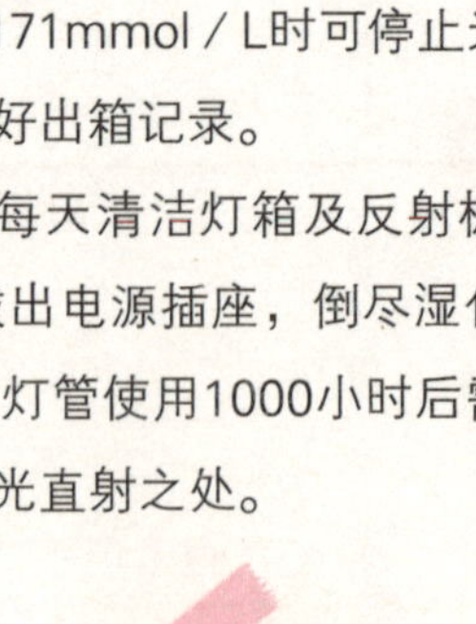

新生儿更换尿布法

目 的

经常更换尿布可保持新生儿臀部皮肤清洁、干燥，使新生儿舒适，预防尿布性皮炎。

适应证

尿不湿或布尿片、温热水、小毛巾、护臀霜或其他治疗性药物。

用物准备

1. 调节环境温度至24℃～28℃，关闭门窗。
2. 打开包被，用一手轻轻提起新生儿双足，解下污尿布。
3. 用温热水洗净臀部，干毛巾擦干后涂以护臀霜，再将清洁尿布垫于臀部。
4. 操作结束后，拉平新生儿衣服，盖好被子，洗净双手并做好记录。

操作步骤

1. 操作过程中，应动作轻柔，注意保暖。
2. 尿布包扎应松紧适宜，防止因过紧而影响新生儿活动或过松造成大便外溢。
3. 仔细观察新生儿大小便的颜色、性状及臀部皮肤是否清洁、干燥、完整。
4. 更换尿布过程中，应主动与新生儿进行语言及非语言性情感交流，以表达其爱和关怀。

暖箱使用法

目 的

暖箱使用是以科学的方法，创造一个温度和湿度都适宜的环境，使患儿体温保持稳定，提高未成熟儿的成活率，有利于高危新生儿的成长发育。

适应证

暖箱主要适用于早产儿、足月低体重儿及体温不稳定的新生儿。

用物准备

1. 检查暖箱水槽中蒸馏水是否在水位指示线内。

2. 接通电源，打开电源开关，并根据患儿的出生体重和日龄调至中性温度，所需湿度为55%～65%。

3. 患儿穿上单衣，裹好尿布后等待入暖箱。

4. 待暖箱温度达到设置温度时，将患儿放置暖箱内。

5. 出暖箱，其指征是：①患儿体重达2000g或以上，体温正常；②在不加热的暖箱内，室内温度在24℃～26℃时，患儿能保持正常体温；③患儿在暖箱内生活了1个月以上，如体重不到2000g，但一般情况良好者。

操作步骤

1. 环境温度应适宜，一般为24℃～26℃。

2. 操作前应了解患儿的胎龄、出生体重、日龄、生命体征、一般情况及有无并发症等。

3. 喂奶、换尿布、清洁皮肤、观察病情及检查等操作应尽量在暖箱内进行，各项操作可从边门或袖孔伸入，尽量少打开箱门，以免箱内温度波动。若确实需要暂时温箱治疗或检查，也应注意在保暖措施下进行，避免患儿受凉。

4. 定时测量体温，根据体温调节暖箱温度，并做好记录。一般在患儿体温升至正常之前应每小时测量1次，升至正常后每4小时测量1次，保持体温在36℃～37℃之间。

暖箱保养

① 暖箱使用期间，应每天用消毒液擦拭暖箱内外，然后用清水再擦拭一遍，定期进行细菌培养。

② 湿化器水箱内的水应每天更换，以免细菌滋生；空气净化垫应每月清洗1次。

③ 新生儿出暖箱后，应对暖箱进行终末消毒处理。

④ 暖箱不能放置于阳光直射、有对流风及取暖设施处，以免影响箱内温度。

⑤ 定期对暖箱进行检查，保证无故障及绝对安全。

新生儿的生理特点

新生儿自从剪断脐带的那一刻起，就开始了独立生命活动。如果宝宝现在对外界适应环境差，加上新手父母护理不当，很容易引起各种疾病。了解一下新生儿一些正常的生理特征，对宝宝的未来发展具有重要的影响。

什么叫做新生儿期

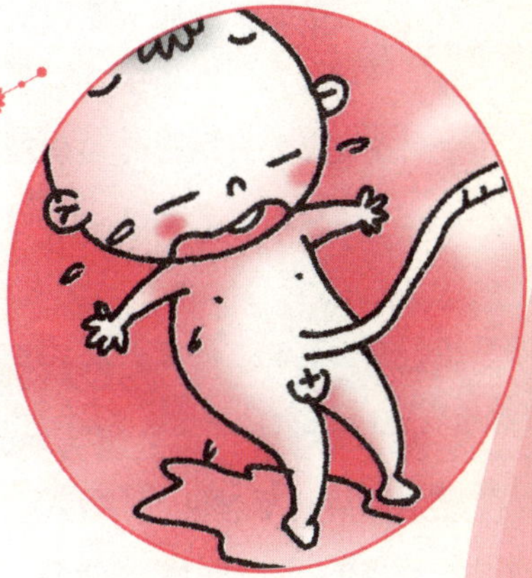

从宝宝出生到出生后28天，为新生儿期，共4周。这段时间是宝宝的脆弱期，因为胎儿一直在母体内生活，自剪断脐带的一瞬间，新生儿的呼吸、排泄等一切为了能生存下去的所有事情都必须婴儿自己去做。也可以说新生儿进入了独立生活的环境，各器官需要进一步完善，其功能需要进行有利于生存的重大调整。因此，对外界环境适应能力差、抗病弱的新生儿，就要为健康的成长，渡过这一道难关。

此间如果对宝宝护理不当，最易导致疾病。为了保证新生儿健康成长，须对新生儿的生理特点及常见的异常现象有足够的认识，并做好对新生儿护理、喂养和疾病的防治，从而保证宝宝健康成长。

TIPS

年轻的父母在享受新生命带来的喜悦与快乐时，还应掌握一些新生儿期的保健知识，如保暖、喂养、清洁卫生、隔离消毒等，从而愉快、幸福、平安地抚育宝宝。

足月新生儿有哪些特征

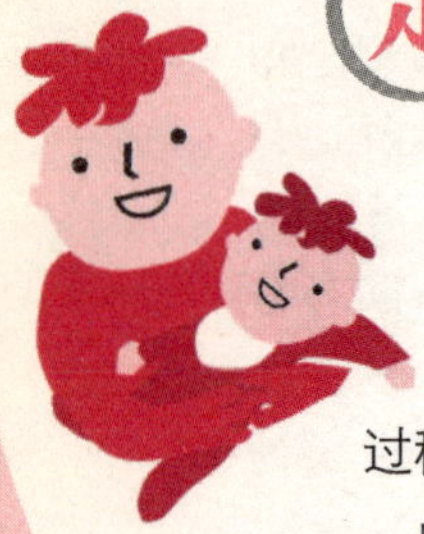

足月新生儿，特征有如下几点

头部

头比较大，头发多少不一定。头部奇怪的形状，通常是由于分娩过程中的挤压造成的，两周后头部的形状就会变得正常。在头顶部有一块软的区域，称为囟门。该处的颅骨组织尚未连接在一起。

1 眼睛

两个眼球呈黑褐色，由于分娩的挤压，眼睑有些浮肿，数天后即可消退。正常新生儿出生后对光亮就有反应，当用强光照射新生儿时，宝宝会立即闭上眼睛。

2 听力

当新生儿身后突然发出声响时，闭着的眼睛会睁开，或者眨眼，说明听力正常。

3 四肢

四肢较短，取外展和屈曲的姿势，颜色略呈青紫，这是因为婴儿的循环系统尚未充分地发挥作用。待正常呼吸后不久，青紫即消退。指甲较长。会有规律地呼吸，四肢活动有力。

4 乳房

不论男婴还是女婴，出生时两侧乳房都显肿胀，甚至渗出少量乳汁，几天后肿胀可消退。

5 皮肤

皮肤细嫩而有弹性，呈粉红色，外覆有一层奶油样的胎脂。在鼻尖、两鼻翼和鼻与颊之间，常有因皮脂堆积而形成的黄白色小点。胎毛于出生时已大部分脱落，但在面部、肩上、背上及骶尾部仍留有较少的胎毛。斑点及皮疹是很常见的，几天后会自动消失，在一些新生儿身上常见胎痣，如红色斑点、莓状痣、青斑等，但不久会消失。

6 生殖器

男婴和女婴出生时，其生殖器都显得比较大。男婴的阴囊大小不等，睾丸可降至阴囊内，也可停留在腹股沟处或摸不清，阴茎、龟头和包皮可有松弛的黏膜。女婴的小阴唇相对较大，大阴唇发育好，能遮住小阴唇，处女膜微突出，可能有少许分泌物流出。

7 粪便与尿

新生儿第一次排出的粪便为墨绿色、黏稠状物，几乎无臭味，称作“胎粪”。一旦开始喂奶，粪便颜色就会改变，2~3天后渐渐变成棕黄色的乳儿粪便。很多新生儿第1天就排尿，个别的在出生后第2天排尿。如果两天仍未排尿，就要查找原因。

8 哭声

正常新生儿出生后就会哭，而且声音洪亮、有力。

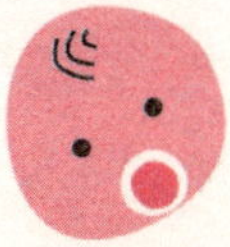

9 神经反射能力

正常新生儿具有维持生存的神经反射力，如用手指或衣物碰触到婴儿脸颊部或嘴角时，婴儿立即把头转向碰触的一侧，并张口寻找。这种表现医学上称为“觅食反射”，如将手指放进婴儿嘴里就会引起吸吮动作，这称为“吸吮反射”。

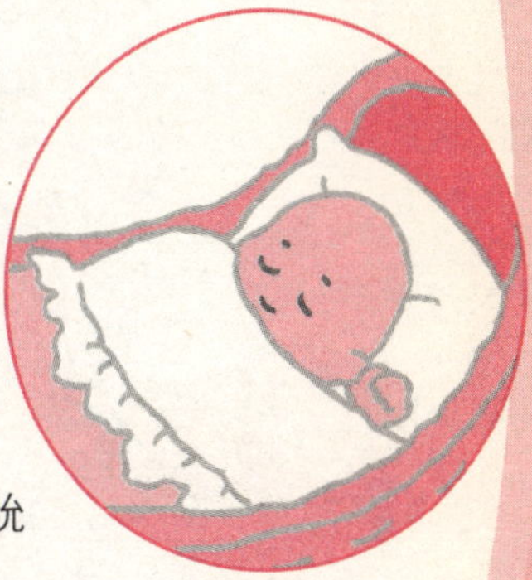

通过上述检查，可以发现新生儿有无先天性异常、缺陷，一切表现正常说明新生儿健康良好，符合正常新生儿的特征。

凡是胎龄在37~42周（259~294天），出生体重2500~4000克，身长在45厘米以上的宝宝，为足月（或成熟）新生儿。如果胎龄已足，但体重不足2500克的，只能称为成熟不良儿或低体重儿。初到人间的足月胎儿，身上皮肤粉红、细嫩，头显得很大，呼吸微弱得听不见，四肢屈曲在胸前，似乎还像在子宫里一样，几乎整天都在熟睡之中。

新生儿阿普加评分

经过医学专家的研究，采用阿普加（Apgar）评分（如下表所示）来衡量新生儿出生状况是最理想的方法。Apgar评分法重点是以出生后1分钟及5分钟的心率、呼吸、肌张力、对刺激反应及皮肤颜色5项体征为依据，对新生儿进行评析。满分为10分。

正常新生儿的生理特征

呼吸和脉搏 新生儿刚出生时呼吸没有规律，以后逐渐地稳定下来，呼吸每分钟40次左右，脉搏也没有规律，一会儿快，一会儿慢，每分钟为120~140次。

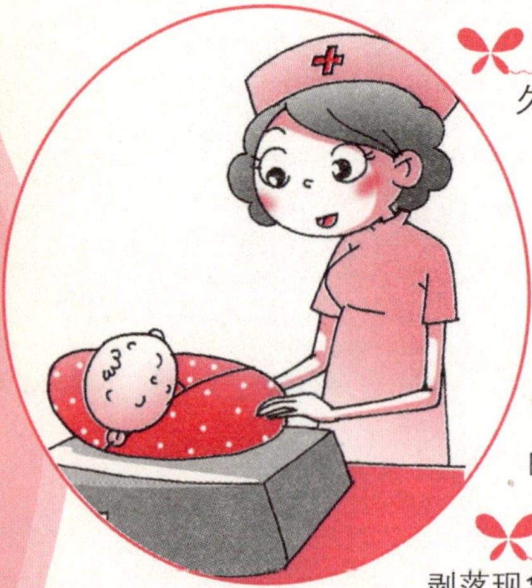

体温 胎儿出生时体温在37℃~38℃，生后不久即开始下降，12~24小时回升到36℃~37℃之间。新生儿体温中枢发育尚不健全，控制血管舒缩的植物神经功能不够健全，皮下脂肪较薄，保暖能力较差。因此，新生儿的体温易受外界影响。

睡眠 新生儿期一般一天睡15~20小时，以后睡眠时间渐渐缩短。

皮肤 出生3~4天婴儿的皮肤变得干燥，有剥落现象，1周以后婴儿皮肤逐渐柔软光润、呈现粉红色。胎儿出生后2~3天，皮肤常出现生理性黄疸，此为新生儿生理性黄疸。

大便 出生后10~12小时内排出的胎便，暗绿色、黏稠、无臭味。生后3~4天大便变为黄色，泥状，以后排出的大便具有母乳喂养所特有的甜酸臭味。

体重身长 新生儿出生体重平均3200克左右。只要在2500克以上的都属于正常，低于2500克的为低体重儿，高于4000克的为巨大儿。出生后3~4天内由于排泄大便，以及身体表面水分的蒸发，体重可减轻200~300克，这是暂时性下降，大约1周左右可恢复。我国足月新生儿的标准身长为50厘米左右。

新生儿的体重、身长应是多少

体重是身体一切器官和体液的总重量。正常新生儿出生时体重平均为3.2千克左右，女孩比男孩轻一些。在出生后的第3、4天体重会比刚出生时减少200~300克，这叫做生理性体重减少，不必担心。在出生后的7~10天内可恢复到初生时的体重，以后逐渐增加。正常足月儿生后第一个月体重可增长

1～1.5千克，平均增重900克。新生儿宝宝身长是反映骨骼发育的一个指标。一般正常的新生儿，身长约50厘米左右。这是平均值，具体到每个新生儿会有个体差异。早产的宝宝当然小些，双亲身材矮小的新生儿多半也不大。从整个新生儿期到满月时，身长可增加5～6厘米。

新生儿的头围和胸围应是多少

从枕后结节，经眉弓上方绕头一周的长度即为头围。测量新生儿的头围，可以反映脑与颅骨的发育情况。出生时新生儿头围平均值为34厘米（32～36厘米）；出生后前半年增加8～10厘米，后半年增加2～4厘米；1岁时平均为46厘米；2岁时可达48厘米；5岁时50厘米；15岁时接近成年人，为54～58厘米。头围过小或过大都属不正常。过小可能是脑发育不良，过大可能是脑积水或颅内肿瘤。

沿乳头下缘，绕胸一周的长度为胸围。出生时胸围比头围小1～2厘米，平均为33厘米；6个月前后，头围和胸围大致相同；1岁时胸围和头围相等；2岁后胸围超过头围。1岁至青春前期胸围超过头部的厘米数约等于小儿岁数减1。

新生儿的呼吸与脉搏

新生儿在出生后，以腹式呼吸为主。开始时不大会呼吸，呼吸节律不规则。新生儿的肺容量较小，但新陈代谢所需要的氧气量并不低，故只能加快呼吸次数来满足需要。呼吸频率每分钟为40次左右。在正常情况下，新生儿脉搏的特点是快而波动大，一般在120～160次/分钟。刚哭完和刚吃完奶或发生呼吸障碍时，脉搏数会增加。测量呼吸要在婴儿安静时把手放在新生儿腹部上，以上下起伏一回为1次。如果1分钟的呼吸数在60次以上，或者是在30次以下时，需请医生检查治疗。

新生儿的体温

新生儿的体温中枢发育是不完善的，而且皮下脂肪薄，保温能力差，加上散热快，体温常常不稳定。特别是初生时，新生儿从温度恒定的母体来到温度较低的体外，体温往往要下降2℃左右，以后可逐渐回升，一般12～24小时内稳定在36℃～37℃之间。

新生儿还不能很好地调节体温，因此要用衣服、被子、室温调节。应经常保持体温在37℃左右。酷夏和寒冬，更要注意调节室温和衣、被。

TIPS

有一种情况值得注意：当室温过高，新生儿通过增加皮肤水分来蒸发散热，如果水分不足，可使得血液浓缩，体温骤然升高。医学上称作“脱水热”。

新生儿在鼻尖、两鼻翼及鼻与面颊之间常因皮脂堆积而引起黄白色小点，日后会自行消退，千万不要挑挤，以防感染。宝宝的尿布要勤换，衣着要清洁、柔软且宽松。

新生儿的大便和排尿

新生儿的大便在出生后1～2天内排出，黑绿色黏稠、无臭味的大便叫做胎便；从出生后48小时左右，变为混着胎便的乳便；出生4～5天以后，变成没有胎便混杂的乳便，为黄色。

正常的新生儿，如果母乳喂养，大便次数每天可达6～8次，为金黄色、较稀的软便，且便中无奶瓣；如果用牛奶人工喂养，大便次数比母乳喂养少一些，每天可达4～6次，大便为浅黄色、较干硬，有时可干硬成球，这均是正常现象。

如果用牛奶喂养的孩子大便太干，造成排便困难，可以在牛奶中适当放一点蜂蜜，一般大便就能变软。如果孩子的大便每天超过8次，或者便中有奶瓣、黏液，或稀水便，就可能是病态，应及时去医院检查治疗。若超过24小时不排胎便，应去医院检查有无消化系统畸形。

宝宝出生时，在膀胱内有少许尿液，一般在出生后24小时内排尿，最初几天的排尿情况分别为：第一天2～3次，第一周内每天4~5次，一周后可达10余次，多者可达20次左右。尿液透明，微带黄色，尿内含有微量蛋白。

新生儿每天的大便次数很多，多属正常现象。这是因为新生儿的神经系统发育尚不完善，大脑的调节功能较差，而且新生儿的肛门括约肌发育还不成熟，所以只要有大便积聚在直肠内，就随时可以引起排便，使新生儿的大便次数较多。

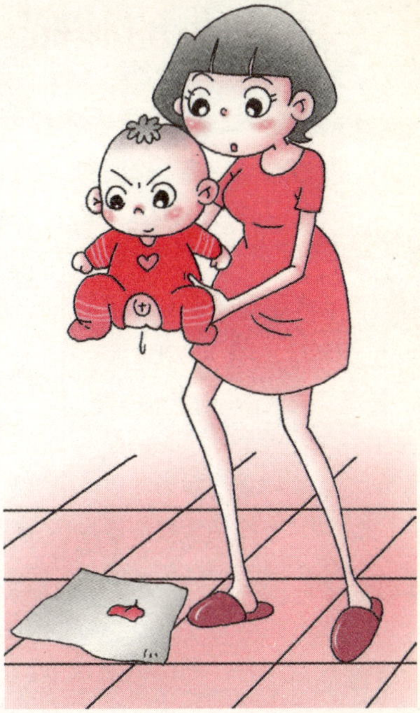

新生儿的皮肤

刚刚出生的新生儿皮肤呈浅玫瑰红色，皮脂腺分泌旺盛。出生时皮肤上覆盖着一层胎脂，有保护皮肤不受细菌侵入及保暖的作用。出生后会自然吸收，不易擦掉，位于颈下、腋下及大腿弯、小腿弯等处的胎脂于出生后6小时左右，需用消毒的植物油轻轻擦去，避免胎脂刺激皮肤。

新生儿皮肤薄嫩，易受损而发生感染。所以要护理好皮肤，尿布要勤换，衣服要清洁、柔软、宽松，要勤洗澡、擦身。在出生后的3～4天，新生儿的全身皮肤可变得干燥，这是由于在此以前胎儿一直生活在羊水里，当来到新的世界后，皮肤就开始干燥，表皮逐渐脱落，1周以后就可以自然落净，不要硬往下揭。由于新生儿皮肤的角质层比较薄，皮肤下的毛细血管丰富，因此新生儿在“落屑”以后，皮肤呈粉红色，非常柔软光滑。

新生儿的睡眠

一般新生儿每天大部分时间都在睡觉，有18～22个小时是在睡眠中度过的。只有在饥饿、尿布浸湿、寒冷或者有其他干扰时才醒来。但也有少部分“短睡型婴儿”，出生后即表现为不喜欢睡觉，或者睡眠时间比一般婴儿少。

> TIPS
> 要为婴儿的睡眠创造良好、舒适的环境，空气要清新，室温以18℃～22℃为宜，光线要柔和，环境要安静。

只要宝宝睡眠有规律，睡醒后精力充沛、情绪稳定、食欲良好，其体重、头围、胸围等均在正常的范围内增长，就说明孩子没有睡眠不足问题。宝宝的睡眠时间因人而异，不能单独以睡眠时间长短来判断孩子的生长是否正常。

新生儿的特殊生理现象

新生儿的特殊生理现象一般包括生理性黄疸、螳螂嘴、生理性体重下降、脱水热、乳房肿胀、四肢抽动、阴道流血、马牙、新生儿包茎、红色尿等方面，对于这些特殊生理现象，作为新生儿的父母，首先不应紧张，其次要了解导致这些状况的缘由，最后采取有效措施进行科学、妥善的治疗与护理。

新生儿的体重为什么会下降

新生儿体重下降的原因，主要是胎儿出生后排出了胎粪和小便，吐出了较多的羊水和黏液，以及呼吸和出汗时排出一些水分等因素，而造成了摄入少、排出多的现象，因此新生儿这种体重下降不是病。在这种情况下，只要给宝宝多喂一些糖水，提前哺乳，保持奶量充足，即可以减少“生理性体重下降”现象，甚至完全杜绝这种现象的出现。

但是，如果新生儿体重低于出生时体重的10%，或两周还没有恢复到出生时的体重时，就要考虑是否由食奶不足、吐奶、腹泻或其他疾病引起的，应及时到医院请医生检查。

为什么新生儿皮肤会发黄

出生后2～3天，有的新生儿皮肤渐渐发黄，有的眼睛白眼珠（巩膜）也发黄，第4～5天明显，8～12天后自然消退。宝宝除皮肤发黄外，全身情况良好，无病态，医学上叫做新生儿生理性黄疸。

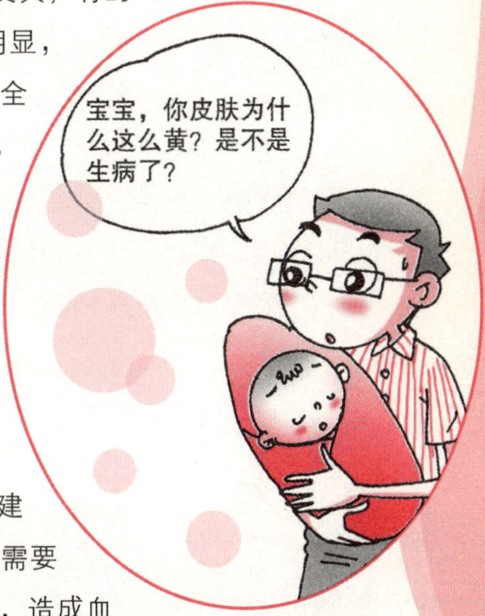

为什么会出现发黄呢？因为胎儿在母亲体内时，氧气的来源靠母体的血液提供。由于血液中氧的浓度有一定限量，而母体本身也需要氧气，胎儿为了适应这种情况，要得到足够多的氧气，就要增加红细胞的数量。而出生后，新生儿建立了自主呼吸，从空气中吸收氧气，不再需要那么多的红细胞，多余的红细胞被破坏后，造成血液中胆红素增加。又因正常的各种肠道菌群关系还没有建立，肝脏功能又不健全，不能及时处理这些增加的胆红素。且这种胆红素像黄色的染料一样，将新生儿的皮肤、黏膜和巩膜染黄，于是出现黄疸。

新生儿黄疸一般很轻微，8～12天后自行消退，不需治疗，这种黄疸如果发生在早产婴儿则较重，出现早且退得晚，约3周左右消退。新生儿黄疸若出现过早，即在24小时以内，并且迅速发展，或黄疸消退过迟，或消退后又再现，多属病理变化，应及早去医院诊治。

为什么新生儿会有螳螂嘴

每个新生儿在口腔的两侧颊部，都各有一个较厚的、隆起的脂肪垫。因个体差异，有的宝宝更为明显，民间将其称为“螳螂嘴”。旧习俗认为螳螂嘴妨碍宝宝吃奶，要把它割掉。实际上这种做法是非常不科学的。新生儿颊部的脂肪垫是每一个正常的宝宝都应具有的，这种结构便于婴儿吸牢乳头，有利于吮吸动作的进行，属正常生理现象。随着婴儿的逐渐长大，脂肪垫会慢慢消失。

新生儿有马牙，需要防治吗

有些新生儿在上腭中线两旁或牙龈边缘，可见散布有呈黄白色的米粒大小的颗粒，俗称“马牙”。它是正常上皮细胞堆集而成的，经过数周或数月可自行消退，一般对身体没有什么影响，无须处理，对孩子吃奶以及将来出牙不会有什么影响。

但有的老年人，尤其农村的老人认为它影响孩子吃奶和将来长牙，主张用粗布蘸上盐粒子用力摩擦，直至擦破流血为止，或用针扎。这是一种不必要的“恶治”，是错误的、不科学的、不卫生的操作，往往会给细菌的侵入打开缺口，会引起口腔炎、牙龈炎或败血症，甚至危及婴儿生命。

为什么新生女婴会出现“月经”和“白带”

新生女婴，有的出生后5～7天，阴道有“白带”分泌，或者阴道有出血现象，看到这种症状，家长不必惊慌。这是因为女婴在母亲体内时，胎儿的阴道上皮受母体雌激素的影响而增生。出生后，这种影响突然中断了，而新生儿本身还没有内分泌周期性的作用，增生的阴道上皮就脱落随分泌物排出，形成所谓的白带。同样，子宫内膜脱落排出，就有阴道流血现象，这就是假月经。这种现象一般发生在出生1周之内，是正常的生理现象，不必治疗，只要保持外阴清洁，2～3周后就会自然消失。

处理新生儿乳房肿大

男女新生儿都可发生乳房肿大，一般新生儿生后3～5天乳房肿大，如蚕豆，甚至有鸽蛋大小，而且有少量淡黄色乳汁液体分泌出来，一般生后1周左右乳房肿大最为明显。母亲看到自己孩子的乳房肿胀，认为是异常情况，并且民间流传着此时要挤压乳头，不然女孩子长大后是瞎乳头，不能分泌乳汁。因此，就形成了挤压乳房的旧习俗并流行至今。

为新生儿挤压乳房是错误的、有害的，是没有科学根据的。新生儿出现乳房肿胀是正常的生理现象，这是由于胎儿受母体内分泌（雌激素）影响突然中断所造成的，不需要治疗，2～3周就会自行消失。给女婴挤压乳房，有可能使细菌侵入，引起乳腺化脓，严重时可导致败血症；即使不发生细菌感染，用力挤，也有可能损害乳房生理结构和功能，这会贻误孩子的一生。

新生儿尿血怎么办

宝宝出生后2～5天，有的父母发现孩子尿血，很紧张，于是到处求医问药。其实，小宝宝并没有尿血，这是因为新生儿出水多而入水少，导致尿量少，尿液浓缩，使尿中含有较多的尿酸盐结晶而使尿液呈红色。对此，应保证每日供应新生儿足够的水量，如可在两次喂奶间喝些温开水或葡萄糖水，一般持续数天可自行消失。如果36小时后无尿，应立即找医生诊治。

新生儿的丑相是怎么回事

宝宝刚刚出生后，红红的皮肤、紫色的双手、脑袋有点变形、浑身皱纹、比例也不对称，使得宝宝外形有些丑相、难看。那么形成这种丑相的原因是什么呢?

新生儿皮肤发红，是由于皮肤细嫩的缘故；头颅不匀称或呈圆锥形，是因为分娩时婴儿的头部受到产道的挤压所致，这一现象一般15天左右就会消失，头颅也随之变圆；长满全身的绒毛，一般到7个月可全部消失。

新生儿并不是成年人的比例缩影，新生儿的头占了整个身长的1/4，而不是成人的1/7；前额与脸部其他部位相比显得很宽，新生儿的眼大嘴大，而鼻子长得短而扁平，耳朵与面孔相比显得很大，脖子很短，使人感到脑袋仿佛是直接放在两肩上似的；新生儿的躯体比四肢长，手臂比腿长，等等，这一切都会给人留下丑相感。

> **TIPS**
>
> 对新生儿具有的丑相，父母们不用担心，几周之后孩子就会与出生时迥然不同，会越长越漂亮的。值得注意的是，有极少数新生儿生得奇丑，往往是一种病态的表现，要及时查找原因。

新生儿的手指为什么掰不开

宝宝刚出世，一家人欣喜万分。但是，年轻的母亲发现孩子的双手老是攥着拳头，攥拳的样子又和成人不一样，总是拇指和掌心贴在一起，其他四个指头压住拇指。试图掰开宝宝的手，尤其是掰拇指，总是要费点力气，误以为宝宝有什么残疾。

其实，这是新生儿大脑皮质发育尚不成熟，手部肌肉活动调节差的缘故，造成了屈手指的屈肌收缩占优势，而伸手指的伸肌相对无力，表现出来就是紧握两只拳头。年龄越小，这种现象越明显，这叫做“握持反射”，属正常生理现象。随着婴儿的成长，等到了3～4个月，这种现象会逐渐好转，一般6个月时基本消失。因此，婴儿手指掰不开是正常生理现象，做母亲的不要惊慌。

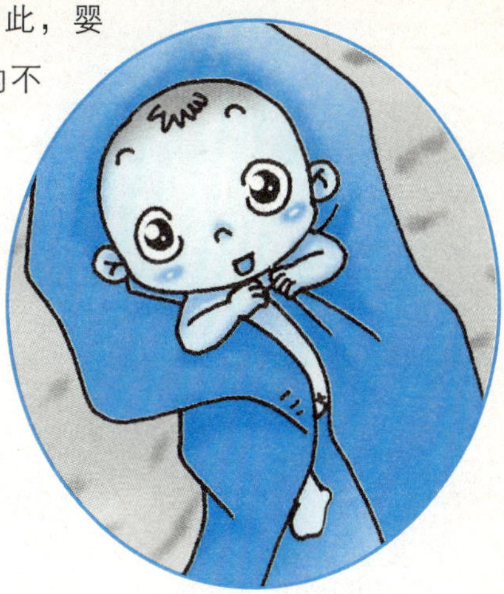

新生儿生来就会笑，不过这是本能的笑，是生理性微笑。3周后，由于经常接触母亲的爱抚、搂抱和喂奶，注视母亲的脸，而建立了条件反射式出现的社会性微笑。每当听见人声，看到人脸就会微笑，这是依恋母亲情感的开端。

护理新生儿光头应怎样

对有童秃的新生儿，应注意保护头发和头皮，促进毛发生长。

首先，应保持头发清洁，经常给宝宝洗头。洗的时候，轻轻按摩头皮，但不要揉搓头发，防止头发纠缠到一起。洗发时选用婴儿洗发液，再用清水轻轻冲洗干净。梳理头发时，应选用橡胶梳子。这种梳子有弹性、质地柔软，不会损伤头皮。宝宝的头发应顺其自然生长，不要强梳至一个方向。

此外，充足和全面的营养、经常的阳光照射和呼吸新鲜空气，对婴儿身体全面发育有利，对头发的生长也有好处。以上这些措施，不但对童秃新生儿必不可少，对头发浓的婴儿也同样很必要。

童秃是暂时现象，是发育中的正常变化。到1岁左右头发会逐渐长出，2岁的时候，头发就和一般宝宝一样浓密，以后也不会出现反复脱落。因此，没有必要采取任何治疗措施，如涂擦各种生发精、生发灵之类，这些药物对宝宝幼嫩的皮肤不适宜。

TIPS

有极少数的胎儿，胎毛不脱落，出生后不但头发浓密，全身的汗毛也像头发那样又浓又重，这就是“毛孩”现象。这种差异与母亲怀孕时的营养情况、是否患病、妊娠反应程度以及情绪好坏等均无关系。

新生儿的心理发育特点

宝宝出生后，除一般神经反射性行为，如觅食反射、拥抱反射、吸吮反射等外，还有适应周围环境的能力。自出生后即有对客观发生视觉固定的能力，特别对人脸感兴趣。

新生儿的感觉能力发育

新生儿出生后就要通过感官接受来自外界的刺激。下面具体陈述新生儿的各种感觉功能的发育情况：

听觉

新生儿出生后对突然的响声有反应，会受惊，会停止手脚乱动。两周后出现明显听觉。如果用持续、温和的声音在离宝宝耳朵10～15厘米处进行刺激，宝宝会转动眼球甚至转过头来。当然，宝宝最喜欢听的还是妈妈的声音，听到母亲的声音能停止哭声，安静下来，这是因为在母体内时听惯了妈妈的声音。

视觉

新生儿出生时，视觉模糊，但有光感反应。以强光照射会引起瞬目，但眼的运动尚不协调，可有一时性斜视及眼球震颤，生后3～4周即消失。由于眼肌控制能力差，虽然睁开眼，但视线不会停留在任何物体上。经过光和物体的刺激感受后，视觉开始集中注视眼前的物体。满月时，目光能注视近距离缓慢移动的物体。新生儿喜欢注视色彩鲜艳的物体，对红色和蓝色有不同的反应，喜欢注视轮廓线多和曲线物体的图像。

味觉

新生儿的味觉很敏感，他能感受到什么是甜、酸和咸，并能作出不同的反应。喜欢甜味，尝后出现吸吮动作，不喜欢苦、酸、咸味，尝后会出现闭眼、皱眉、苦脸而转头避开。

嗅觉

新生儿嗅觉发育较早，能区别不同的气味，能通过嗅觉寻找母亲的乳头。喜欢妈妈身上的那种奶味，喜欢闻果香味，不愿闻臭气。另外妈妈也能通过气味确定自己的宝宝。这样，宝宝喜欢妈妈的奶香味，于是嗅觉就成了母婴之间相互了解的一种方式。

触觉

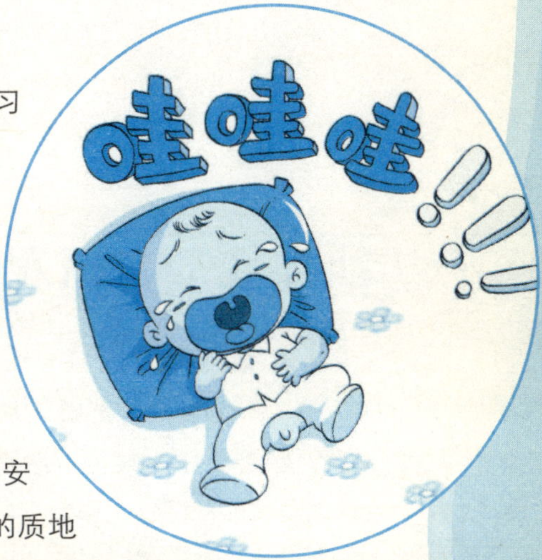

新生儿从生命一开始就已有触觉。习惯于被包裹在子宫内的新生儿，生出后自然喜欢紧贴着身体的温暖环境。当抱起宝宝时，喜欢紧贴着妈妈的身体，依偎着妈妈。当宝宝哭时，父母抱起来并且轻轻拍一拍，宝宝就不哭了。新生儿喜欢妈妈怀里的那种温暖的接触，喜欢被轻柔地抚摸身体，对这种接触能感到安全。新生儿对不同的温度、湿度、物体的质地和疼痛都有触觉感受能力。就是说，宝宝有冷热和疼痛的感觉。嘴唇和手是新生儿触觉最灵敏的部位。

新生儿出生后就要通过感官接受来自外界的刺激，因此，感觉能力的发育最早。如通过听觉听声音，通过视觉看光亮，通过嗅觉闻气味，通过味觉尝奶味，通过皮肤感受冷暖、疼痛等。这些都是各种感觉现象。感觉是新生儿的最初心理活动，是一切认识活动的基础。开发智力首先要重视的是感知功能的发育。

新生儿的动作发育水平

动作的发育，是以骨骼、肌肉、神经系统的生理发展为前提。发展的顺序是从上部到下部，从中间到边缘，从整体到分解。

新生儿出生时全身只会无规律地乱动，动作不协调，也不能改变自己身体的位置。仰卧在床上时，头仅能向左右转动，四肢会伸缩、弯曲，做拥抱姿势。俯卧时四肢呈游泳状态，头不能抬起。到满月时试着抬头但无力，只能使鼻部离开床面，将头转向一侧便于呼吸。竖抱时头不能竖立，由于本能的反应，小手会抓握成拳头状。

婴幼儿全身动作发展的顺序，依次是：抬头、撑胸、翻身、坐、爬、站、走、跑、跳。新生儿的动作发育是从头部开始的。

新生儿的情感发育水平

新生儿出生后，就具有愉快和不愉快的情感。不过，这些情感都是与生理需要联系在一起的。如新生儿吃饱穿暖睡好，就愉快；当需要不能满足，如饥饿、疲倦、未睡好，就要哭闹。哭闹时间和次数在新生儿期最多。

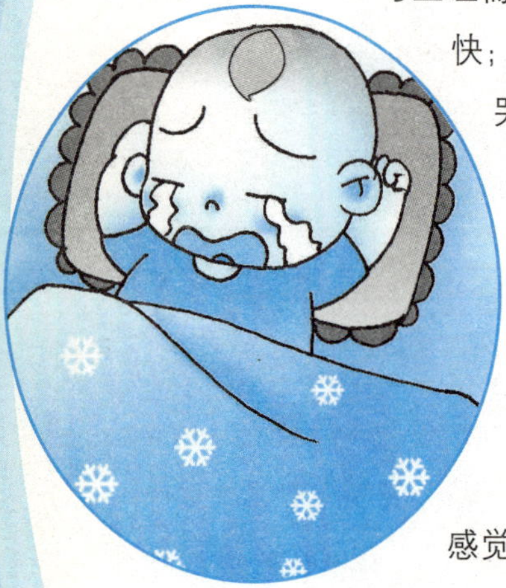

哭声是宝宝表示需要的语言，用哭声和大人们交流，以引起成人关注他在生理和心理上的需要，提醒大人不要忽视他的存在，这是一种无条件反射。另外，新生儿在哭的同时，呼吸及语言发音器官也自然地得到锻炼和发展。

新生儿虽然在出生到满月的一个月中，能通过感觉、动作、情感的发育，对外界的刺激作出各种不同的反应，这说明宝宝已开始了心理活动，但与成人相比，这种心理反应是低级的，只是个人意识活动的开端，还处于原始的状态、刚开始起步的阶段。

新生儿出生后，作为一个幼小的生命是十分脆弱的，需要得到母亲的保护，情感的交流是不可缺少的。如果宝宝没有活动的自由，没有适当的玩具，也不跟大人交往，即使充分满足了他的生理需要（如吃、睡等），也不会有良好的情绪，会出现表情呆滞或爱哭等情况，对宝宝的身心发展很不利。

新生儿个性发育水平

新生儿出生后，父母马上就会发现孩子在个性上存在着差别。

有的宝宝非常老实、非常安静、较好带养，睡眠时间长，肚子不十分饿就不会醒，肚子饿了就咕噜咕噜地吃奶，也不怎么哭。若是吃母乳，就会把两侧奶全部吃空，若是吃牛奶也能轻松地吃掉100多毫升。新生儿吃完奶就要小便，换尿布时显得很高兴，然后又不知不觉地睡着了。在夜里一般再醒一两次，每次换完尿布吃完奶又马上睡着了。每天大便一般1～2次。这样的小儿称为易抚养型。

有的新生儿就不那么老实，带养起来比较费劲。宝宝对外界刺激很敏感，有一点儿声响马上会醒，醒来后如果尿布湿了就哭，表现出不高兴，即使换了尿布，如果肚子饿了仍然哭个不停。这种孩子如果是吃母奶，吃了6～7分钟后饥饿感一消失就不再吃了，此时孩子肚子并未饱。如果再硬塞奶给孩子吃，就会把吃进去的奶全部吐出来，待过去10多分钟又会因饿而啼哭，再吃5～6分钟才能睡去。如果是喂牛奶，奶嘴稍有不通畅就哭，甚至把奶嘴吐出来不吃了。有时喂完了奶，刚过20来分钟又把奶给全吐出来，这种情况多见于男孩子。由于每次吃奶量和吐奶量均不同，饥饿的时间也就不同，所以喂奶时间也就没有规律了。这样的新生儿称为抚养困难型。

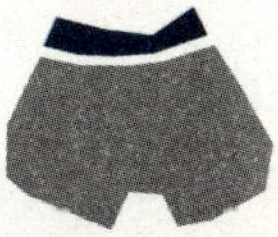
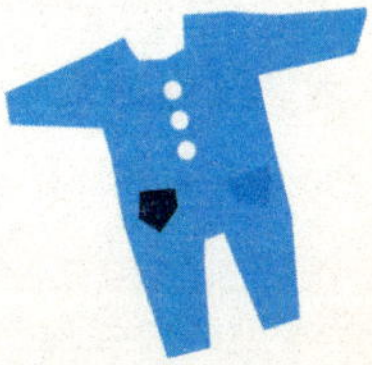

生理性微笑与社会性微笑

生理性微笑。新生儿最早出现的微笑可能仅仅是一种生理状态的反射性反应（或称之为面部怪象）。在宝宝出生后的2～3周，即自发性微笑阶段，微笑是生理性的，只要也只有生理条件满足了，才可发笑。故此阶段应当以合理的喂养、良好的护理（如勤换尿布、保持臀部卫生等）为重点措施，让孩子吃好、喝好、睡好。

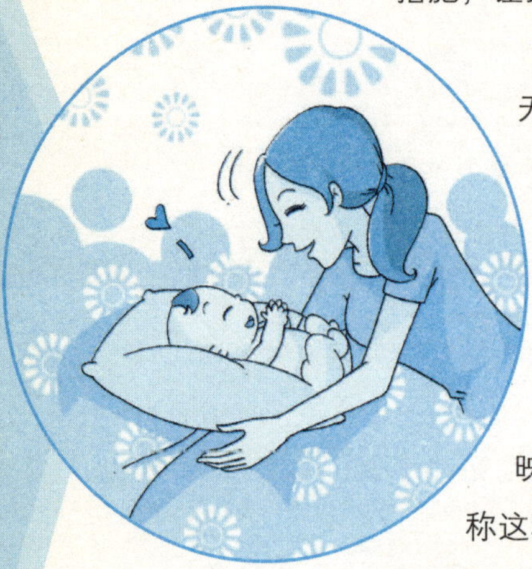

最初，婴儿对任何人的反应都没有区别，是无选择地以十分相同的方式，如抓握、微笑等对大多数人作出类似的反应。在新生儿宝宝的脸上，能看到一种奇妙的笑。这是一种具有一定节奏的运动，它是神经兴奋周期的反映，是身体内部状态引起的一种反射，与外界刺激无关。在新生儿心满意足的时候，对映入眼帘的任何刺激物都会报以微笑。因此，称这种微笑为非社会性微笑（即生理性微笑）。也有人称之为“自发性微笑”。

社会性微笑。随着成人与婴儿的接触，大约8周左右，婴儿会表现出相当清楚的对人脸发出的微笑。这种感情上的应答性反应，是婴儿早期社会性发展的反映。笑容越来越多地出现在宝宝的脸上，他的笑逐渐从原来的无意识状态变成有意识的行为，他知道自己的笑会让妈妈也笑起来，让妈妈高兴，宝宝也更开心，更主动地笑了。这样的笑称之为社会性微笑，宝宝是在用自己的微笑告诉妈妈“我现在很快乐”。尽管在宝宝社会性发展到一定程度的时候才会主动笑，但是你也可以把他逗笑，比如冲他扮个怪样，挠宝宝的痒处，出个怪声，都可能把宝宝逗笑，让他开心，这也称为“社会性微笑”。

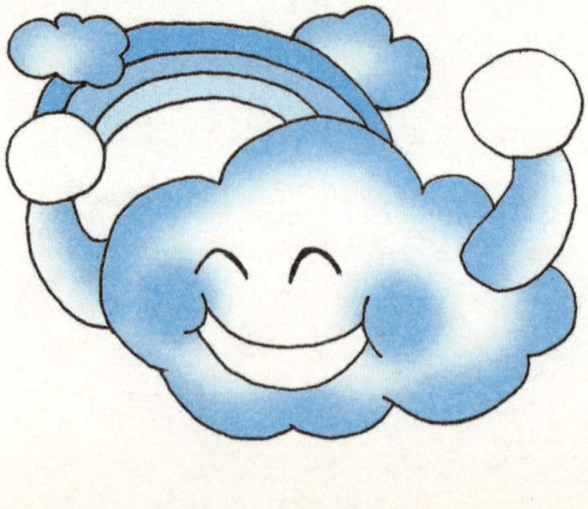

新生儿的原始神经反射种类

一般来说，新生儿常见的原始神经反射有以下几种：

1 觅食反射

用手指或乳头轻触新生儿的口角或面颊部，新生儿就会将头转向被触摸的这一侧，并有张嘴和吸吮动作。这个重要的反射，能使宝宝找到和吃到食物。该反射正常，在出生后3～4个月时消失。

2 吸吮反射

将乳头或手指放在新生儿两唇之间或口内，即会出现有力的吸吮动作。该反射正常，在出生后4个月时消失。

3 握持反射

将手指或笔杆触及手心时，会马上握紧不放。该反射正常，在出生后3个月时消失。

4 拥抱反射

当用手托起新生儿，其中一手托住新生儿背部，另一手托住新生儿头部和颈部，然后突然放低头部3～4厘米（手仍然托住其头部和颈部），使头及颈部后倾10°～15°，此时新生儿出现两上肢向两侧外展伸直、手指伸开、两下肢伸直，然后两上肢向胸前屈曲内收，呈拥抱状姿势，此即为拥抱反射。该反射正常，一般在出生后4～5个月时消失。

5 踏步反射

用两手托住新生儿腋下扶持直立并使身躯向前略倾，足底与床面或桌面接触，就会自动地出现踏步动作或开步走的姿势，即为踏步反射。该反射正常，在出生后2个月时消失。

6 交叉伸腿反射

新生儿仰卧，在膝关节处用手按住使腿伸直，再刺激同侧足底，则另一侧下肢会出现先屈曲，然后伸直并内收，内收动作强烈时可将腿放在被刺激的腿上。该反射正常，在出生后2个月时消失。

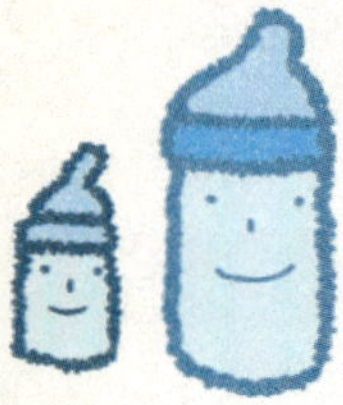

正常的新生儿一出生就具有一些暂时的原始的神经反射行为，这些神经反射是新生儿宝宝特有的本能，标志着宝宝的机体是否健全、神经系统是否正常。随着年龄的增长，神经系统逐步成熟，这些原始神经反射分别在生后2～6个月内逐渐消失。如果生后未出现这些反射或者这些反射消失过迟，往往提示宝宝可能有神经系统异常，譬如，新生儿有神经系统发育异常或颅内出血时，这些反射有可能消失。

新生儿的心理健康特点

在一整天内，新生儿的状态都要发生各种变化，其典型状态如下：

有规律的睡眠

新生儿合着眼，呼吸均匀，没有动作，这时最不易唤醒他。

没有规律的睡眠

新生儿合着眼，呼吸不均匀，肌肉时时轻微地抽动，但没有大的动作。此时某些声音或闪光会引起微笑。

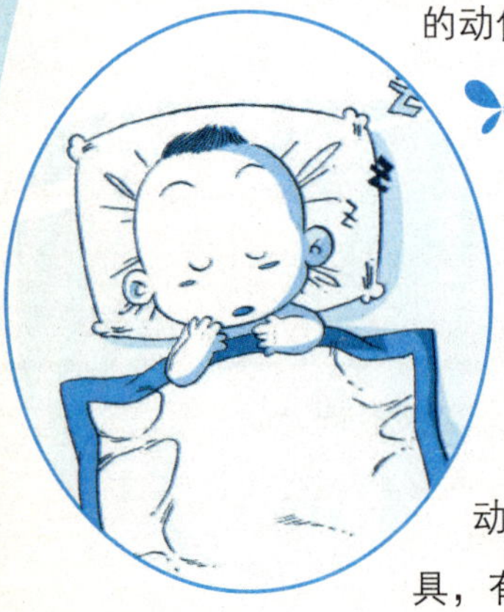

瞌睡

新生儿睁着眼，身体活动多一些，呼吸不均匀，此时对外界的刺激还是敏感的。

安静的清醒

新生儿在吃过奶，换过尿布，打过嗝后，会睁着眼醒上一会儿，可能一面摆动头部，伸伸手脚，摆动身体，一面看着眼前的环境或挂在头上方的活动玩具，有趣的环境能引起或保持安静的清醒状态。

清醒时的活动和哭叫

可能由于饥饿、寒冷或疼痛，把婴儿放进小床，或从嘴里拿掉橡皮奶头，开始只是轻轻的啜泣和轻微的动作，然后逐渐增强的有节奏的哭叫和蹬踢。也可能从手足乱舞和阵阵尖叫开始，保持一段时间后逐渐平息，以上这些状态都受一种生物钟的支配而交替出现。

新生儿心理依附的培育（1）

眼睛的接触必不可少 母子间的身体接触应该从孩子出生后尽早开始。眼睛的接触也应马上开始。过去认为，婴儿出生后由于眼睛不能聚焦，所以看不清楚任何东西，但是婴儿却能分辨出形状和轮廓，婴儿会在出生后36小时内辨认出妈妈面部的形状与轮廓。研究表明，婴儿在辨认出妈妈的面部后，主要寻找的中心就是妈妈的眼睛，这也是注意中心。婴儿在出生后几个小时内，就能做到这一点。

早期的身体接触 在婴儿出生后，妈妈应尽可能多地与孩子接触，所指的接触是身体的接触，例如用吊带。人们几十年前就知道，背在背上的婴儿，如印度人、爱斯基摩人和非洲人，孩子感到母亲就在身边，有一种安全感。母亲温柔、温暖，气味亲切。当孩子把头靠在母亲的身上时，可以感到母亲的心跳，与在子宫内听到的心跳是相同的。

气味的重要性 婴儿与妈妈建立关系的第一个纽带就是气味。对于妈妈身体所发出的气味，婴儿非常敏感，这种气味会引起婴儿作出生物学的反应。每当妈妈走进婴儿的房间，会从熟睡中醒来。而别人，甚至爸爸走进房间，婴儿仍旧熟睡。这是因为孩子可能识别出妈妈身体发出的特殊化学物质，叫做外激素或信息素。孩子之所以醒来，是因为能辨析出安慰、快乐和食物的源泉。

新生儿心理依附的培育（2）

声音及其效果 新生儿不喜欢噪声，请跟孩子用温柔的、抚慰的语音就话或唱歌。对于婴儿来说，母亲的声音是一服良药。当和孩子在一起时，可以说话、歌唱。很小的婴儿就能欣赏童谣和简单的歌声，特别是歌声中带有明显的节奏或韵律时效果更好。有研究表明，孩子如果早期就能听到歌声，会有较快理解单词、掌握单词的能力，比其他儿童更早地具备讲话与阅读能力。

新生儿心理依附的培育（3）

母爱 大多数的母亲在孩子出生后，很疼爱孩子，而有的母亲对孩子没有什么感觉。现代研究发现，孩子出生后，母亲大脑马上会产生出一种激素，即催产素或催乳素，会引起乳汁的分泌，也能引起母爱的反应。不同的女性对激素的情绪反应是不同的，所以有的人对孩子的爱比较滞后。影响母亲对孩子的感受还有很多因素，例如，分娩的过程，自己对孩子出生和其他的期待等。孩子的出生常常是一个高潮，虽然这个过程非常短暂，非常顺利，但是阵痛也是一件大事，很令人忍受不了。如果阵痛带来了疼痛，而且时间很长，或者使用了药物，母亲可能会过度疲劳或是变得麻木，对孩子感受不到爱的冲动。而且，母亲也可能对自己的反应有不实际的期望，把孩子看做是自己的骨肉，期望孩子从生理上与自己和丈夫很相似，这当然不大可能，如果这样想，只能带来更大的问题。大多数的女性都会在48～72小时后渐渐开始对婴儿萌发出爱，到了第3天，能明显地感觉出对孩子的爱。如果母亲两周后才对孩子产生爱，也不算什么怪事。

新生儿的喂养

在哺育新生儿时，必须紧密结合宝宝自身的特点，从而确定科学的喂养方案，以避免各种哺育误区。在哺育时，主要需要关注：明确婴儿需要哪些营养素、母乳喂养的重要性、按需哺乳、哺乳的正确姿势和方法、哺乳的时间安排、增多母乳及提高哺乳质量的方法等方面。

新生儿需要哪些营养素

人体的营养素有六种：蛋白质、脂肪、糖、无机盐（矿物质）、维生素和水。新生儿所需的营养素不仅能维持身体的消耗与修补，更重要的是要供给宝宝生长和发育之用。

母乳是新生儿最理想、最科学、最合理的食品，其营养丰富，易消化吸收。哺食母乳的优越性，是任何代乳品都无法比拟的。

母乳是新生儿最理想的营养品

母乳是婴儿最理想的天然食品，科学家把母乳称为婴儿的天然高级营养品，是有科学道理的，其原由分别陈述如下：

母乳含有各种营养成分

母乳具有新生儿生长发育所必需的各种营养成分，营养丰富，且易消化、吸收。

母乳中的蛋白质、脂肪和乳糖最适合新生儿消化和吸收

母乳的蛋白质质量好，2/3是白蛋白，容易消化吸收，还有一种酶能帮助消化脂肪。母乳的脂肪球比牛奶小，易于消化吸收。这样不仅有利于宝宝体格的生长发育，更是宝宝大脑发育不可缺少的材料，所以母乳被称为“生命之本”，是宝宝健康成长的源泉。

母乳喂养可以减少佝偻病的发生

钙在佝偻病发生中起到一定作用，缺钙可以引起佝偻病，而母乳中微量元素特别是钙、磷元素的比例适宜使其易于吸收，故母乳喂养较少发生低钙血症。

母乳具有增进免疫力，增强体质的作用

母乳中含有多种对付病原体如细菌、病毒、过敏原的免疫球蛋白，尤其是初乳中含有大量抗体，使新生儿出生后接受到第一次被动免疫，以保护幼小脆弱的身躯免受病菌的侵袭，具有抗感染、抗过敏作用。母乳中还

含有促进乳酸杆菌生长、抑制大肠杆菌、减少肠道感染的因子，这些因子在预防肠道或全身感染中都有一定作用。

母乳喂养可预防近视

科学家发现母乳喂养长大的孩子患近视眼的可能性比人工喂养的孩子要低。

母乳温度适宜

母乳量随着婴儿的生长而增加，温度及泌乳速度适宜，喂养方便。

母乳喂养有利于增进母婴感情

母乳喂养使母婴有更多的肌肤接触、亲吻及体温的温暖等活动，有利于建立母婴依恋感情，也有助于更亲密的母婴亲情关系的建立。

母乳喂养可以增进婴儿身心发育

哺乳过程中，母婴间目光的对视，促使宝宝最早看见的是母亲的笑脸，是母亲那双会说话、会传递母爱的眼睛。母亲注视着宝宝，会激起强烈的感情。这对新生儿以后心理、行为等发育有着深远的影响。另外，哺乳过程对宝宝各个感官的刺激，都是对宝宝最早的智力开发。

清洁、卫生

母乳还具有经济方便、清洁卫生等优点。

母乳喂养有益母亲身体健康

伴随婴儿吸吮而产生的缩宫素，能促进子宫收缩，减少产后出血，促进子宫复原，促使新妈妈早日康复。哺乳母亲较少发生乳腺癌和卵巢癌。用母乳喂养，母亲的月经可晚些复潮，有利于避孕，也有利于母亲体内的蛋白质、铁和其他所需营养物质得以贮存，有利于产后身体的康复。

营养丰富的母乳

母乳营养丰富，特别是人体内三大营养物质即蛋白质、脂肪、糖的比例适当，对于消化、吸收功能远低于成人的婴儿来说，不会出现三大营养物质失衡。同时，蛋白质、脂肪、糖的组成成分“氨基酸、脂肪酸、多糖成分”也适于孩子消化道的消化功能特点而易消化、吸收。新生儿一方面生长发育快，需要大量营养物质，另一方面消化功能不健全，限制了食物的种类和数量，这就需要营养丰富而易消化的食品来解决这一矛盾。在这方面，母乳的优越性是其他任何营养品都无法相比的。据分析，人乳含蛋白质1.5%、脂肪3.7%、乳糖6.9%，每100毫升的热量为63千卡。此外还含有多种维生素和比例适当的钙、磷等矿物质。

因此，每个母亲、每个家庭以及全社会都应积极创造条件，争取让所有的婴儿都能吃到母乳。年轻的母亲应该回归自然，用母乳来喂养自己的婴儿。

初乳不能丢弃掉

产后1～5天或至7天内所分泌的乳汁，称为初乳。初乳呈黄白色，稀薄似水样，内含多量的蛋白质和矿物质、乳糖和少量脂肪，最适合新生儿宝宝的消化要求，又能增强新生儿的抗病能力。

初乳中免疫球蛋白含量很高

根据对产后1～16天的母乳营养成分分析结果表明，初乳中免疫球蛋白含量很高，尤其是其中的IgA，产后第1天含量最高，产后第3天仅是第1天的1/3，产后第6天是第1天的1/17。能保护新生儿娇嫩的消化道和呼吸道黏膜，使之不受微生物的侵袭。而这些免疫球蛋白在新生儿体内含量是极低的。如果用母乳进行喂养，可使宝宝在出生后一段时间内具有防感染的能力。就相当于给孩子打一次预防针。

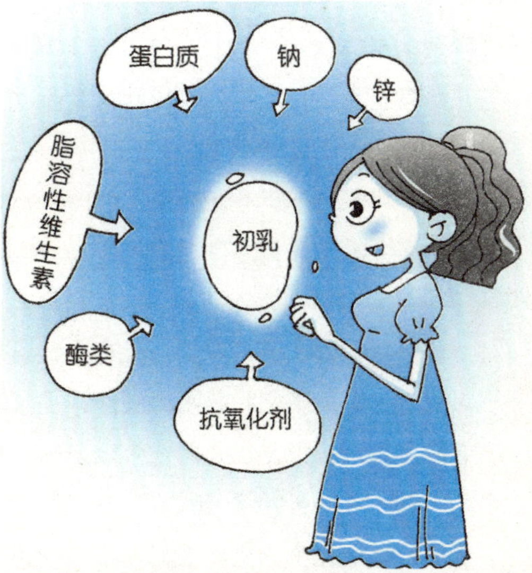

初乳中含有有益细胞

如中性粒细胞、巨噬细胞和淋巴细胞，它们有直接吞噬微生物异物、参与免疫反应的功能，能增加新生儿宝宝的免疫能力。所以，初乳被人们称为第一次免疫，对宝宝的终生生长发育具有重要意义。

初乳有轻泻的作用

初乳可以使新生儿的胎粪尽早排出。因胎粪中含有大量胆红素，其中50%能被肠道重吸收，所以初乳能减少高胆红素血症发生的机会。初乳中含有生长因子，能促进小肠绒毛成熟，可阻止不全蛋白质代谢产物进入血液，以防止发生过敏反应。且初乳中的磷脂、钠、维生素A、维生素E等含量也高。

由此可见，初乳是新生儿最理想的营养食品，所以应该让宝宝吸吮初乳，不宜把初乳弃掉。

产后多长时间应开始让新生儿吃母乳

母乳喂养越早越好，研究发现，新生儿生后1小时是一个敏感期，且在出生后20～30分钟，婴儿的吸吮反射最强。如果此时没能得到吸吮的体验，将会影响以后的吸吮能力；宝宝生后母婴接触的时间越早，母婴间感情越深，婴儿的心理发育越好；且新生儿敏感期正是确立母婴间感情联系的最佳时期。因此，正常足月新生儿宝宝在出生后30分钟内，就应开始吸吮乳头，及早获得初乳，并促进乳汁的分泌。

新生儿要按需哺乳

按需哺乳就是说，当新生儿有吃奶要求时就要喂奶，满足生理需求。

刚刚出生的新生儿吸吮力很强，是学习和锻炼吸吮能力的最佳时刻，不必拘泥于定时喂奶。有的宝宝吸奶很不守“规矩”，按正常时间给宝宝喂奶，却吃几口就呼呼入睡，可未到喂奶时间又偏偏想吃，哭闹不安。

婴儿喂哺的个体差异很大，不能千篇一律地对待。如果硬性规定喂奶时间或次数，往往不能满足新生儿的生理需要，会影响生长发育。

研究表明，按需哺乳、勤喂奶能促使母乳分泌旺盛，使宝宝吃饱喝足，加快体重增长。实验证明，每天喂6次奶，乳汁分泌平均为520毫升，如喂12次奶，每天平均分泌乳汁会增加25毫升，还可延长母乳哺乳期，不致发生中途“断炊”的现象。且乳汁及时排空对母亲也有利，减少了哺乳母亲患乳腺炎的机会。对新生儿尤其是对体弱和未成熟儿，少量多餐可使宝宝吃到更多的乳汁。

喂奶中，宝宝经常看到母亲微笑的面容，闻到奶香的气息，听到母亲熟悉的声音，得到深情的爱抚，不但能增进食欲，而且有利于他（她）的神经系统的发育。

TIPS

我国民间喂哺婴儿，历来有醒来就喂、饿了就喂的习惯，当新生儿宝宝有吃奶要求，就给予喂奶，这是一个既切合实际又符合科学的好办法。

哺乳的正确姿势和方法

年轻女性初为母亲，一定要掌握好给宝宝喂奶的正确姿势和方法，只有这样，宝宝才能吃得好、吃得饱，健康地生长发育。

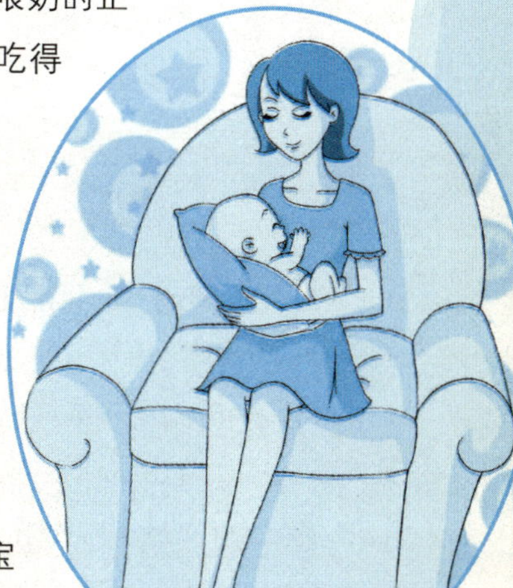

将奶头擦洗干净后要挤掉前面几滴奶，因为乳管前端的奶可能含有细菌。

搂抱宝宝入怀，哺乳母亲一手及前臂托住宝宝头颈部，使宝宝面向乳房，另一手的拇指向下，其余四指向上以托起乳房。

开始哺喂时，先用乳头去触及宝宝口唇及口部四周的皮肤，以诱发觅食反射。待新生儿宝宝口张开、舌向下的一瞬间，及时将乳头及乳晕送入其口中、被含住开始吸吮。这时哺乳母亲再轻轻挤乳房，将乳汁挤入到宝宝的口腔中。哺乳时，要防止宝宝鼻孔被乳房堵住而影响呼吸。

在吸吮过程中，如果乳汁充满口腔，宝宝的下颌部肌肉会出现缓慢有力的节奏动作，并听到咽乳声，这表示宝宝吮乳及咽乳顺利。若仅吸吮而无咽乳声，说明宝宝吸吮无力，乳汁少，所以哺乳母亲要帮忙将乳汁挤入口中，促使宝宝吞咽、吃饱。

每次哺乳时两侧乳房要交替哺喂，先喂一只乳房，吸空后再换另一只乳房。下一次喂奶要先喂上次未吸尽的一侧，吸空了再换另一侧。宝宝吸吮停止后，要轻轻取出乳头。

哺乳前先作好准备，婴儿换好尿布，哺乳母亲清洗双手，用温开水擦净乳头，并在喂奶时哺乳母亲要轻松愉快，保持良好的心态。

哺乳的姿势，一般采取坐式，哺乳母亲坐在有靠背、高度适宜的椅子上，背向后斜，紧靠椅背，放松背部和肩部，脚踏在高低适中的小凳子上，使肌肉放松，膝上可放枕头以支托新生儿宝宝。哺乳完毕后，要用软布擦洗乳头和乳房，或挤出几滴乳汁用食指擦抹乳头及乳晕，以保护皮肤。戴上舒适的胸罩。

哺乳完毕后，要将新生儿抱直，头靠母肩，母亲用手轻拍宝宝背部，使哺乳时吸入的空气排出，然后放下宝宝向左侧卧，头略垫高，以免溢乳。

TIPS

哺喂结束后，要将乳房内剩余乳汁挤空，可促使乳汁分泌增多。同时，防止剩余的奶汁堵塞乳腺，引起乳腺炎。

新生儿哺乳时间怎样安排最科学

新生儿宝宝哺乳无需规定时间，应按需哺乳。要允许宝宝不受任何限制，在乳房上自由吸吮。一般在最初3～5分钟，就能吸到所需的一半以上的乳汁，因此每次最多喂母乳15～20分钟，一侧乳房喂奶10分钟。每次喂奶时应先吸空一侧乳房后再吸另外一侧。

有些新生儿不熟练或无力，往往吸吮不到所需的乳汁而睡着，这时可以轻拉宝宝耳垂或用手指弹其脚心把他（她）唤醒，继续再喂。一般新生儿吃饱后能睡2～3小时，甚至更长的时间。如果新生儿睡得很好，不必唤醒，可等到醒后再喂母乳。

判断母乳是否充足

如果母乳充足的话，宝宝在吃奶的最初5分钟就能吃个半饱，吃饱后会安静地入睡。一般来说，如果母亲的乳汁非常充沛，则有以下表现：

从外观上看

喂奶前奶水好的乳房饱满，表面青筋显露，用手轻挤乳头，奶水就源源流出，喂奶后乳房松软。

从孩子吃奶情况看

如果宝宝吸奶时，总是用力吸吮，却听不到连续的吞咽声，或吸几口才咽一次，或者吃奶时间很长，但吃后睡下不久又醒来，并向两侧转头啼哭，小嘴像是在寻找乳头，那就说明母乳不够吃，不充足。若喂奶时听见宝宝有规律的吞咽声，表示母乳充足。

从婴儿身体状况看

孩子没有患病，且体重增加，平均体重增18～30克/日，表明母乳充足。如果体重不增加或增加很慢，平均每天少于18～30克，且大便稀、呈绿色、次数增多等，则表示母乳不充足。

有适当的夜尿量

每日至少更换6次或6次以上的尿布，通常每次喂奶时有大便，这些表现说明母乳乳汁充沛。

吃饱后婴儿安静

宝宝表现满足、安静或安然入睡，醒着时喜欢玩耍，这表明母乳充足。

让新生儿有充足的口粮

乳汁的多少，既受母体内分泌激素的控制，也取决于乳房组织本身的发育状况。这都属于先天条件。除了先天条件之外，要维持足够的奶量，哺乳母亲要注意几方面的问题：

1 保证充足的睡眠和休息

胎儿娩出后，要让新妈妈有充足的睡眠时间，早让新生儿宝宝吸吮，早开奶，勤哺喂。在哺乳期还要多晒太阳，多呼吸新鲜空气，起居饮食要有规律，还要适当活动。

2 适当增加一些营养丰富的食物

多吃有利于下奶的食物及新鲜的蔬菜和水果，尤其要多喝易发奶的汤水，如鸡汤、猪蹄汤、鲫鱼汤等，都会使奶水增多。如果乳汁不足，可选用食疗方，如花生通草粥等。

3 保持精神愉快，消除忧虑

哺乳期的女性，遇到消极精神刺激以后，奶水会立即减少，所以哺乳母亲要保持心情愉快，消除各种忧虑。

要想使母乳充沛，就要让婴儿多吸吮乳头。哺乳时让宝宝的嘴巴紧衔乳头。每次喂奶一定要把乳房的乳汁吸空。若奶水过多或因其他原因不能吸完，可以用吸乳器把多余的奶吸出。要两侧乳房交替吸吮，每次奶水吸得越干净，越有利于下次奶汁的分泌。

保证和提高母乳质量

保证及提高母乳质量，应该做好如下方面的工作：

产前乳头的准备

乳头的形状可分为正常、扁平、内陷三种。乳头扁平和内陷时，会影响婴儿吮吸，由于婴儿不能充分吮吸，会反过来影响母乳的分泌，有乳头扁平和内陷的孕妇，在怀孕期间应做牵拉练习来纠正，有利于母乳的分泌。

早开奶、勤哺乳

开奶时间越早，越能刺激哺乳母亲泌乳和排乳。一般在产后30分钟开奶即可。婴儿断脐后，实行母婴皮肤直接接触，24小时母婴同室，早开奶、多吸吮、按需哺乳，是促进乳汁分泌的有效措施。产后几天乳汁会不足，但千万不可放弃哺喂母乳。因为哺乳母亲在分娩后2~7天还处在泌乳期，乳汁由少到多会有个过程。只要给宝宝频繁哺乳，母乳就一定会多起来。

食量充足，营养丰富平衡

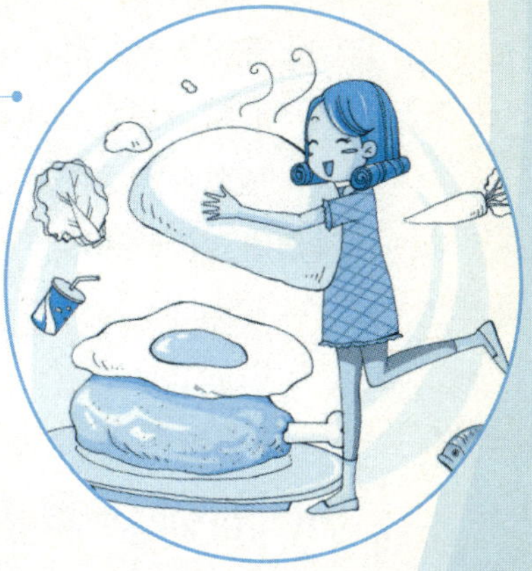

母乳是由母体的营养转化而成的，所以哺乳母亲应该食量充足，多吃营养丰富的食物。食物中蛋白质应该多一些。食物中还应有足够的热量和水，较多的钙、铁、B族维生素。此外，哺乳母亲不应偏食、挑食，否则影响母乳质量。哺乳母亲一定要根据个人乳汁分泌情况而适当加强营养。

保持心情稳定、愉快

泌乳和排乳由于受中枢神经和内分泌调节，因此，不良刺激能干扰这种调节作用。不少哺乳母亲有这样的经历，一旦心情不好，奶水就会减少，所以哺乳母亲应力求保持轻松、愉快的情绪。家庭成员，尤其是丈夫，要多为哺乳母亲创造宽松的环境，促进乳房泌乳和排乳。

避免疲劳

在分娩时，精神、体力消耗很大，需要较长时间的恢复。然而实际上许多哺乳母亲得不到充分的休息，因为需要照料婴儿，有的还需昼夜照料，就影响了泌乳的质量，所以丈夫和家人要多为哺乳母亲分担孩子的护理工作，使哺乳母亲有较多时间休息。但休息不等于卧床，哺乳母亲也要适度活动，才有助于身体的恢复，也有助于泌乳。

谨慎用药

许多药物都能通过乳汁进入婴儿体内，所以哺乳母亲用药要慎重，最好在医生指导下用药，千万不要擅自用药，尤其是影响乳汁分泌的药物。哺乳母亲应禁用的药物在前面已提到。

不要喂水，不要让宝宝吸橡皮奶嘴

母乳中的营养成分和水分，能满足从出生到4～6个月的宝宝生长发育的需要，所以纯母乳喂养的宝宝，不必再加糖水、菜汤和其他代乳品。宝宝出生头几天，虽然初乳分泌量较少，也不必添加任何食物和饮料。给宝宝吸橡皮奶嘴，会出现“乳头错觉”，可使宝宝拒奶、烦躁，从而导致母乳喂养失败。

新妈妈不要吸烟、喝酒。喜欢喝酒的母亲乳汁受影响很大，会妨碍孩子正常的生长发育。喝酒会降低激素的功能，从而减少乳汁的分泌。为了调节心情，偶尔一次饮酒不会对孩子有很大的影响，不必太担心。吸烟时，烟草中的尼古丁可以通过乳汁被孩子吸收，母亲吸烟会影响孩子的精神健康。孩子间接吸入烟气，不仅影响发育而且会患上呼吸系统疾病。

为什么会乳汁不足

乳汁不足的原因较多。应根据不同情况采取相应的措施，促使乳汁增多。下面有几种原因及对应的策略分析，请对照借用：

精神心理因素

新妈妈由于分娩造成精神高度紧张，没有得到很好的休息；还有家属对出生的婴儿不满而感到心情不悦；或孩子早产、难产，新妈妈过于忧虑孩子的健康，加上家中照顾不周，难免心情不愉快以及其他社会心理因素刺激所造成的精神负担，这些都可能引起乳汁的分泌减少。遇到这些情况要自我解脱，解除不必要的顾虑和烦恼，应以孩子的健康为大局，保持愉快的情绪。

授乳方法不当

有些新妈妈喂奶方法不当也会引起缺乳。母亲不仅要自己学会喂奶的方法，也要学会如何帮助孩子正常吸乳的方法。吸乳方法正确了，乳汁就会增多。

营养缺乏

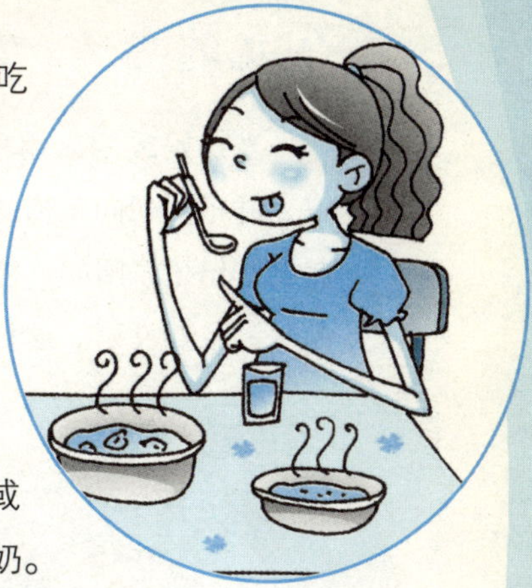

哺乳母亲应有合理的膳食安排，不要过多吃肉、蛋，要多吃蔬菜、水果。做到膳食平衡、食物多样、粗细搭配。多吃汤水、粥类，不要吃刺激性食物。哺乳母亲营养缺乏会影响乳汁的分泌。

新妈妈身体原因

新妈妈身体素质较差，如乳房发育不良，或身体患病，或因贫血、气血不足等，均可引起缺奶。

判断母乳不足的最简单方法是给孩子称体重。生后最初2个月内可每周测一次体重，以后每2周或每个月测一次。若母乳不足且婴儿体重增长很慢，就要进行混合喂养。

哺乳前喂养为什么不好

在母亲第一次哺乳前给新生儿宝宝哺喂糖水或牛奶，称为哺乳前喂养。研究表明，哺乳前喂养没有必要，因为新生儿在出生前，体内已储存了足够的营养和水分，可以维持到母亲来奶，而且只要尽早给新生儿哺乳，少量的初乳就能满足刚出生的正常宝宝的需要。

若进行哺乳前喂养，会使初生婴儿产生“乳头错觉”（奶瓶的奶头比母乳的奶头易吸吮），另一方面，因为奶粉中冲制的奶比妈妈的奶甜，也会使新生儿不易再接受妈妈哺乳，造成母乳喂养失败。新生儿不愿吃母乳，一方面得不到具有抗感染作用的初乳，另一方面人工喂养又极易受细菌或病毒污染，而引起宝宝腹泻。

对哺乳母亲来说，由于推迟开奶时间，而使哺乳母亲来奶时间推迟，加上新生儿不愿吃母乳，易使哺乳母亲发生奶胀和乳腺炎。因此，一般来说不要哺乳前喂养。

新生儿的嘴“一碰就动”是饿的表现吗

当妈妈或别人用手指碰一下新生儿宝宝的嘴时，小嘴马上就会动起来，并把头朝向手指的方向转动。有的人认为，这就是孩子饿了的表示，就立刻给孩子喂奶、喂食。其实这种认识是错的，这并不是饿的表现，而是一种条件反射。这种动作不用学、不用教，是先天遗传下来的，也是人类及其他哺乳类动物能够生存下来的一项基本反射，在医学上叫做觅食反射。

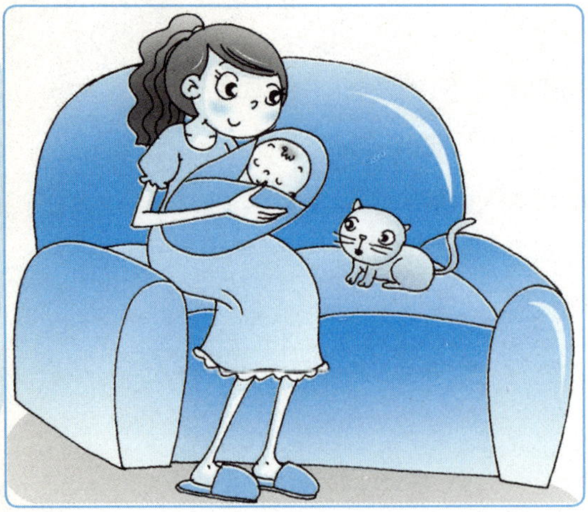

孩子出现这种条件反射不是因为饿，但饥饿时更容易引起这种反射。宝宝是不是饿，还要靠母亲掌握按需哺乳的规律，利用反射的方法来检测不可靠。

乳房太硬，新生儿不适应怎么办

开始哺乳第4天开始，哺乳母亲的乳房分泌的已不是初乳，而是大量的乳汁。乳房也明显地变硬了，而且觉得不舒服，这是乳汁满盈之故。婴儿这时会觉得乳房太硬，难以适应，甚至吮吸不住乳头。这是因为乳头扁平，不突出。为帮助婴儿尽快适应新情况、吃上奶，同时也为了帮助哺乳母亲消除肿胀感，减轻不适，有以下三点可用：

新生儿吃奶之前，先用一块温毛巾敷熨乳房几分钟，使乳房变软；或者站着淋浴，用温水冲淋乳房。

用手轻轻按摩乳房，试着压出一些乳汁，以减轻肿胀，并帮助宝宝把乳头放入口中。

当把宝宝放到乳房跟前时，用那只可以自由活动的手放在乳房下，把乳房轻轻往上推，这样能使乳头突出，宝宝就可以把乳头含在嘴里吸吮，吃到乳汁。这很快就可以缓解乳房的肿胀，消除母亲的不适。

乳房异常哺乳时应注意什么

特殊乳房是指特殊形态的乳房，如悬垂乳、平坦乳、大乳头及乳头内陷的乳房。如发育良好，仍属正常乳房。然而会给哺乳增加困难，如不注意，会导致少奶、无奶及乳腺炎等。对特殊乳房必须采取相应的哺乳方法，相应方法有以下几种：

悬垂的乳房

形态像茶壶，整个乳房下垂，乳头却在上部。由于悬垂而造成乳腺管弯曲，使部分乳汁积聚于乳房下方，不易于婴儿吸出，同时积聚的奶汁容易瘀积成块，诱发乳腺炎。母亲在哺乳时应将乳房托起，使乳腺管与乳头保持平行位，便于婴儿把整个乳房内的乳汁吸空。

平坦的乳房

常见于扁胸及瘦长的女性。乳房不够丰满、突出，也使婴儿较难吸吮，造成喂乳困难。此种乳房在喂奶前需作热敷、按摩乳房等准备工作，还要牵拉乳头，使其突出出来。哺乳时要采取上身前倾的哺乳姿势。经过一段时间的训练，婴儿就能顺利地吸吮乳汁了。

大乳头乳房

乳头的直径一般1厘米左右，达1.5厘米左右的便是大乳头。这和遗传因素有关。哺乳前需用两手的拇指将乳头搓十几次，哺乳时需用拇指和食指牵拉乳头。为了使其变细变长，还要设法让婴儿啼哭，以达到张大嘴的目的，以便将乳头、乳晕一起送入婴儿口中。经数次训练，婴儿便会适应，吸吮到乳汁。也可选用直径同一般新妈妈乳头直径相符的有边橡胶奶嘴，在奶嘴中央剪一个十字形，经消毒后，向奶嘴内挤十几滴乳汁，然后将其套在哺乳母亲的乳头上，婴儿通过橡胶奶嘴就能吸吮到母乳。

乳头内陷、乳头扁平、乳头短小的乳房

这一类乳房给哺乳带来很大困难，关键在于早期发现，及时矫正。哺乳前用两手大拇指挤压乳晕，再将乳头轻轻地“钳”出来，同时牵拉乳头，使其突出，随后立即套上乳嘴，并采取上身前倾的姿势喂奶。这样做1周后，婴儿便能顺利地吸到乳汁。

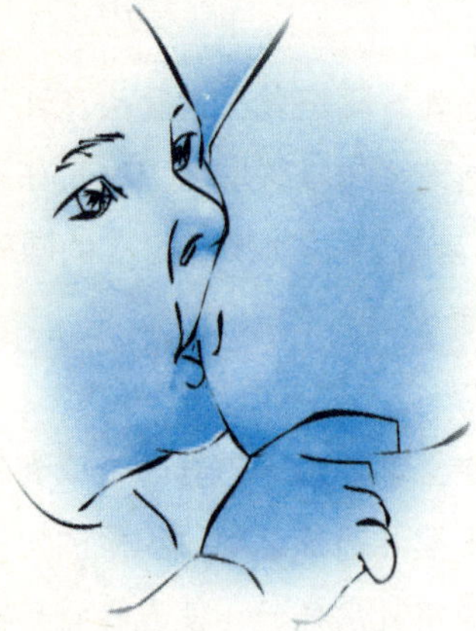

凹陷乳头的纠正方法：

A.从乳头根部向左、右牵拉；

B.从乳头根部向上、下牵拉；

C.将乳头向外牵拉；

D.利用橡皮负压牵拉乳头。

新妈妈感冒时应怎样哺乳

新妈妈分娩后抵抗力较差，加之出汗较多，如此时不注意保暖，很容易感冒。那么感冒时，还可以喂母乳吗？如果是轻度感冒不伴有高热，戴上口罩后，照样可以喂奶，同时新妈妈本人也要注意休息，吃些清淡易消化的食物，可服用一些抗感冒的药物，如感冒冲剂、板蓝根冲剂、维C银翘片等。

如果感冒后新妈妈伴有高热，且周身不适，此时为了还能产生足够的乳汁，同时也为了有助退热，需补充足够的水分，以及进食大量的饮水、果汁，及易消化的清淡食物。经口服补充不够者，需静脉输液，补充液体及能量。

此时，除了用抗感冒的药物外，有时为了预防感染，还需要用抗生素，特别要注意选用对孩子安全的药物。高热期间可暂停母乳喂养1～2天，停止喂养期间，还要常把乳房乳汁吸出，以利于病愈后继续母乳喂养。

新妈妈澳抗阳性时该如何给新生儿哺乳

母亲澳抗阳性，即乙肝表面抗原阳性，在人群中约占10%，近年还有增长的趋势。母亲澳抗阳性能不能哺乳，就成了许多人关心的问题。首先要知道，单纯的澳抗阳性是不具有传染性的，自然也不存在会传染给孩子的问题，可以放心地进行母乳喂养。

但如果母亲澳抗阳性，e抗原也为阳性，就具备了传染性；即使不哺乳，在密切接触孩子的过程中，病毒也可能会污染孩子的奶瓶、奶嘴、食物、衣服，还有小手，这些都会通过孩子的口进入体内。

所以，要避免孩子被传染，最有效的方法是采取联合免疫，尤其“双阳”母亲生出的小孩，要在生后24小时内注射免疫球蛋白，同时再注射乙肝疫苗10微克，再过1个月、6个月各注射乙肝疫苗1支使孩子产生抗体，就可以放心地进行母乳喂养。

母乳喂养黄疸性新生儿应注意什么

母乳喂养的新生儿黄疸分为母乳喂养性黄疸和母乳性黄疸综合征，有时这两种可以同时存在。在母乳喂养时，应注意下面所列出的相关事项：

母乳喂养性黄疸的处理方法有：母亲一定要做到勤喂乳，在24小时内哺乳8～12次，或者更多；要仔细观察新生儿是否能确实有效地吸吮到乳汁；注意大便性状，对排泄延迟的新生儿宝宝可进行灌肠处理；限制辅助液体的添加，使婴儿充足地摄取乳汁。

对母乳性黄疸综合征的处理，首先要明确诊断，排除其他可能引起黄疸的病症。在喂养时，如胆红素小于342umol/L（20毫克/分升），不必停止母乳喂养；如果超过342umol/L（20毫克/分升），可暂停母乳喂养24～48小时，但母亲要挤空乳房内乳汁，以免日后乳汁分泌减少。

母乳喂养性黄疸

也称“缺乏”母乳的黄疸。一般发生在新生儿出生后3~4天，持续时间一般不超过10天，多发生于初新妈妈的孩子。究其病因有：添加了口服葡萄糖液；不经常哺乳；胎便排出延迟。这些原因使新生儿缺乏母乳的喂养，造成黄疸性婴儿。

新生儿哺乳时应注意哪些问题

给新生儿宝宝哺乳时，应注意处理好如下问题：

1 生气时不要喂母乳

实验显示，人在生气时体内可产生毒素，此种毒素可使水变成紫色，且有沉淀。由此提示，妈妈切不要在生气时或刚生完气就喂奶，以免宝宝吸入带有“毒素的奶汁”而中毒，轻者生疮，重者生病。

2 不要边看电视边哺乳

母亲在哺乳时要与宝宝说话，交流情感，不仅有利于增进母婴感情，而且还有利于婴儿大脑的发育。但看电视会夺去母婴之间难得的感情交流的机会，而且电视发生的射线和声音会影响宝宝吃奶，不利于宝宝听力的正常发育。

3 哺乳时不要浓妆艳抹

人类能够靠特殊的气味和灵敏的嗅觉来辨认亲情关系。新生儿的感觉中以嗅觉最为敏感，母亲的气味对宝宝影响很大，大多数新生儿能够将头部准确地转向自己母亲气味的方向，尤其对母亲的乳味表现出好感和亲昵，并能唤起愉快的情绪和食欲，对宝宝发育有利。哺乳的母乳若涂脂抹粉，会使宝宝认不出自己的妈妈，产生戒备心理，甚至表现出不安、哭闹、难以入睡、拒绝吃奶等不良反应。

4 给宝宝喂母乳时不要躺着

哺喂时宝宝的胃呈水平位置，妈妈躺着易导致宝宝吐奶。正确的喂奶姿势是：哺乳母亲应取坐位，将一只脚踩在小凳上，抱好宝宝；另一只手以拇指和食指轻轻夹着乳头喂哺，以防乳头堵住宝宝鼻孔或因奶汁太急而引起宝宝呛咳、吐奶。

新生儿心理依附的培育

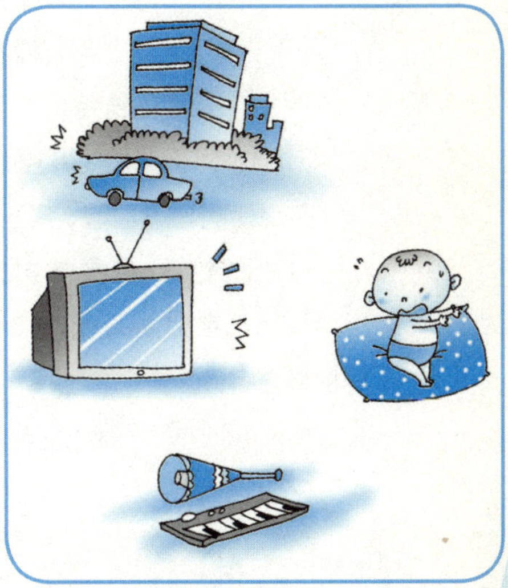

声音及其效果。新生儿不喜欢噪声，请跟孩子用温柔的、抚慰的语音说话或唱歌。对于婴儿来说，母亲的声音是一副良药。当和孩子在一起时，可以说话、歌唱。很小的婴儿就能欣赏童谣和简单的歌声，特别是歌声中带有明显的节奏或韵律时效果更好。有研究表明，孩子如果早期就能听到歌声，会有较快理解单词、掌握单词的能力，比其他儿童能更早地具备讲话与阅读能力。

什么情况不能用母乳喂养新生儿

母乳是婴儿最佳的营养品，一般都应力争母乳喂养，只有当哺乳可能危及婴儿和哺乳母亲健康时，才不得不终止母乳喂养。一般说来，有以下情况的哺乳母亲不宜进行或应暂停母乳喂养：

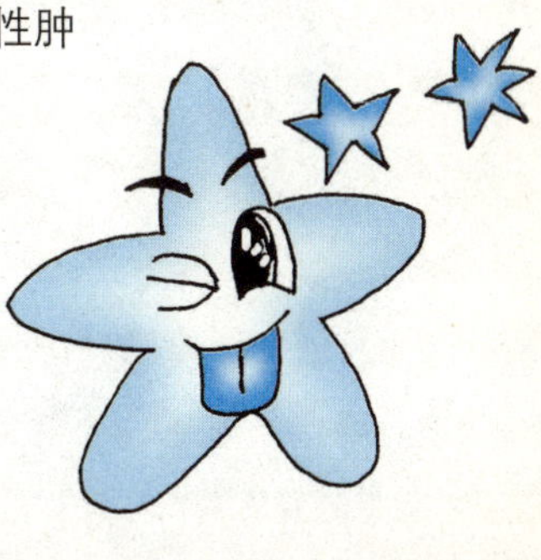

母亲患有严重心脏病、肾脏病、重症贫血、恶性肿瘤时，为了避免病情加重，不宜用母乳喂养新生儿。

母亲患有传染病，如活动性肺结核、传染性肝炎等，为了避免传染给新生儿，应采取母婴隔离，而不宜进行母乳喂养。

母亲患有精神病、癫痫病，为保护婴儿的健康和安全，不宜用母乳进行喂养。

哺乳母亲乳房患病，如严重的乳头破裂、乳头

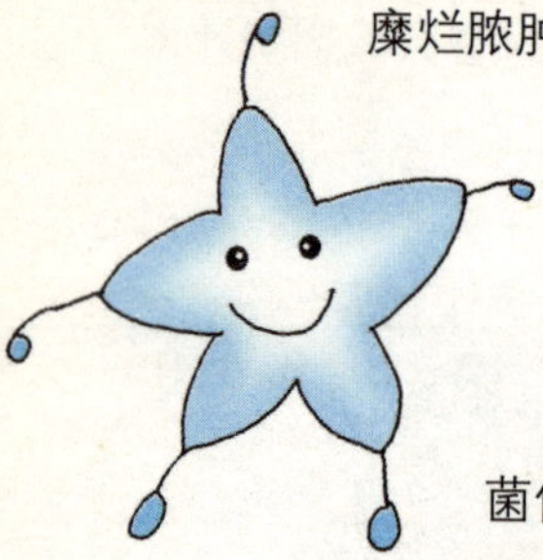

糜烂脓肿、急性乳腺炎等，应暂停母乳喂养。

母亲患糖尿病病情较重，血糖控制不住及需要胰岛素治疗者，以及甲亢患者服用抗甲状腺药时不宜给婴儿哺乳。

母亲轻微感冒时，应戴上口罩才可喂奶，以防止把病菌传给宝宝。如果感冒发热，体温超过38.5℃时，应当停止给新生儿喂奶，待感冒痊愈后一段时期，再恢复喂奶。

艾滋病病毒感染者，不宜哺乳。

过敏性疾病、梅毒感染者，不宜哺乳。

另外，宝宝如果患有某些疾病，如半乳糖血症、苯丙酮尿症等，要禁止母乳喂养。

混合喂养

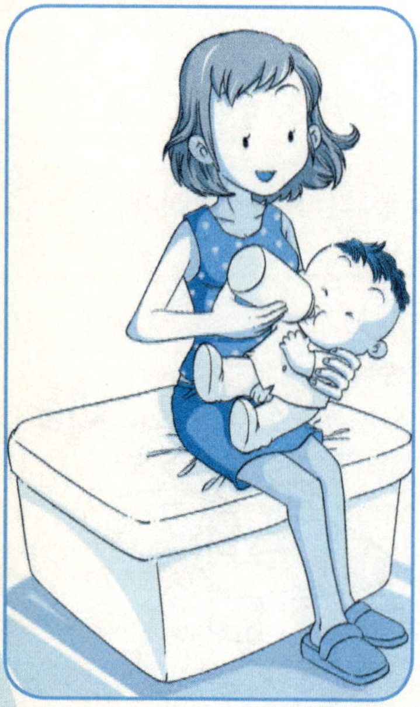

母乳量不足或因某些情况不能按时喂奶，而采用牛乳或配方奶粉来代替一部分母乳的喂养，叫混合喂养。混合喂养分为两种喂养方法：一是每次喂母乳后补充牛乳或配方奶粉的方法叫补授法，此法适于新生儿至6个月以内的婴儿喂养；二是一次喂母乳一次喂牛乳，间隔喂养的方法，叫代授法。此法容易使母乳减少，最好在6个月以后采用。

新生儿采用补授法喂养时，每次补奶应根据母乳缺少的程度来决定补奶量。一般先哺母乳后再喂牛奶，直到吃饱为止。试喂几次后，再观察宝宝喂乳后的反应，如无呕吐、大便正常、睡眠好、不哭闹，可以确定这就是每次该补充的奶量，但还要根据新生儿宝宝每天身体增长的情况，需要逐渐增加奶量。

人工喂养

母亲生病或某些特殊情况等原因，不能喂母乳时，用其他代乳品如牛奶、羊奶、奶粉等喂哺新生儿宝宝、婴儿，以满足小儿生长发育的需要，即为人工喂养，一般可选用牛奶、奶粉。

完全人工喂养的宝宝容易发生便秘或腹泻，还易患呼吸道感染，尤其是用牛奶喂养的宝宝。另外，人工喂养的宝宝得到的母爱相对较少。实验证明，直接母乳喂养的宝宝和将母乳挤出用奶瓶喂养的宝宝，在精神和体格上都表示出差距，更何况完全吃不到母乳的宝宝呢。世界卫生组织号召全世界的母亲要尽量用母乳喂养婴儿，奶水不足也要用混合喂养，将人工喂养限制到最低限度，才更有利于人类的健康。

怎样为新生儿选择代乳品

进行人工喂养时，代乳品的选择非常重要。因为关系到宝宝的生长发育。那么应该如何选择呢？应首选配方乳，其次是动物奶，如牛奶、羊奶。

牛奶营养丰富，是婴儿较好的食品。与人乳相比，牛奶蛋白质含量高，并以酪蛋白为主，在胃内形成凝块较大，不易消化；饱和脂肪酸高，不易消化吸收，乳糖少、矿物质较高，能增加尿液渗透压和水的排泄。

羊奶中蛋白质、脂肪含量较高，维生素含量低，单纯性羊奶喂养易引起贫血、肠紊乱。但只要及时补充维生素，添加辅食，就可降低贫血发生率。

配方乳又称人乳化牛奶粉，是由鲜牛奶添加适量的脂肪、乳糖或食糖、维生素、矿物质及其他有益的成分制成。其营养成分接近母乳，是人工喂养婴儿的最佳食品，并且食用方便、随吃随冲，又易于贮藏。

如何进行人工喂养

人工喂养婴儿，有如下几种方法：

牛奶、配方奶的冲调

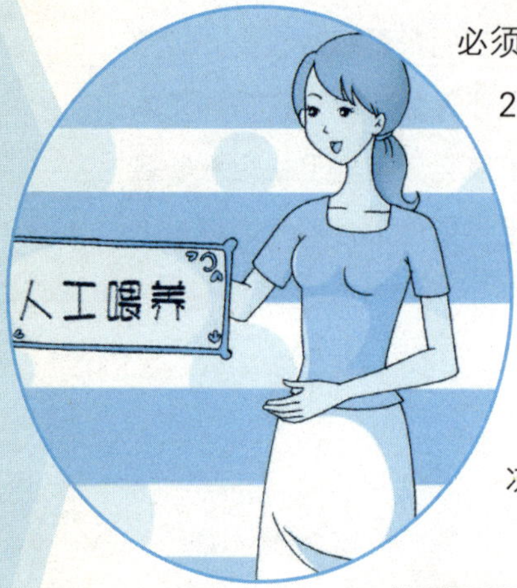

具体的要点有：一是牛奶的冲调，凡新生儿喂养牛奶，必须加水稀释后才能哺喂。一般1～2周内新生儿宜用2～3份牛奶加1份水；3～4周的小婴儿宜用3～4份牛奶加1份水；满月以后婴儿不加水，可以喂全奶。

二是具体配制方法为，将配好的奶液倒入奶锅中，放在火上旺火烧沸后，改小火煮2～3分钟后，锅离火加入白糖（糖量为奶量的5%），凉一会儿，装入已消毒好的奶瓶，即可哺喂。

三是配方奶的配制方法为，调制配方奶粉按说明书调配即可，要根据不同周龄进行。千万不要调配过浓。将奶瓶注入所需的温开水，用专用的量匙量取所需的匙数（平匙）放在奶瓶中，盖上奶嘴及瓶盖，轻轻摇动，使其完全溶解。配方奶粉不用加糖，因为在奶粉中已经放有足够的糖。喂奶粉的次数，奶量与喂牛奶相同。

试乳温

每次喂奶前需先试乳液的温度是否适宜。试温方法只需倒几滴奶液于手腕间，不感到烫或凉为宜。切勿由成人直接吸奶头尝试，以免成人口腔内的细菌带给宝宝。

喂奶的方法

婴儿妈妈应选择舒适的位置，使背部和腰部有支托，斜抱婴儿成45°，也就是宝宝斜躺在怀里，将奶头塞入小嘴中时务必充满奶水，以免空气吸入。喂奶后需将宝宝抱起，头伏在妈妈肩上，轻拍背部，使空气排出，避免吐奶。

喂奶时间

通常每隔3～3.5小时，喂1次奶，每次喂奶时间不宜超过半小时。

哺喂次数与奶量

新生儿一般每天喝7～8次，每次喂奶间隔时间为3～3.5小时。如3000克体重的宝宝，则需要给奶为110毫升×3=330毫升，再加上150毫升的水，总量为480毫升，分7～8次吃，每餐60～70毫升。

如何用羊奶喂养新生儿

羊奶的营养非常高，与牛奶的营养价值近似，但所含维生素B_{12}、叶酸量不足，长期喂羊奶不加辅食，易发生营养性贫血（巨幼红细胞型贫血）。及早添加辅食，可以避免。

凡新生儿喂养羊奶，必须稀释后再喂，生后不到1周的婴儿，羊奶与水的比例为1∶3，也就是1份羊奶3份水；生后3～4周的婴儿为1∶2；生后2～3个月的婴儿为1∶1；以后水量可逐渐减少，待婴儿到7个月后就可以喝全奶了。

新生儿每日喂奶的次数为 生后1周内，每日喂7～8次；生后8～14天，每日喂7次；生后15～28天，每日喂6次；生后1～2个月，每日可喂5～6次；生后3～6个月，每日可喂5次。

> TIPS
> 喂羊奶时，必须将羊奶煮沸好后，加入适量的糖，放在消毒的奶瓶中，试好乳温后，按喂牛奶的方法，再喂宝宝。

> 婴儿每天食用奶量的计量（毫升）公式为：
> 体重（千克数）×110

人工喂养应注意哪些问题

人工喂养时，必须注意处理好如下问题：

要注意奶具的选择

奶具应选择直形奶瓶，软硬适度的奶头。奶头开孔大小要适宜，一般倒拿奶瓶，奶水能连续滴出，说明孔径大小合适。若连续流出则说明孔径大，易引起宝宝呛咳。若断断续续滴出，说明孔径太小，宝宝吸吮困难，易疲劳而吃不饱。还应具备专用的匙、碗、杯、锅、洗瓶刷、盖布及擦布等，供配制乳液用。

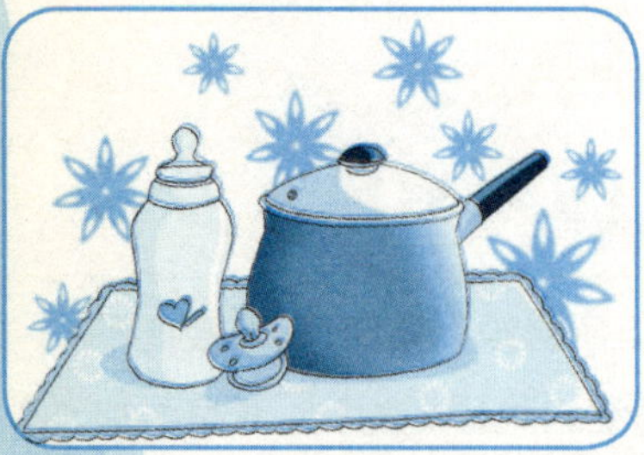

奶具必须每次消毒

将宝宝用的奶具及配乳液用的用具必须每次消毒，奶瓶奶嘴等要洗刷干净，放入冷水锅中煮沸10分钟后，立即取出放在消毒过的带盖锅中备用，以保证清洁卫生。每次取用时要先用肥皂洗净双手。

煮牛奶的时间不宜过长

有的母亲认为给小儿煮牛奶的时间越长越好，这样可以消毒得更彻底，更容易消化吸收。其实不然，牛奶含有丰富的蛋白质，加热时，呈液态的蛋白质微粒会发生很大变化。当牛奶温度达到60℃～62℃时，就会出现轻微的脱水现象，蛋白质微粒由溶液状态变为凝胶状态，并出现沉淀。

适量补充水分

母乳中水分充足，因此母乳喂养的宝宝在4～6个月以前一般不必补充水分。而人工喂养的宝宝，则必须在两顿奶之间补充适量的水。牛奶中含蛋白质与无机盐比人乳多，故人工喂养较母乳喂养的宝宝所需的水量多。每日每千克体重需100～150毫升水。此外，在两次之间加喂一次水，可以促进新陈代谢的进行，有利于宝宝对高脂蛋白的消化吸收，另一方面保持宝宝大便的通畅，防止消化功能紊乱，同时也可以清洁口腔。

牛奶中含有一种非常不稳定的磷酸盐，加热时也会以不溶性物质形成沉淀。当牛奶加热至100℃左右时，牛奶中的乳糖开始分解，使牛奶带有褐色，同时还会生成少量的甲酸，使牛奶带有酸味。最好的煮沸方法是采用“巴氏消毒法”，即为：把牛奶加温至61.1℃～62.8℃之间，煮30分钟，或加温至71.7℃，煮15～30分钟，这样就可以把细菌杀死。如无法控制以上温度，也可以将牛奶烧开，煮1～2分钟，但千万不能煮沸时间过长。

酸奶为什么不宜喂养新生儿

酸奶具有较高的营养价值，但对新生儿是不合适的。这是因为酸奶中含有乳酸，这种乳酸会由于新生儿肝脏发育的不成熟而不能将其处理，其结果导致乳酸堆积在宝宝身体内，而乳酸过多是有害的，所以新生儿不能长期用酸奶喂养，只能作为临时性喂养。另外，酸性物可使钙质不易消化吸收，对孩子发育不利。

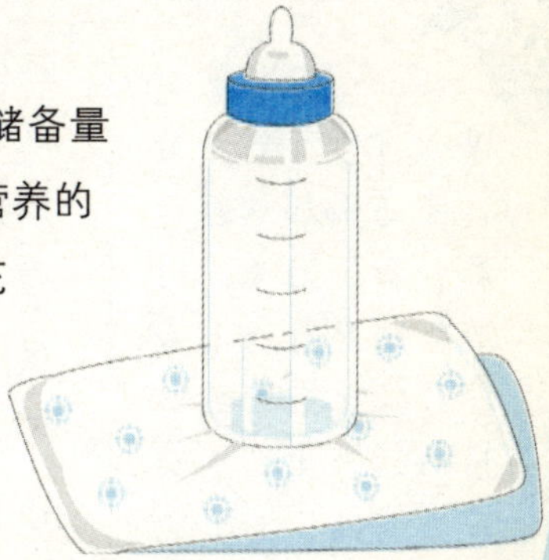

由于早产儿是提早出生的，体内维生素和铁的储备量少，加上出生后生长发育比足月儿快，更容易发生营养的不足。因此，早产儿在出生后2～3天内，应额外补充维生素K和维生素C。出生后1～2周，就应添加维生素A与维生素D。出生后1个月，开始补充铁剂，以防缺铁性贫血。

替代食物为何不能作新生儿主食

有人认为价格越高的食物，营养就越好。于是在母乳不足时，就买巧克力、甜炼乳作主食来喂养新生儿。其实，巧克力、甜炼乳所含的营养成分根本满足不了新生儿的营养需要。

巧克力所含的蛋白质更少，即使是牛奶巧克力，蛋白质含量也只有10%。另外，在体内糖和脂肪是不会变成蛋白质的。所以也不能满足新生儿生长发育的需要，不能作主食来喂养宝宝。

甜炼乳是由新鲜牛奶在真空中浓缩至2/3，再加40%的蔗糖制成的。其主要营养素与鲜牛奶相比差距很大，甜炼乳的脂肪、糖含量比鲜牛奶高得多，饮用时，只要加1倍的水，便可成为原奶的浓度，但其中的糖量则很高，不适宜喂养婴儿。如果把炼乳中的糖含量降至10%以下，就得把炼乳稀释4倍，这又不能满足婴儿对营养素的需求。如果长期以炼乳为主食的话，宝宝就会因蛋白质和脂肪摄入不足而造成营养不良，所以，甜炼乳也不能作为主食来喂养新生儿。

新生儿加喂奶糕为什么不好

在南方一些地区，家长对新生儿期的宝宝加喂一种米粉制成的奶糕，认为孩子吃了这样的食物才能饱，而且早期加奶糕对今后长大吃饭也有好处。在新生儿期加喂奶糕有害无益。

因为，刚出生的婴儿，消化系统功能不够健全，缺乏消化米粉的淀粉酶，如果从新生儿期就给孩子加喂奶糕的话，孩子消化不了，不仅不能顶饱，还有可能导致消化不良和腹泻，影响正常发育。此外，从营养学角度来讲，宝宝处于快速生长发育阶段，需要各种营养素的供给，而奶糕的主要成分是米粉，所含的营养成分，远不够生长发育的需要。因此在有条件的情况下，最好让孩子吃哺乳母亲的奶，因为无论从营养成分、消化吸收及增强抵抗力方面都是最适合孩子的。

TIPS

一般来说，提倡宝宝4个月后再开始添加奶糕等类食物，因为此时消化道发育逐渐成熟，消化米粉的淀粉酶已产生，不会产生消化不良。

新生儿喝完牛奶后立即喝橘子汁好不好

用牛奶喂养的婴儿，大便干结，容易造成排便困难。其实，只要酌量减少奶量，增加一些糖，使肠内发酵反应增强，宝宝的大便就会变软。

有些母亲为了解决宝宝排便痛苦，就在喝完牛奶后给孩子食用橘子汁，结果使婴儿面黄肌瘦。其原因是牛奶中某些蛋白质遇到弱酸性饮料会形成凝块，既不利于消化，也影响其营养成分的吸收。橘子汁的饮用，一定要注意与喝牛奶间隔一段时间，一般应在喝牛奶后1小时为宜。

提倡人工喂养儿吮吸母亲乳头

一般家庭对采用人工喂养的婴儿就不让其再吸吮母亲乳头。调查表明，人工喂养儿若再吸吮母体乳头，好处很多：

增强母婴感情

人工喂养儿食乳时不能充分和母体接触，时间长了会淡化母婴感情。如果从新生儿期开始，就让人工喂养儿每日坚持数次吸吮母亲乳头，使母婴感官充分接触，解除婴儿的“皮肤饥饿”，就会增强母婴感情，培育婴儿的良好性格。

有益于婴儿精神、神经发育

新生儿出生后有强烈的吸食母乳的欲望和用力吸乳的表现，这是生存的本能。每日能给婴儿一定时间的吸吮母亲乳头的机会，即使少奶或无奶，通过吸吮母亲乳头也能使婴儿心理上得到安慰。

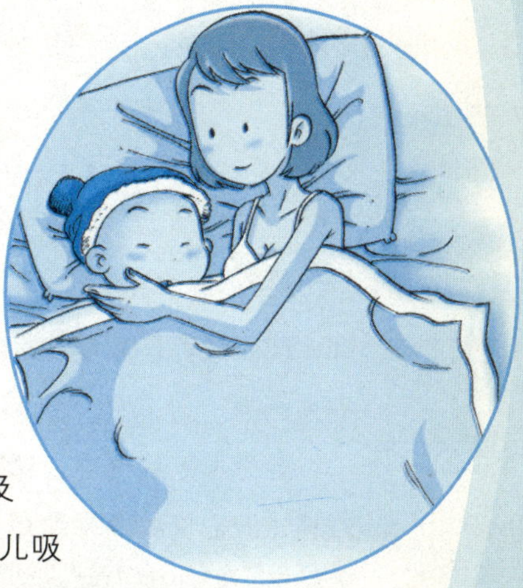

有利于婴儿食乳能力增强、牙齿生长

人工喂养儿多用乳胶奶嘴，奶嘴的软硬度及口感和母体乳头截然不同。乳胶奶嘴较柔软，婴儿吸吮轻松，口感较差，不利于婴儿食奶能力的增强。母亲乳头则恰到好处，符合婴儿吸吮需求，即能刺激婴儿食乳能力的增强。由于母亲乳头硬度大于乳胶奶嘴的硬度，可摩擦刺激婴儿牙龈，使上下牙齿较早出现。

促进母乳分泌

对于母亲无乳和少乳者，经过婴儿长期吸吮母亲乳头，刺激母亲催乳素分泌增加，可使部分母亲乳汁由无到有、由少到多，从而达到部分人工喂养儿进入混合喂养，或全部母乳喂养，使婴儿的食乳质量有很大提高。但必须是哺乳母亲没有传染病，以保证婴儿健康。

人工喂养因各种原因剥夺了婴儿强烈的吸食母乳的欲望权利，违背了婴儿正常生理规律，造成婴儿生理上的空虚感。因此，往往促成婴儿精神烦躁和不安。所以每日要能给婴儿一定时间的吸吮母亲乳头的机会，即使少奶或无奶，通过吸吮母亲乳头也能使婴儿心理上得到安慰。

当烦躁不安的婴儿一旦吸吮母亲乳头，就会立即情绪安定、精神欢愉，说明婴儿已具备心理反应。这种良好的心理状态有益于婴儿精神、神经发育，促进身心健康。调查表明，吸吮母亲乳头的婴儿体重达到或超出均值的占76.4%，无吸吮母亲乳头的婴儿体重达到或超出均值的仅为36.1%。在精神、神经发育方面，吸吮母亲乳头的也明显强于无吸吮母亲乳头的婴儿。且吸吮母亲乳头的婴儿患病率为13.9%，无吸吮母亲乳头的婴儿患病率高达41.6%。

怎样喂养早产儿

早产儿过早降临人间，身体各器官功能很不完善，所以必须严密护理，精心喂养，才能使之健康发育生长。早产儿应如何喂养？需要做到如下几点：

要尽早吃到母乳，这样可以使宝宝的生理性体重下降时间缩短，程度减轻，低血糖的发生率减少。喂哺方法按早产儿成熟程度而异，对出生体重较重，吸吮能力较强的，可直接进行母乳喂养。目前研究表明，早产哺乳母亲的乳汁成分与足月哺乳母亲的乳汁成分基本相同，完全适合早产儿的生长发育需要及消化能力。因此，要让早产儿勤吸吮，以使哺乳母亲乳汁分泌增加。

如果早产儿的吸吮力差，可将哺乳母亲的乳汁挤出用匙喂哺。母乳不足，可进行人工喂养，应以早产儿配方奶为宜。体重较低，吸吮能力不全的早产儿，可用滴管或胃管喂养。

每次喂奶的间隔时间因人而异。一般来说，如体重在2000克以上者，按每3小时喂奶1次计算，每日喂奶8次；体重在1500～2000克的，每2小时喂奶1次，每日喂奶12次；体重在1000～1500克的，每1.5小时喂奶1次，每日喂奶16次；体重在1000克以下者，每小时喂奶1次，每日喂奶24次。

医学上把怀孕不足37周即出生的婴儿叫早产儿。早产儿的体重不足2500克，身长少于45厘米，而且动作少、哭声小、吸吮能力弱，外观皮肤红、薄、嫩、发亮，面额部有皱纹，皮下脂肪少，头发似棉花状，指（趾）甲较软，耳郭软薄，足跟光滑，男婴的睾丸未降入阴囊。早产儿过早来到人间，身体各器官功能很不完善，必须严密护理，精心喂养，才能使之健康发育生长。

早产儿的喂养摄入量

早产儿的喂养摄入量随其体重及成熟程度而异，可参考以下公式：

最初10天早产儿每天摄入量（毫升）=（出生实足天数+10）×体重（克）/100

10天后每天摄入量（毫升）=1/5～1/4体重（克）

按上述公式计算的是最大摄入量，如果早产儿不能吃完，可根据其剩余的奶量，酌情进行静脉补液，以保证热量、蛋白质和水分的供应。

也可以简单的给予如下喂奶量，即：生出最初3天，每天可按每千克体重140毫升喂给。以后每天每千克体重增加10毫升。从第10天起，每天每千克体重给予200毫升。

怎样给双胞胎宝宝哺乳

只要双胞胎婴儿出生时不是太轻，就完全可以对两个婴儿同时进行哺乳。乳房一般会适应其需要，不过哺乳会很费劲，必须兼顾哺乳和睡眠。为了得到充分的休息，开始时，应有人帮助做家务活，婴儿们的父亲应参与护理。

哺乳时可坐着，让婴儿躺在哺乳母亲髋骨的左右两侧，然后将婴儿抬高一点，两只手让婴儿头部放近乳房，两肘揽住婴儿的身体。也可以单个哺乳，这样会方便一些，但很费时间。如果乳汁不足，可每次只给一个婴儿哺乳，另一个用奶瓶喂养，这件事可由另一个人来做，下次哺乳可换上另一个婴儿，这样两个婴儿都可吃到母乳。

如果婴儿由于早产或体重太轻而必须住院时，可按时把乳汁吸出来（最好用电子吸奶器），这样在婴儿出院之前，就可得到乳汁供应。只要能按时将乳汁送往医院，医院可以在那里对早产儿进行喂养。

新生儿喂养不好影响智力发育吗

新生儿宝宝的喂养与以后的智力发育间的关系极大，不可忽视。除了一些疾病因素以外，在新生儿喂养上应注意以下问题：

新生儿期血糖过低，会影响神经细胞营养不良而引起智力低下，特别应该注意不要使宝宝处于饥饿状态，尤其是出生体重较低、比较消瘦的宝宝，更应注意及时喂养。

新生儿宝宝的标准体重是3000克，以后前半年中每个月增加600克，后半年中每月增加500克，到1岁时应为9000～10000克。假如体重增加过慢，达不到标准，就应注意检查是否是由于喂养不当引起的，因为较严重的营养不良是会影响大脑发育的。

有些先天性代谢疾病，如苯丙酮尿症、半乳糖血症等，都是一种先天性酶缺陷病。得这种病的婴儿，刚出生时正常，若给予普通喂养，以后就会发生智力迟钝及肝脏病变等，所以及早诊断后，应尽早开始饮食治疗，要根据不同疾病给予特殊的饮食。在生后1个月内即开始治疗者，智力发育可不受影响。如果发现婴儿吃奶不好，容易呕吐或者黄疸不退，以及尿有“霉臭”或“鼠尿”气味时，最好能及时到医院去，争取早诊断、早治疗，以免影响小儿的智力发育。

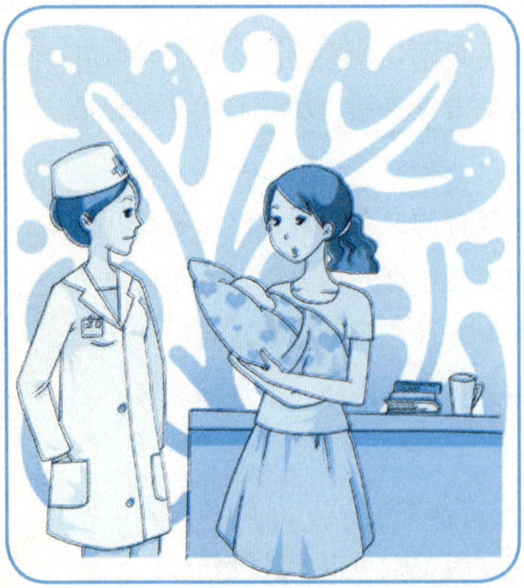

科学研究表明，由于妊娠后3个月的宫内营养不良或生后第1年中的营养不良，都会引起胎儿智力发育受损，所以最好从母亲怀孕期间就应注意给孕妇以足够的营养，以保证胎儿在宫内的正常发育。一般刚出生的足月新生儿的神经系统发育是不够成熟的，而在生后的第1年内，特别是第1个月，是大脑发育最快的时期，也是最容易受到影响的时期。

如何判断新生儿的营养状况是否正常

父母都希望自己的宝宝健康成长，也有的因自己的婴儿长得比别人的同龄婴儿胖而高兴。其实，营养不良或长得太快太胖都不是健康的表现。那么婴儿健康的标准是什么呢?

如果喂养合适、生长顺利，新生儿宝宝的体重在第1个月，应增长600克以上。若在满月时还没有达到标准，那就应该检查一下是何原因，是喂奶量不够，还是饮食质量不好，还是因为有什么病而影响了营养的吸收。

除了体重这个指标外，营养好的孩子皮下脂肪都比较丰满。凡是营养不良的孩子，开始表现是肋骨显露、腹部凹陷，后来就渐渐成个小老头一样，尖下巴、抬头纹，只剩下一对无神的大眼睛；头发也较稀疏且没有光泽；哭声微弱，四肢无力；有的还出现水肿，这些均是严重缺乏营养的表现，需要及时送到医院治疗。

回乳有哪些简单易行的方法

在正常断奶之前，因某些特殊原因不得不断奶时，必须采用急断法，此属非生理性断奶。如哺乳母亲患有严重的疾病或死胎、死产、新生儿宝宝死亡等情况，需要急断回奶。下面介绍几种回奶的方法，以供广大新妈妈参考：

首先要注意饮食，以减少乳汁的分泌。注意少喝汤，少吃流质和油腻的食物。不要挤奶。

服用维生素$B_6$200毫克，每日3次，连服5天，可起到回奶作用。

口服前列腺素片，在乳房开始泌乳时即服用，可收到良好的效果。

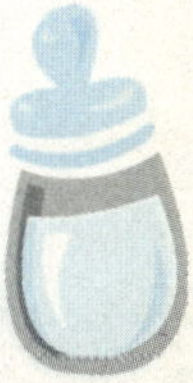

苯甲酸雌二醇4毫克，肌内注射，每日2次，连用3天。

生麦芽60～120克，水煎，每天1剂，连服3天。

生山药20克，青皮10克，煎汤服。

将乳汁挤掉，外面用布包包好120克芒硝，敷于乳房，潮湿后更换，直至停止泌乳。

麦芽30克，山楂30克，神曲30克，煎汤代茶饮，连服5～7日。

针刺临泣、悬钟等穴位，两侧交替，每日1次，用弱刺激手法。7日为一个疗程。

新生儿的日常护理

新生儿的日常护理是新生儿宝宝生长过程中一个重要的步骤，如护理不当，则会给新生儿的生长发育带来诸多不利的影响。新生儿的日常护理必须正规，一般涉及新生儿的保暖、预防感染、皮肤护理、五官护理、衣服配置、哺乳方法等方面。

新生儿的卧室应具备什么样的条件

胎儿在母体内生活了9个多月，刚出生的新生儿就像刚出土的幼苗，非常娇嫩，所以必须保护好。新生儿的卧室是非常讲究的，应尽量符合以下几个条件：

选择朝南或阳光充足的房间做卧室

在无风的时候打开窗户，让温暖的阳光直射进来，阳光中的紫外线不仅有消毒作用，且直接照在新生儿的皮肤上还能在体内转化成维生素D，预防维生素D缺乏性佝偻病的发生。

保持适宜的温度与湿度

足月新生儿要求室温在22℃～24℃，相对温度为60%～65%；早产儿要求室温在24℃～27℃，相对温度为65%以上。无论是足月儿还是早产儿，室内的温度和湿度都要保持相对的恒定。忽冷忽热、忽干忽湿的空气，往往会导致新生儿疾病的发生。

保持良好的通风

新生儿需要新鲜的空气，无论冬夏，每天都应开几次窗户，以保持卧室的空气新鲜。如果空气不流通，密闭的卧室是细菌繁殖的良好空间环境。

保持清洁

新生儿卧室要经常保持清洁卫生。要进行湿性打扫，家具应常用湿布揩灰尘，常用吸尘器吸尘。

保持环境安静

新生儿每天睡觉时间达18小时以上，良好的睡眠有利于健康成长。而安静的环境是良好睡眠的保障。但不是一点声音都没有。因为新生儿对噪音的反应并不敏感，有些轻微的说话声、悦耳的音乐声可以刺激听觉发育。

保持适当强度的光线

卧室的光线（包括灯光）不宜过强，强烈的光线对新生儿的眼睛刺激太强，从而影响其视觉发育。但室内光线也不能太暗，否则将不利于新生儿观察周围的事物。

要保持新生儿良好的室内环境。在卧室的墙上可挂贴一些色彩鲜艳的图片、绘画，或在小床上方放些玩具，以刺激新生儿早期的视觉发育，但要注意这些东西不要一直固定在同一地方，也不能离眼睛太近，否则容易引起宝宝斜视。另外，要注意刚装修好的房间不宜做宝宝卧室，以免装潢材料中的一些毒性气体污染室内空气，危害宝宝的健康。

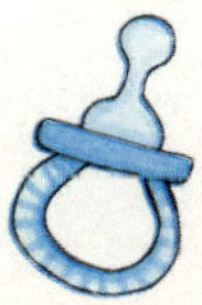
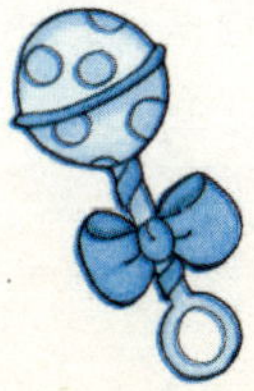
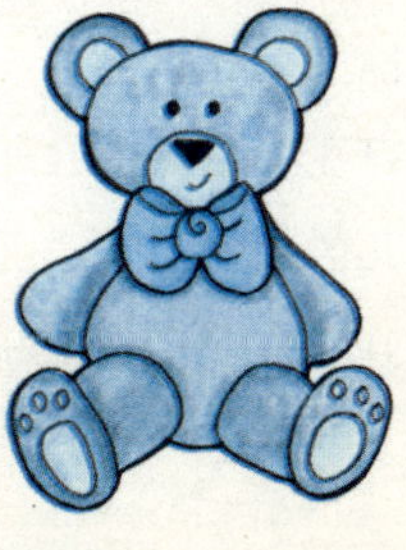

夜里新生儿房间不能有常明灯

> TIPS
> 新生儿不会翻身，睡姿主要由照顾者决定，同时新生儿宝宝整天生活在床上，即使醒着也存在睡姿问题。因此睡姿是直接影响其生长发育和身体健康的重要问题。睡姿有仰卧位、俯卧位、左或右侧位。

许多刚做父母的年轻人，夜里为便于给小儿喂奶、换尿布，总爱在房内通宵点灯，这样做对孩子的健康成长不利。

经研究证明，昼夜不分地经常处于明亮光照环境中的新生儿宝宝，往往出现睡眠和喂养方面的问题。研究人员将40名新生儿分成两组，分别放在夜间熄灯和不熄灯的婴儿室里进行观察，时间均为10天。结果前者睡眠时间较长，喂奶所需时间较短，体重增加较快。

有关专家认为，新生儿体内的自发的内源性昼夜变化节律会受光照、噪声及物理因素的影响。在这种情况下，昼夜有别的环境对他们的生长发育较为有利。

新生儿应选择什么样的睡姿

新生儿从早到晚几乎都处于睡眠或半睡眠状态，那么采取什么样的睡姿更有利其健康呢？这个问题不可忽视，可从如下方面去做：

仰卧

这种睡姿使全身肌肉放松，对心肺、胃肠和膀胱等全身脏器压迫最少，但是它又可能使已经放松的舌根后坠，阻塞呼吸道。成人熟睡后打呼噜，就是气流冲破阻塞的呼吸道而震动发出的响声。新生儿的这种姿势也可能出现呼吸费力，同时新生儿的胃小，吃奶时进入胃里的空气要排出来（打呃）往往会溢乳，仰卧时溢乳很危险，奶汁有可能呛入气管窒息。新生儿的颅骨较软，受压后容易变形，若长期采用固定的仰卧姿势，枕后部受到压迫就会变得扁平。

俯卧

这种睡姿对心肺、胃肠、膀胱压迫较重，而且口水也容易流出，不易下咽，最重要的是新生儿宝宝不会转头和翻身，被褥容易堵塞口鼻而引起窒息，绝大多数父母都不愿让婴儿采用这种睡姿。近年来世界卫生组织大力提倡新生儿采取俯卧式体位，理由是采取这种姿势可以增加新生儿头、颈及四肢的活动，内脏压迫又能增进心肺等器官功能活跃，据统计其身体生长速度大大超过一般新生儿。但是，俯卧位有一定危险性，因为俯卧时孩子的面部很容易埋在床面上不能透气，宝宝由于竖颈肌没有发育好，不能自己转头调节，容易引起窒息死亡。

侧卧

侧位睡眠既对重要器官无过分压迫，又利于肌肉放松，是一种应该提倡的新生儿睡眠姿势。因为侧卧最符合人体的生理需要，侧卧时脊柱略微弯曲、肩膀前倾、两腿弯曲，双臂也自由放置，全身的肌肉处于最大限度的松弛状态，血液循环畅通。这些能使宝宝不但睡得安稳，而且睡后精力充沛、心情愉快。对于消化道功能还未健全，吃奶后容易溢奶的新生儿来说，侧睡还可以使溢出物不易进入呼吸道而引起窒息。右侧卧位较左侧卧位更佳。但新生儿长期偏向一侧睡，会使脸部两侧不对称，易引起颈肌扭伤，也有可能造成斜视。

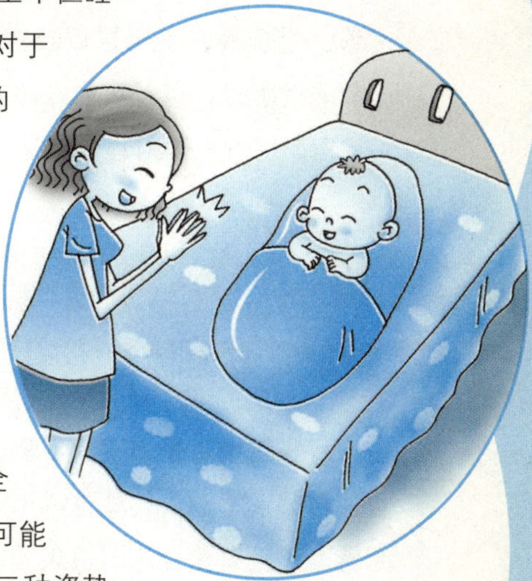

对新生儿来说，在睡姿上应该特殊问题特殊处理。因为这时头颅骨缝还未完全闭合，如果始终或经常地向一个方向睡，可能会引起头颅变形，或易发生窒息。所以这三种姿势长期采用都不适合，应常换体位。例如长期仰卧会使孩子头型扁平，长期侧卧会使孩子头型歪偏。俯卧时，容易呼吸不便，没人在旁照看，可能发生意外。

新生儿的睡眠需要多长时间为宜

新生儿除吃奶或尿布潮湿时会觉醒外，几乎都在睡觉。睡眠多，一方面是生长发育的需要，另一方面也是脑神经系统还没有发育健全，大脑容易疲劳的缘故。正常新生儿每天睡眠时间约18个小时。但也有差异，有的新生儿睡眠时间稍短些，但只要精神状态很好，也不要担心。随着孩子一天天长大，睡眠时间会渐渐缩短。

如果新生儿白天清醒的时间逐渐增多，那么夜间睡眠的时间就应该相应延长，要逐步建立白天少睡、夜间熟睡的习惯。如果睡眠不足，会使新生儿生理功能紊乱、神经系统调节失灵、食欲不佳、抵抗力下降。俗话说，能睡的孩子长得壮，也有说多睡觉的孩子个子高，可见睡眠对孩子的生长发育极其重要。要注意给新生儿创造一个舒适、安静的睡眠环境，要千方百计地保证孩子有足够的睡眠时间。

新生儿睡眠护理的正确的做法是 经常为宝宝翻身，变换体位，一般4小时调换1次；饮食后要侧位睡，不要仰卧睡；在成人与新生儿讲话、逗乐、看玩具、听音乐以及穿衣洗脸后都需要采取仰卧位；在新生儿吮奶前、空腹时，可以在成人照看下俯卧；左右侧卧时，要当心不要把宝宝耳轮压向前方，否则耳轮经常受折叠也易变形。

如何处理新生儿夜间不睡白天睡

有些新生儿夜间哭闹不睡，白天反而熟睡不醒，这不仅妨碍父母休息，也使四邻不安，人们称这种小孩是“夜哭郎”。这是由于新生儿神经系统不完善，还没有建立起“白天短时间睡眠，夜间长时间睡眠”的条件反射。因为在母体内，孩子是不分昼夜的，出生后尚未适应外界环境，不会分辨白天黑夜。

为了培养正常习惯，可以有意识地让孩子白天少睡觉。具体做法是：白天爱睡觉的宝宝要按时叫醒他，多和宝宝面对面交流说话，给予触听刺激或做被动体操、护理等，使宝宝白天少睡些。或多给孩子些刺激（捏耳垂、弹足底等），使孩子睡不踏实，让新生儿白天多醒几次、逗引玩，这样白天孩子疲倦了，夜晚自然就会睡得安稳。也可给孩子每晚服用少量镇静剂（要慎重），经过几天的适应过程，正常的睡眠规律就会慢慢形成。

TIPS

如果发现新生儿夜间哭闹不睡觉，必须高度重视，及时纠正。因为儿童体内有一种生长激素，它的分泌呈昼夜规律，且夜间释放的生长激素要比白天多，因此，如果新生儿夜间哭闹不睡觉，会使生长发育迟缓，对成长不利。

新生儿睡觉不安怎么办

新生儿睡眠不安是一些家长常常遇到的问题。要首先寻找到孩子睡眠不安稳的原因，然后再采取相应措施，比如：看看室内温度是否过高，或是否是包裹得太多，孩子因太热而睡不安稳，这时孩子鼻尖上可能有汗珠，摸摸身上也汗湿，这就需要降低室温，减少或松开包被，孩子感到舒适就能入睡；如果摸孩子小脚发凉，则表示孩子是由于保暖不足而不眠，可加盖被褥或用热水袋在包被外保温；大、小便弄湿了尿布，使孩子不舒服也睡不踏实，应及时更换尿布；母乳不足，孩子没吃饱也影响睡眠，这就要勤喂几次，促进乳汁分泌，让孩子吃饱。

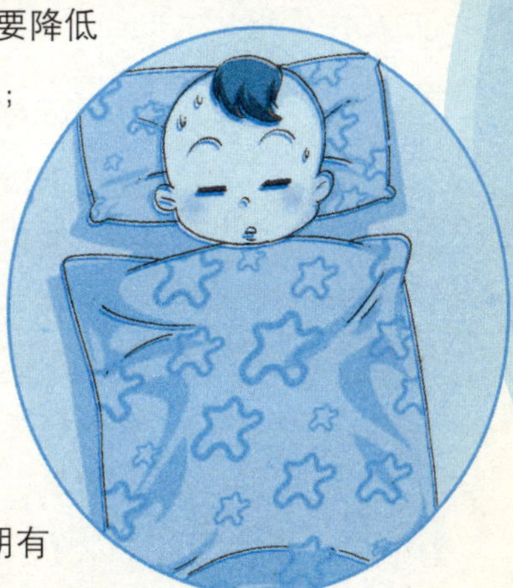

如果上述情况都不存在，则母亲可能在孕期有维生素D和钙剂摄入量不足的情况，从而使新生儿可能有低钙血症，早期表现睡觉不踏实。如果给孩子补充维生素D和葡萄糖酸钙，即可见效。如果除睡眠不安，还伴有发热、不吃奶等其他症状时，应立即去医院检查，请医生医治。

不能抱着新生儿睡觉

婴儿的出生给家庭增添了许多欢乐，父母会千方百计爱护着他（她），甚至舍不得让新生儿哭一声，新生儿一哭就赶紧抱起来哄一哄，即便睡觉的时候也要抱在怀里。这样，天长日久，使新生儿就养成了不抱不睡的坏习惯，对母婴健康都不利。

产后哺乳母亲的身体需要恢复一段时间。由于分娩使体力大量消耗，身体的抵抗力下降，如果经常抱着新生儿睡觉，哺乳母亲就不能充分睡眠和休息。这样一来，不仅影响体力恢复和生殖器官修复，而且也很容易导致某些疾病的发生。

更重要的是，新生儿初到人间，从此时起就要养成良好的睡眠习惯，让新生儿独自躺在舒适的床上睡觉，不仅睡得香甜，还利于心肺、骨骼的发育。如果经常抱着新生儿睡觉，不利于新生儿呼出二氧化碳和吸进新鲜氧气，就会影响新生儿的新陈代谢，使新生儿的身体得不到舒展，甚至弯着腿、躬着腰，直接影响孩子的成长。同时也不利于新生儿养成独立生活的习惯。

新生儿大脑发育还不健全，出生后几乎大部分时间都处于睡眠状态，每天有18～22小时在睡眠中，只有短时间清醒。清醒后很快就会感到疲倦，这时孩子常以“哭”表示累了，只要环境安静、舒适，片刻后孩子就会本能的自然入睡。

TIPS

有些新生儿出生后，睡眠规律尚未形成，该睡觉时不睡甚至哭闹，人称“闹觉”，只有大人将其抱起，拍拍摇摇，或者含着乳头才能入睡，这种习惯是被大人养成的。

新生儿睡觉时为什么会发生“惊跳”

年轻的父母会发现新生儿睡觉时，一有声音（如人声、开门声、关门声等）就会发生惊跳，但不会醒来。这是因为小宝宝的神经系统还没有发育完善，很容易受到惊吓，而且宝宝在睡觉时，有时还出现皱鬼脸、撅巴嘴、小手小脚做些很微小的动作等状况，惹人可爱，老年人给小宝宝的这种现象起了个很好听的名字——“婆婆娇”。因此，不必担心，适当给些轻柔的安抚即可。

培养新生儿的自然睡眠习惯

有许多家长最怕新生儿哭闹，常常在新生儿一哭就抱起来。其实，“哭”是新生儿的本能要求。当新生儿哭时，要分析一下哭的原因。一般新生儿在吃饱奶后又无其他不舒适（如尿布湿了，皮肤皱褶处炎了等）时，哭闹常常是疲倦的表示。如果这时大人总是抱着婴儿拍、摇、掂等，倒是破坏了婴儿本能的自然睡眠的调节规律，而形成新的条件反射。这样，婴儿以后则必须在大人的拍、摇等情况下才能入睡，渐渐地养成“闹觉”的坏习惯。

所以，当新生儿确实是因疲倦而哭闹时，可采用以下方法诱导其自然入眠：首先妈妈要靠近新生儿，用手轻轻抚摸宝宝的头部，由头顶向前额方向，一边抚摸一边发出单调、低弱的噢噢声；或者将新生儿的单侧或双侧手臂按在胸前，保持在胎内的姿势，使孩子产生安全感，就会很快入睡。

在入睡前，宝宝应清洗干净，如洗澡洗脸，换好尿布。另外，要喂足量的奶；可播放一些柔和、轻缓的音乐，在每次睡前给宝宝听。久而久之让宝宝形成条件反射，听到这些音乐，就知道要睡觉了。这样，宝宝慢慢地就会养成自然入睡的习惯。

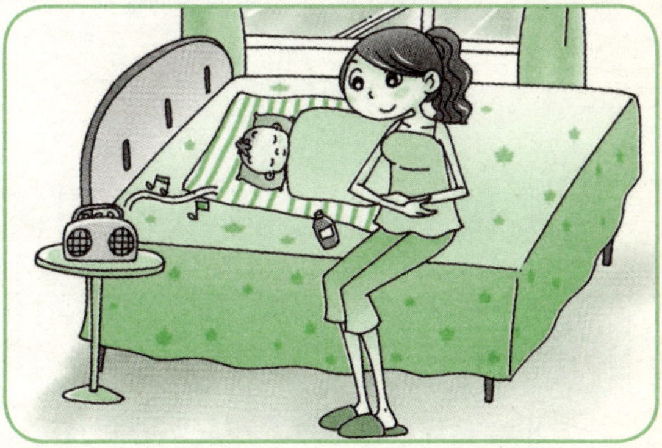

新生儿不能睡软床

随着人们生活水平的提高，家具不断更新换代，棕绷床、木板床等已被卧躺舒适、造型美观的沙发软床或弹簧床代替。有些做父母的为了让孩子睡得好、睡得舒服，往往买上一张沙发软床或弹簧软床给宝宝，认为宝宝睡软床，不会碰伤孩子的身体。其实，这种做法是有害的，不利于生长发育。

新生儿出生后，全身各器官都在发育成长，尤其是骨骼生长更快。新生儿骨骼中含无机盐少，有机物多，因而具有柔软、弹性大、不容易骨折等特点。但是由于新生儿脊柱周围的肌肉、韧带很弱，容易导致脊柱和肢体骨骼发生变形、弯曲，一旦脊柱或骨骼变形，往后纠正就麻烦了。

新生儿理想的睡床是什么呢？一般说来，家中的木板床、竹床、棕绷床或砖炕都可以。睡这类床，新生儿就完全可避免脊柱弯曲、骨骼变形，有利于宝宝健康成长。

另外，新生儿最好单独睡一张婴儿床，从小锻炼宝宝不依恋哺乳母亲睡眠的良好习惯，对宝宝的生长发育和建立独立生活能力等均有促进作用。宝宝的小床应放在哺乳母亲的床边，以方便对新生儿的照料和护理。

TIPS

有的专家对500多例婴儿睡各种床的实验表明：新生儿长期睡在凹陷软床上，由于各种原因发生脊柱畸形的占60%左右；睡在木板床或砖搭的睡炕上，脊柱畸形只占5%左右。所以，奉劝父母不要让新生儿睡软床，不睡软床应从新生儿就开始。

提倡新生儿睡眠使用睡袋

很多哺乳母亲担心，新生儿睡眠时会把被子蹬开而受凉，因此常常把孩子包得很严实，还常将包被捆上2～3道带子，这样做不但不利于新生儿的发育，包得过紧还会妨碍四肢运动。新生儿手指被捆绑后不能碰触周围物体，不利于触觉的发展。另外，捆得紧，不易透气，出汗时又容易使皱褶处皮肤糜烂，给宝宝造成不应有的痛苦。而使用婴儿睡袋则可以很好地解决这个问题。

睡袋既可以给小儿提供一个舒适、宽松的生活环境，保暖性好，不会被小儿蹬开，又不影响小儿的四肢活动。由此解除了家长的后顾之忧，而且简单易做，同时在市场上也可以买到。因此提倡给婴儿用睡袋。

TIPS

提倡用婴儿睡袋替代包裹，这样既可以保暖，又不会影响婴儿的四肢运动，具有宽松、舒适的优点。

如何给新生儿缝制睡袋

一些妈妈为了照顾孩子，担心婴儿踢开被子受凉生病，为了解决这一问题，妈妈在产前可以去商店选择购买睡袋，也可以自己动手做一只婴儿睡袋或一件睡袍。

要不要给新生儿枕枕头

人们习惯认为，睡觉就必须枕枕头，于是就给刚刚出生的新生儿也枕一个小枕头。这完全不必要，也不利于新生儿正常发育。

刚出生的婴儿，头几乎和肩宽相等，平睡、侧睡都很自然，因此无需枕枕头。当然，为了防止吐奶，婴儿上半身可略垫高1厘米。

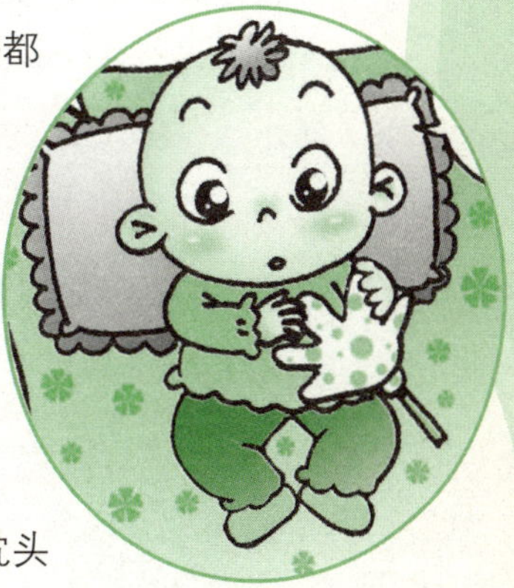

当婴儿长到3～4个月，颈部脊柱开始向前弯曲，这时睡觉时可枕垫1厘米高的枕头。长到7～8个月开始学坐时，婴儿胸部脊柱开始向后弯曲，肩也发育增宽，这时孩子睡觉时应枕3厘米高左右的枕头。过高、过低都不利于睡眠和身体正常发育，常枕高枕头容易形成驼背。

民间习惯给新生儿枕又硬（常用高粱米、豆类做的枕芯）又高的枕头，使新生儿脊柱的发育受到影响。为了孩子的正常发育，要根据新生儿的生理特点、发育特点，来决定要不要给新生儿枕枕头。

新生儿不能睡电褥子

有的家长怕新生儿冬季冷，睡觉被窝凉，于是便使用电褥子以保持适宜的温度，这是十分危险的，不可取。适宜的保温对刚出生婴儿的存活影响很大，尤其早产儿这点很重要。在医院分娩的早产儿多睡在保温箱内，在家里通常采取提高室温、添加衣被，或用热水袋放在包被外面保温。对一般新生儿来说，保温方法不宜采取睡电褥子。

电褥子温度无自动控制，一旦忘记关掉电源，是十分危险的。因为新生儿体温调节能力差，若保暖过度会同寒冷一样对孩子不利。高温下孩子身体水分丢失增多，若不及时补充水分，会造成新生儿脱水热、高钠血症、血液浓缩，出现高胆红素血症，还会引起呼吸暂停，严重的甚至可致死。因此，新生儿的卧室一定要保持适宜的温度，千万不要过低或过高，要尽量保持恒温。

新生儿使用什么质地的衣物和尿布较好

新生儿的皮肤呈玫瑰色，毛细血管丰富，角质层薄，表皮细嫩，汗腺发育不良，排尿次数多，生长发育快，因此新生儿的衣物应以质地柔软、通透性能好、吸水性强的软棉织布料为最佳。衣服宜宽松、舒适、柔软，设计要简单，不要领子，不要扣子，只用软布系住，穿脱方便。最好选用无领无扣的和尚领，用带子打结在胸前，避免皮肤受压、摩擦。颜色以浅色为宜，要将缝口朝外。

尿布最好选用白色、浅色的纯棉布旧被单，或旧纯棉衫裤改制而成，既柔软、吸水性强，又无刺激性。可准备20～30块长方形和正方形两种尿布。前者长60厘米、宽40厘米，后者90厘米见方，用时将正方形折成三角形。如用长方形，宽度以12～15厘米为宜，尿布不宜过宽。

市面上销售的成品有一次性无纺尿布，长50厘米，宽12厘米，优点是卫生无毒，质地柔软，使用方便，吸水性强，底层有防渗薄膜，不会污染衣被。一次性带警尿布，在无纺尿布的基础上加有“湿警器”，新生儿大小便后会立即发出警报，提醒大人更换。这两种尿布的缺点是价格比较贵，不太经济，但适当准备一些，在外出或阴雨天时用，也未尝不可。尤其是已患“红臀”或尿布疹的新生儿，有了尿布湿警器的帮忙，可防止宝宝被浸淹的痛苦，有利于皮肤患处的痊愈。

怎样缝制新生儿衣帽

在准备做妈妈的时候，别忘了为宝宝多准备几件“和尚服”。这是一种采取传统大襟款式的婴儿装，也可以做成对襟式和尚领的上衣，为刚出生的婴儿穿脱方便，且穿着时能使腹部始终受到最好的保护（双层），是较为普遍的新生儿着装。

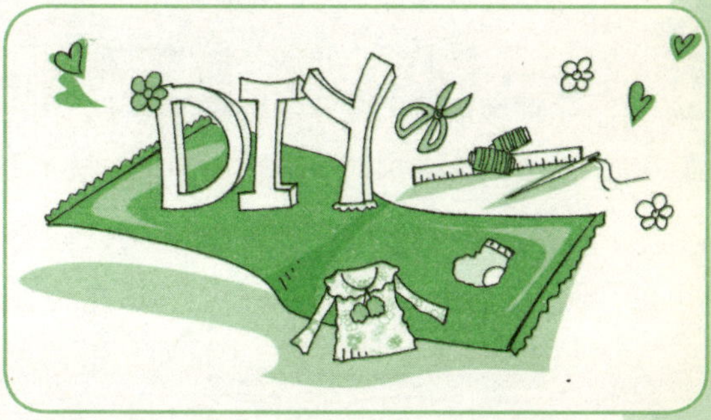

新生儿可不必穿裤子，因为经常尿湿，可以用尿布裤。另外，穿裤子，也可穿连脚裤。

连脚裤也是深受大家喜欢的一种新生儿服装。特点是裤子和袜（鞋）子连为一体，既保暖又舒适。

带帽子不单美观，更主要的是起保暖作用，尤其对于新生儿更为必要。婴儿帽可以从市场上买，也可以自己动手缝制。

如何缝制呢？新生儿出生时头围为34～35厘米，满月时可以增大至38厘米，生长速度很快，做帽子时应考虑到这一点。选择1块长约40厘米，宽10厘米的碎布块，根据宝宝头围大小将布围成圆筒状，帽顶部用线缝成收口状，边缘缝上一圈花边，一顶简单、漂亮的帽子就做成了。

较大的婴儿，可做成带荷叶边的帽子。取几块碎布头，剪成后片、帽周、荷叶边，将三部分缝合，再准备两根系带缝上即成。

怎样给新生儿更换尿布

先解开污染的尿布，以左手抓牢脚腕，将婴儿的两只脚轻轻提起，使臀部稍稍抬高，右手取出湿尿布，垫上准备好的干净尿布，然后扎好。包扎尿布时要避免过紧或过松，如果过紧宝宝活动受限，妨碍发育；过松则粪便容易外溢，污染皮肤。

换尿布时动作要轻快，防止着凉。如有大便，则用干净软布或消毒卫生纸把肛门四周的大便擦干净，然后要用温开水冲洗臀部及会阴，防止患上“红臀”，洗净后用软毛巾擦干。

换尿布应在喂奶之前，以免宝宝体位变化太大，引起呕吐。新生儿大小便次数多，小便次数每日可达二三十次，所以要勤换尿布，同时要快速更换。另外要特别注意，千万不要用塑料布、油布或橡胶布兜裹尿布，因为这些材料不透气，易使臂部潮湿而发热，皮肤容易发红，引起婴儿“红臀”。

一般布制尿布的更换用方法是 一是将长方形尿布叠成3～4层，一端平展地放置于宝宝的臂部至腰下，另一端由两腿之间拉上至下腹部。男婴应将阴茎向下压，防止小便渗入脐部；二是将正方形的尿布叠成三角形，放于婴儿腰部的长方形尿布下，三角形的两端覆盖在长方形尿布上，尖端由两腿之间拉上固定，严禁在腰背部打结，否则容易引起皮肤压伤。

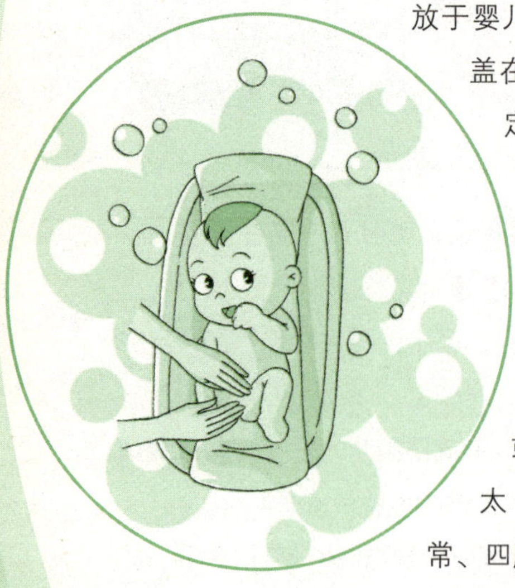

每次换完尿布之后，要用包布或小毛巾将新生儿紧身包裹，外面不用系带，以婴儿自身重量将包布压紧。天气冷时，外面可分别包以毛毯、夹被或小棉被，根据气候随时增减，既不能太“捂”，也不能太冷。原则上是以面色正常、四肢暖和而不出汗为宜。

新生儿尿布如何清洗、消毒

每天用过的尿布一定要认真的清洗。新生儿每天用过的尿布很多，如果一块一块地洗最好，集中起来清洗也可以，但一般应每天集中洗3～4次。如果仅仅是尿湿，可以在清水浸泡后再进行清洗；如若是大便可在厕所先将大便清除干净，用普通肥皂洗净后再用清水洗干净。洗尿布时不要用洗衣粉、药皂和碱性太强的肥皂，更不要用漂白洗衣粉，这些都会刺激新生儿的皮肤，引起皮疹。

尿布洗干净后要注意消毒。首先洗干净尿布后要用沸水烫一下，然后放在阳光下晒干。没有阳光的时候，要采用烘干方法或用电熨斗烫干。每次洗净的尿布晾干后应是干净、柔软的。最后要将尿布折叠平整、放好，以备下次使用。

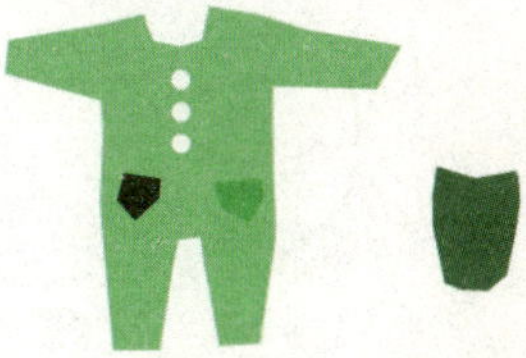

新生儿衣着如何存放

新生儿应用专门的衣柜或抽屉来保存衣服、尿布等物品。若无衣柜设备也可以用大纸箱，先用旧被单将里外包好，内放衣服。还可以用布或半新的小床单做成尿布袋，用硬塑板或纸板垫底，存放尿布。

在存放新生儿衣物的衣柜或纸箱内不要放樟脑丸，特别是樟脑丸中含有挥发性强而又具有一定毒性的化合物——萘，能经皮肤进入人体。萘进入新生儿体内，可使有酶缺陷的新生儿（缺少葡萄糖6–磷酸脱氢酶）发生溶血，产生黄疸。

严重溶血时，体内的胆红素可以将脑细胞染成黄色，发生“核黄疸”，使脑细胞受到破坏。由于不能确定新生儿是否缺乏葡萄糖6–磷酸脱氢酶，为了新生儿的健康，还是不要让新生儿接触沾染樟脑丸的衣物。已经沾染了樟脑丸的衣物，要洗净晒干后穿用。

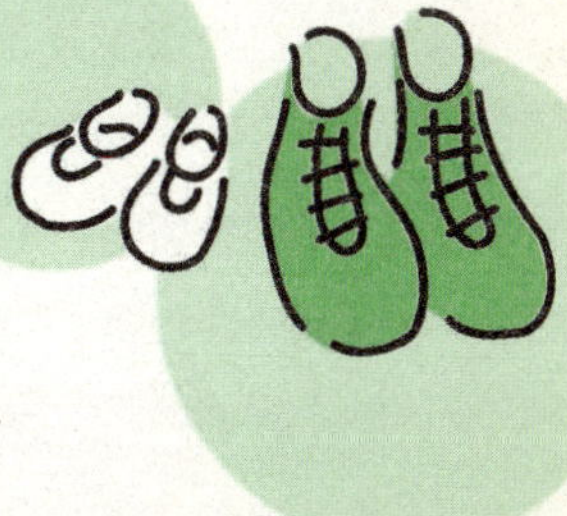

怎样给宝宝穿脱衣服

给新生儿穿脱衣服室温要适中，一般为24℃～28℃。另外，需要注意以下几点：

脱衣服

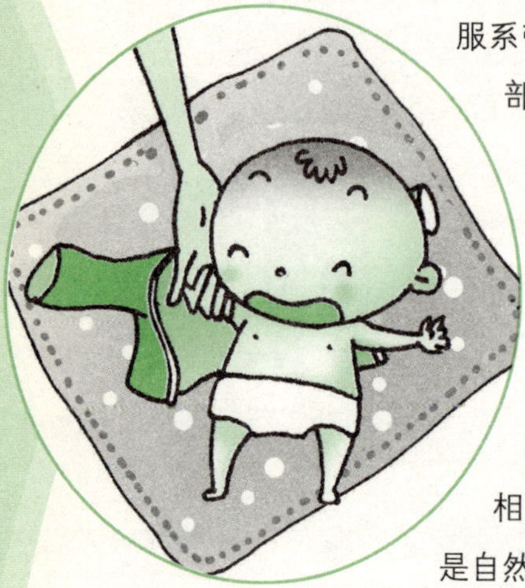

将干净衣服平放床上，新生儿仰卧在旁边，解开宝宝衣服系带，母亲左手拉着袖口，右手拉着宝宝的肘关节部，顺着将宝宝左手臂从衣袖中拉出（右臂脱法相同），然后一只手托住宝宝颈、肩部，另一只手托住宝宝臀部，将他放到干净的衣服上。

穿衣服

用左手套进衣服袖笼里，抓住宝宝手臂，右手拉住衣服前襟，将宝宝手臂拉出（两臂穿法相同），然后系上带子。穿衣服时应注意宝宝手臂是自然屈曲的，不要用力过度，避免发生损伤。

新生儿喜欢洗澡，因为胎儿在子宫内就是泡在羊水中长大的，习惯在水中生活。经常给新生儿洗澡，不仅能清洁和保护皮肤，改善血液循环，还可以促进生长发育，增进新生儿的身体健康。

怎样给宝宝洗脸洗手

在给新生儿洗脸洗手前，先要洗净自己的双手。给新生儿洗脸洗手的顺序是：依次清洁眼、耳、鼻，再洗脸部，最后洗手。具体步骤与方法如下：

事先备好一杯温开水，放上四五只消毒棉球。清洗时，用左手将新生儿的头部掌握住。使他（她）不要左右转动，再用右手将棉球中水分控干，以揩洗眼部。洗的方法要由内向外，因为泪管位于内眼角，这样可以避免污物进入泪管。洗好一只眼后要更换棉球，再用同样的方法揩洗另一只眼睛。必要时要用氯霉素眼药水滴眼，每日滴3次，每次1滴。

用清洁棉球浸入温开水中，再取出控干水分后擦洗新生儿耳郭前后部位，然后用干毛巾揩干。清洁时注意不要触及外耳道。

如果新生儿有鼻涕污物时，可用消毒棉签轻拭鼻孔，使呼吸畅通，清洁鼻部一定要动作轻、慢，不要用指甲去挖。

用新生儿专用的小脸盆盛好温水，放入小方毛巾浸湿后拧干，先擦洗新生儿额部、两颊、口与鼻的周围、下颌，再擦洗颈部前后。

最后洗手，新生儿的双手虽不接触脏物，但整天呈紧握状，手心中的分泌物、汗液积聚时间过长也会溃烂，因此每天要给新生儿洗手。可以轻轻地掰开手指，用小毛巾或纱布沾水清洗，再用干毛巾将手指及指缝、手心和手背等部位仔细擦干。

给婴儿洗手、脸时，动作要轻、快，不要把水弄到婴儿的眼、耳、鼻、口中。

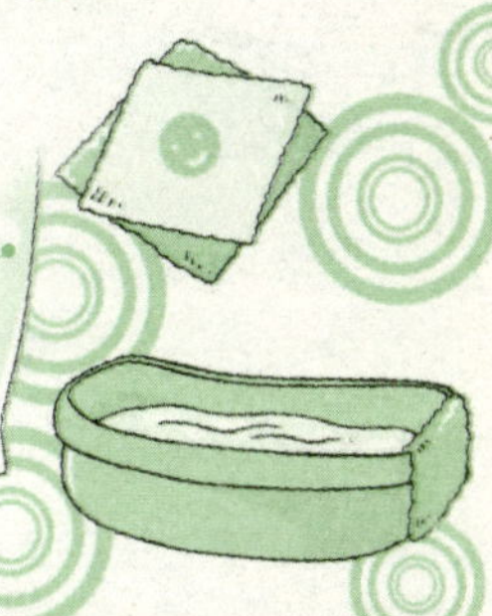

怎样给宝宝洗澡

给新生儿洗澡，要遵循如下步骤及要求进行：

擦浴

宝宝刚出生的1～2周内，擦浴比盆浴好些，这样可以让宝宝的脐部愈合，避免感染的机会，所以在擦浴时应保持脐带的干燥清洁。先以手臂支撑背部，手掌扶住头部，头向后仰，用拇指及小指将耳向前按住两个耳孔，以防止水进入耳内。以温和的婴儿专用洗发剂为宝宝洗头，用清水冲洗干净，擦干头发。再用湿消毒棉花或湿棉棒清洁眼角、鼻子及外耳，决不能将棉棒插深。用软毛巾及清水抹洗脸部，彻底清洁嘴周围的皮肤。

用软毛巾蘸温水替宝宝抹洗全身数次，特别要注意清洗皮肤皱褶的地方。擦浴完毕用大干毛巾轻擦全身，吸干水分。最后，在新生儿容易摩擦处及大腿皱褶处，涂些熟植物油。

盆浴

新生儿大约2～3周后脐带痊愈，就可以进行盆浴了。水温37℃，将适量的温水放于浴盆中，用手试温，不烫不凉为宜。在盆底垫一块浴垫或毛巾，以免宝宝滑倒。

开始时，如擦浴一样，清洗宝宝的头部和面部。在洗头部时，用手指将双耳部压向耳道，防止水流入耳道。然后以手臂托着宝宝的头及背部，手掌托着宝宝的臀部，将其放入水中，清洗前身，然后将他前移，用手托住下巴及胸部，清洗背部。注意皮肤皱褶处的清洗，如脖子、腋窝、大腿根和会阴部。洗完后，用一只手托住宝宝的头部及背部，另一只手托住臀部将其提起，放于事前准备好的大浴巾上，擦干。

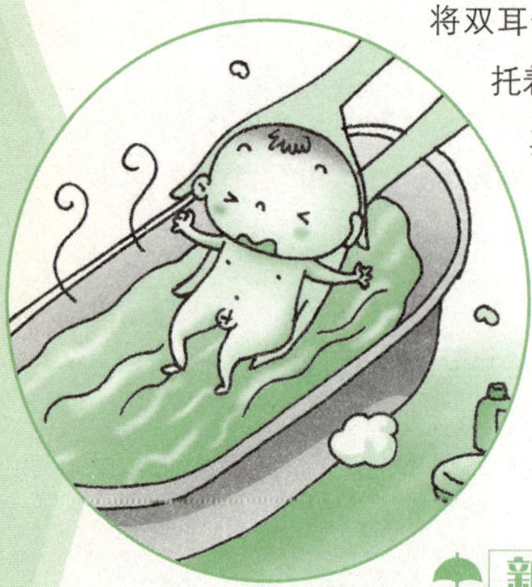

新生儿洗澡注意事项

洗澡时间 新生儿从产院回来，最好每日洗澡1次，时间安排在上午喂奶之前进行。洗澡时间不超过10分钟，在水中3～4分钟。

洗前作好准备，如洗澡前先将需要的东西都准备好，如替换衣服、尿布、大浴巾等放在床上。调节好室温24℃～28℃。水温以不冷不烫为宜，约38℃左右。

清洁生殖器时，应注意 女婴要用温水从前向后洗净；男婴应向上推拉包皮，露出龟头清洗包皮垢，不要用力过猛，以免损伤。

洗澡时要紧抱宝宝，或与宝宝谈话，给以微笑，让孩子有安全和轻松的感觉。

无论是擦浴，还是盆浴，动作要轻、快。如果在夏季，宝宝出汗多，可每天上、下午各洗1次。春秋季2～3天洗1次，冬天3～4天洗1次。若皮肤干燥，可用润肤油或其他护肤品擦抹。洗澡后让新生儿休息一会儿，然后喂奶，这样新生儿就会安详入睡。

怎样给宝宝清洁臀部

给新生儿清洁臀部，可按如下方法进行：

男婴臀部的清洁

清洗臀部的顺序为：男婴常常就在解开尿布时撒尿，因此解开后仍要将尿布保留在阴茎处几秒钟或1分钟，然后打开尿布，用卫生纸擦去尿液或粪便；用水或清洁露弄湿棉花来擦洗，开始先擦洗肚子，直到脐部；用干净棉花彻底清洁大腿根部及外阴部的皮肤皱褶，由里往外顺着擦拭。当清洁睾丸下面时，用手轻轻托住睾丸；用干净棉花彻底清洗婴儿睾丸各处，包括阴茎下面，因为那里可能有尿渍和大便。如果必要的话，可以用手指轻轻拿着宝宝阴茎，但小心不要拉扯阴茎皮肤；举起婴儿双腿，清洁肛门及屁股，大人的一只手放在两踝之间，清洗完毕，撤去尿布；擦拭自己的手，然后用卫生纸擦干婴儿的尿布区。并在大腿内侧、睾丸附近等处擦上防护膏，以保护皮质。

女婴臀部的清洁

清洗臀部的顺序应是：用1块干净棉花擦洗大腿根部所有皮肤皱褶里面。擦洗时注意由上而下，由内向外擦洗；举起婴儿的双腿，并把一只手置于其双踝之间，接下来清洁其外阴部，注意要由前往后擦洗，防止肛门内的细菌进入阴道，不要清洗阴唇里边；用干净的棉花清洁肛门，然后是屁股及大腿，向里洗至肛门处。洗毕，撤走尿布，大人洗净双手；用卫生纸擦干尿布区，然后让宝宝光着屁股一会儿，使臀部暴露于空气中，尽快吹干；在外阴部四周、阴唇及肛门、臀部等处擦上防护膏。

男婴的尿可以搞得到处皆是，因此换尿布时更要彻底清洗臀部，以警惕发生臀部红肿。大人要洗好手，把宝宝放在垫子上，解开衣服及尿布，用卫生纸擦去尿布上的粪便。清洁阴茎时要顺着他身体的方向擦拭，不要把包皮往下推去以清洁包皮内部，只是清洁阴茎本身。

每次给女婴换尿布时，都要彻底清洗婴儿的臀部，否则其臀部很快就会发红与疼痛。大人要先洗净手，把婴儿放在垫子上，解开衣服及尿布，用卫生纸擦去粪便，然后大人用手举起婴儿的腿，用浸过水或清洁露的湿棉花，擦洗其小腿各处。

新生儿要不要剪指甲

一般新生儿不需要剪指甲。如果宝宝指甲很长并到处乱抓，甚至把自己的脸抓破，或指甲过长而撕裂时，就需要剪指甲。由于剪刀容易剪伤孩子的指头，一般应选用指甲钳，使用时要消毒。等宝宝熟睡后再剪指甲，以免孩子乱动剪伤指头。剪时注意不要把指甲剪得太多，和指头平齐即可，要修剪得光滑平整。

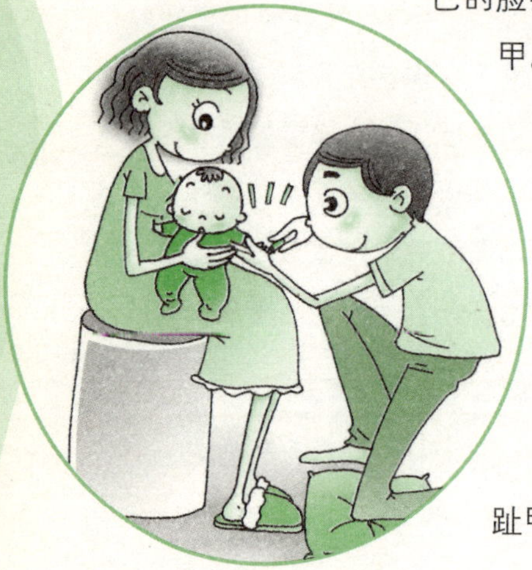

婴儿的指甲细小、薄嫩，剪时要当心，不可剪得太深，免得有疼痛感，注意保护婴儿手指。在婴儿睡着后再剪指、趾甲较为安全。

要不要给满月的宝宝理发

新生儿的头发是在胎儿时期形成的，又称胎发。头发对头部皮肤有保护作用，天气寒冷时又起保暖作用。有些地方习俗不管新生儿的头发长短多少，都按照传统习惯去剃“满月头”，甚至剃成光头，误以为剃头能使头发长得又快又多。

其实，头发多少与遗传、营养有关，人的头发生长的情况，主要受体内肾上腺激素等的调控，与剃光头无关。因此，是否要在满月时为宝宝理发，要根据头发生长的具体情况而定。若是头发短而少，就不必在满月时理发；若头发长而多，可以适当剪短一些。

夏天，易出汗，易长痱疖，可剃成短平头，既凉爽又便于清洁。理发用具要事先用酒精棉球消毒。千万不要用刀刮头和眉毛，以防损伤新生儿娇嫩的皮肤，一旦头皮破损时，加上清洁消毒工作没跟上，细菌就会乘机而入，严重时可引起败血症等。每次理发后要用刺激性小的肥皂或婴儿专用洗发液洗头。然后用清水洗净，揩干头部、脸部及耳部。

不宜用母乳涂抹宝宝面部

有的哺乳母亲喜欢用自己的乳汁涂抹在新生儿的脸上，认为这样做可以使宝宝面部皮肤白嫩。其实，营养丰富的母乳是细菌生长的良好培养基。新生儿面部皮肤娇嫩、血管丰富，若将乳汁涂在面部，繁殖的细菌进入毛孔后，皮肤就会产生红晕，不久会变成小疮而化脓。若不及时治疗，很快会溃破，日后形成瘢痕。严重的，甚至会引起全身性感染。所以，不宜用母乳涂抹宝宝的面部。

初生婴儿如何抱起、放下

应注意的是，新生儿在8周以前，不能自我控制头部和肌肉，因此搬动婴儿时，一定要扶着身体，使宝宝的头不耷拉下来，四肢不要垂着。具体需要注意:

抱起仰卧初生婴儿

如果婴儿仰卧在床，可以把一只手轻轻放在其下背部及臀部的下面，另一只手在另一面轻轻放于宝宝头下。这样，两只手同时用力，慢慢地抱起婴儿，使其身体有傍靠，头不会往后耷拉。抱起后，把头小心地转放到肘弯或肩膀上，使头部有依附。

抱起侧卧的初生婴儿

婴儿如果是侧睡在床上，要抱起时，就要先把一只手轻轻放在头颈下方，另一只手放在臀下，把婴儿挽进手中，确保头不耷拉下来，慢慢地、轻轻地抬高，让其靠近身体抱住，然后前臂轻轻地滑向婴儿的头下方，这样可使头靠在肘部。

抱起俯卧的初生婴儿

如果宝宝正在俯卧，抱起时，要先把一只手轻轻放在胸部下面，使前臂支住其下巴，再把另一只手放在臀下，慢慢地抬高，使其面转向、靠近成人的身体；那只支撑其头部的手向前滑动，直至婴儿的头舒适地躺在肘弯上，另一只手则放在其臀下及腿部。这样，婴儿好像躺在摇篮里一样，感到舒适安全。

仰卧放下初生婴儿

把一只手置于婴儿的头颈部下方，然后用另一只手抓住臀部，慢慢地、轻轻地放下，手要一直扶住婴儿身体，直到重量已落到床上为止。然后，从婴儿的臀部轻轻抽出那只手，用这只手稍稍抬高其头部，然后轻轻地抽出另一只手，再轻轻地放低婴儿的头，不要让头向后掉到床上，也不要太快地抽出手。

侧着放下初生婴儿

先让婴儿躺在手臂中，头靠着肘部，托着婴儿头部的手臂轻轻落到床上，先轻轻抽出置于其臀下的那只手。用抽出的手，扶住婴儿的头，并轻轻抬高，这时再轻轻地抽出婴儿头下的那只手，然后轻轻地放下婴儿的头，就可以侧卧在床上。

不要捆宝宝的手脚

有的父母为了避免孩子长成“罗圈腿”，在新生儿出生后，就用布条将孩子的手脚“五花大绑”地捆起来，是一种错误的做法。

捆住孩子的手脚，使孩子僵硬挺直，不能活动，不仅会严重妨碍孩子的正常发育，而且还会导致疾病的发生，如痱子、湿疹等，严重的甚至还会造成髋关节半脱位。同时，被捆住手脚的孩子平时一动不动，周身血液循环较差，减弱了孩子应有的对疾病的抵抗力，不仅使孩子容易患病，而且一旦患病，也较不容易控制。

另外，“罗圈腿”主要是由于缺钙或其他原因引起的，与新生儿的“自由活动”无关，捆住孩子的手脚并不能防止“罗圈腿”的发生。给小宝宝穿上适宜的衣服，用小棉被或毛巾、被单齐腋下松松地包裹着，下身使宝宝双腿能自由踢踏，上肢也活动自由，这样才有利于宝宝的健康。

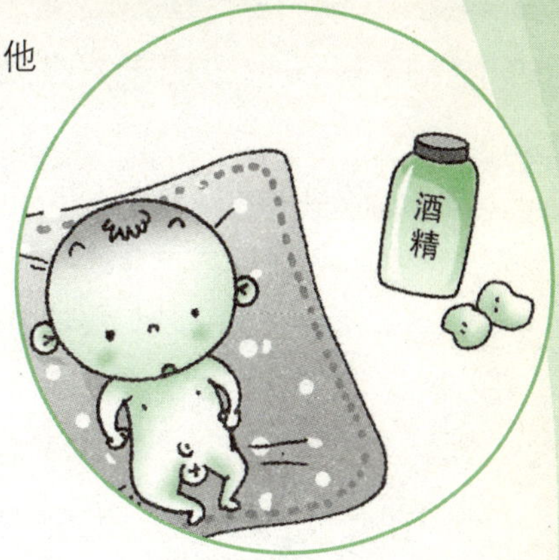

护理好新生儿的脐带

脐带是母亲与胎儿联系的唯一通道，母体血液通过脐动脉供给胎儿营养物质，又通过脐动脉将胎儿体内的废物运送给母亲，由母亲代替排泄。胎儿脱离母体后，脐带就完成了历史使命。

脐带是新生儿感染的易发部位，如果处理不当，细菌就会乘机通过脐带进入血流，引起全身性感染，导致新生儿败血症。

如何保护好新生儿的脐带呢？

脐带没有脱落前要保持脐带干燥，湿衣服或尿布不要捂在肚脐上；发现婴儿脐带布湿了，应该立即更换，不要用脏手或脏布去擦肚脐。可以用消毒过的棉签蘸75%酒精擦拭脐根部，擦时从脐根部中心呈螺旋形向四周擦拭，不可来回乱擦，以免把周围皮肤上的细菌带入脐根部。

TIPS

如果宝宝的肚脐发红，有分泌物排出，可用75%酒精棉球擦拭，然后涂一些抗生素软膏，2～3天即可治愈。如果感染严重，分泌物有臭味，应及时找医生治疗。

脐带脱落后，在根部有一层痂皮，自然脱落后，局部会潮湿或有米汤样液体渗出，可用消毒棉签蘸75%酒精擦净。如果发现脐根有肉芽、脓性分泌物、红肿及臭味，可能是发生脐炎，这时需要到医院诊治，以免恶化。

护理新生儿的颅顶囟门

宝宝的囟门被认为是禁区，不能摸，也不能碰。当然必要的保护是应该的，如果因此连清洗都不允许，反而会对宝宝健康有害。新生儿出生以后，皮脂腺的分泌加上脱落的头皮屑，常在前、后囟门部位形成结痂（因为这里软，脏物易于存留），不及时清洗会使其越积越厚，从而影响皮肤的新陈代谢，还会引发脂溢性皮炎。要是结痂后再用手去抠就更糟，很容易损伤皮肤而感染。

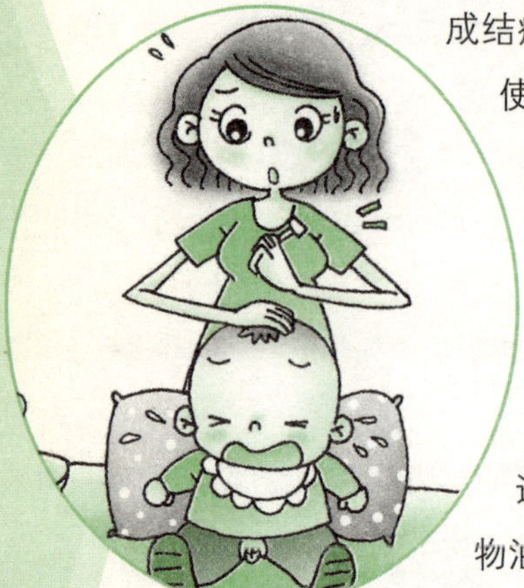

正确的保护要从新生儿期即开始经常地清洗，清洗的动作要轻柔、敏捷，不可用手抓挠；用具要清洗卫生，室温和水温要适宜，结合洗浴进行。如果前、后囟门已经结痂，可用消毒过的植物油或0.5%金霉素软膏涂敷痂上，24小时后用细梳子轻梳1～2次即可除去，除去后要用温水、婴儿香皂洗净。

宝宝出生以后，颅骨缝隙尚未闭合，形成一个菱形空间，没有头骨和脑膜，医学上叫“囟门”。头顶常有两个囟门，位于头前部的叫前囟门，大小约2.5厘米×2.5厘米，6～7个月骨化后逐渐缩小，1岁到1岁半时闭合；位于头后部的叫后囟门，大小约0.5厘米×0.5厘米，出生后2～4个月自然闭合。

护理新生儿的皮肤

新生儿皮肤的护理，有几种方法可参考：

新生儿的皮肤薄嫩，极易损伤和被自己抓伤，应及时修剪宝宝的指甲。

新生儿的皮肤薄且血管多，很容易吸收药物。因此不能随意给宝宝使用外用药膏。洗澡时要用刺激性小或无刺激性的婴儿专用沐浴用品。

新生儿的皮脂腺分泌旺盛，皮脂易溢出，应勤洗澡（洗头）、勤换尿布、勤换内衣。

新生儿皮下脂肪薄、散热多、保温差，冬季应注意保暖，预防硬肿症；夏天温度过高时，应多喝水，防止脱水热。

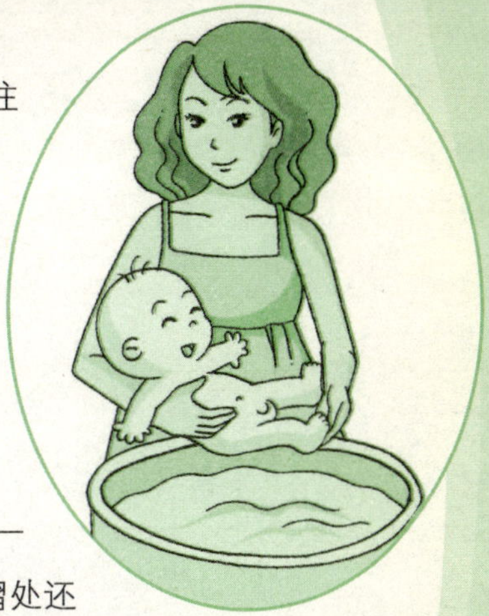

为防止宝宝皮肤红肿糜烂，应经常给宝宝洗澡。大小便后要清洗臀部，洗后特别是身体皱褶处一定要用软干毛巾擦干。如果皮肤有潮红，可用煮沸冷却后的植物油或红霉素软膏涂抹。

很多父母喜欢在给孩子洗澡后或洗臀部后，擦上一些爽身粉或松花粉，并在腋下、大腿根部等身体皱褶处还要多擦些粉，认为这样可以保护宝宝皮肤。这样做适得其反，因为新生儿代谢快，出汗多、尿也频，过多的粉遇到汗水或尿能结成块状或颗粒状，于是当孩子活动时，身体皱褶处的粉块或颗粒会摩擦新生儿娇嫩的皮肤，引起红肿糜烂，因此不主张用爽身粉或松花粉擦拭婴儿。

护理新生儿的口、鼻、耳

禁止为新生儿揩洗口腔，不要挑“马牙”。平时可多喂些温开水，以起到冲洗口腔的作用。

新生儿只能用鼻子呼吸，鼻腔一旦被堵就会影响呼吸，严重的可造成呼吸困难。因此，要经常注意孩子的鼻孔清洁通畅，帮助取出鼻垢和清除鼻涕。但一定要注意动作轻柔，并在稳住孩子的头部时进行，防止其晃动头部，而碰破鼻子的内壁黏膜。稳住孩子的头部后，用棉签轻轻地在鼻腔内转动，以清除污物，但不可过深。遇到固结的鼻垢和鼻涕时，不可硬拨、硬扯，而应湿软后沾出，比如滴入一滴奶水进入鼻腔，待鼻痂软化后用棉签沾出即可。

婴儿耳道内的污垢也要在固定孩子的头部后用棉签旋转的方法取出。

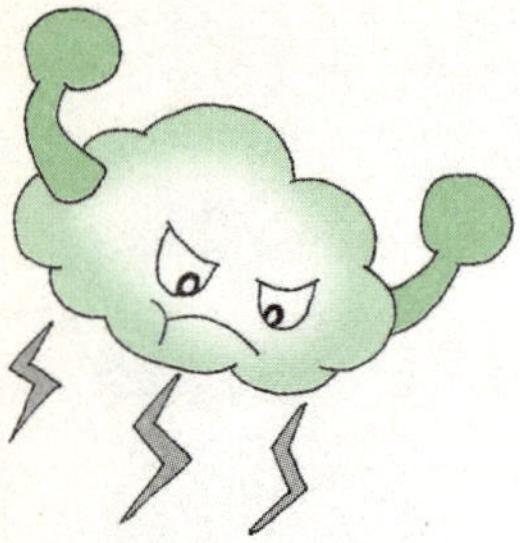

但要注意只限于耳道的浅部位，不能插进过深，防止损伤鼓膜和外耳道。平时多注意不要让乳汁、泪水流入耳道内，一旦流入，要及时用棉签擦干。为保护耳部应经常更换卧位，防止受压时间过长。

保护新生儿的眼睛

经阴道分娩的新生儿，通常会有分泌物浸入眼内，引起新生儿眼炎，所以新生儿一出生就需要滴眼药水。出生后1周内，都应该用眼药水滴眼，如氯霉素眼药水、黄连素眼药水，每日1次。如果宝宝眼睛正常，1周后就可以不用滴药了。

另外，新生儿的卧室，光线要适宜，灯光要适度，避免一切强光刺激或直射眼睛，在进行视觉训练时，要注意训练时的距离应得当。

不能用闪光灯给宝宝拍照

新生儿出生后，父母都想给心爱的宝宝拍一些照片作为纪念。由于产房或室内光线较弱，影响拍摄效果，便借助电子闪光灯来提高照明度，这样做对新生儿危害很大。

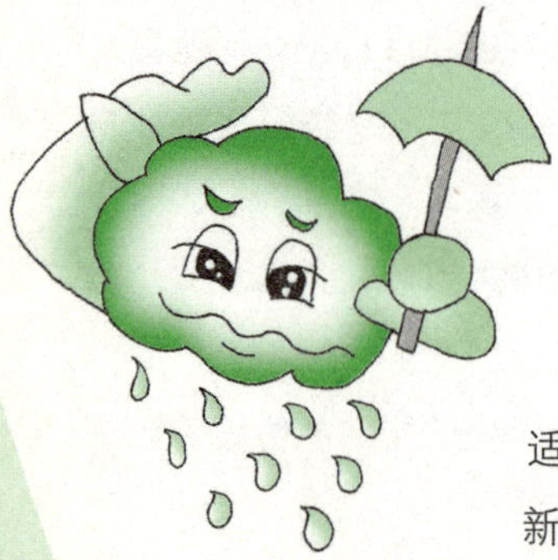

新生儿在出生前经过了9个月漫长的子宫中的“暗室”生活，因此对光的刺激非常敏感。出生以后，多以睡眠的方式来逐渐适应这突如其来的急剧变化，而且人们还发现，刚出生的新生儿白天睡眠比夜间多，这也是对外界环境尚不适应的表现。

新生儿眼睛受到较强光线的刺激时还不善于调节，同时由于视网膜发育尚不完善，遇到强光时可能使视网膜神经细胞受损。因此，用闪光灯拍照可能引起眼底及角膜灼伤，甚至导致失明。所以，切勿用闪光灯或其他强光直接照射孩子的面部拍照。

帮助新生儿调节体温

出生前的胎儿，在妈妈的体内生长发育，由妈妈调节体温。随着第一声啼哭，新生儿开始了独立的生命过程，体温也开始由自己来调节。

在一般家庭中，可以通过控制室温、增减衣被来帮助宝宝调节体温。夏天气温较高时，应打开门窗通风散热，也可使用电风扇，有条件的家庭可使用空调，注意防止让风直接吹到宝宝身上。宝宝身上穿1件薄棉质单衣即可。同时，经常补充水分，防止由于散热出汗而引起缺水，致使体温升高。冬季应使用各种取暖设施，保证新生儿生活的房间温度在22℃～24℃，应给宝宝穿上绒衣、棉衣，盖上被子，必要时可在衣被外放置热水袋。

除此以外，应注意增喂母乳或葡萄糖水，以提高宝宝对寒冷的耐受性。对于早产、体重不足的新生儿，尤其要留心体温的变化。如果小宝宝体温过高或过低，经一般方法处理仍无变化，要想到是否生病了，应赶快去医院医治，不能耽误。

宝宝的体温

刚刚出生的小宝宝，体表面积相对较大，具有隔热保暖作用的皮下脂肪层较薄，皮肤血管丰富，容易散失热量。外界环境温度低下时，又不能通过肌肉活动（运动和寒战）产热来进行补偿。大脑中的体温调节中枢未发育成熟，不够灵敏，其他的器官也很稚嫩。因此，虽能调节自己的体温，但范围较小，能力较差。有时，只要穿裹得过多，体温就能升至40℃以上，以致抽风；而一旦保暖措施跟不上，又会发生体温下降，严重的会发生硬肿症，威胁幼小的生命。初为父母者，要注意对初生小宝宝的体温监测，帮助调节好体温。

如何给宝宝测试体温

给宝宝试体温并不像有些人认为的那么简单，这里是有学问的。下边提出一些要求，以供参考：

试体温可在四个部位，即颈侧部腋下、口腔、肛门内。其中以颈侧部腋下最方便、最常用。口腔测体温因宝宝容易将表咬碎而一般不用，在腋下因各种原因无法测试时，可在肛门内试测。

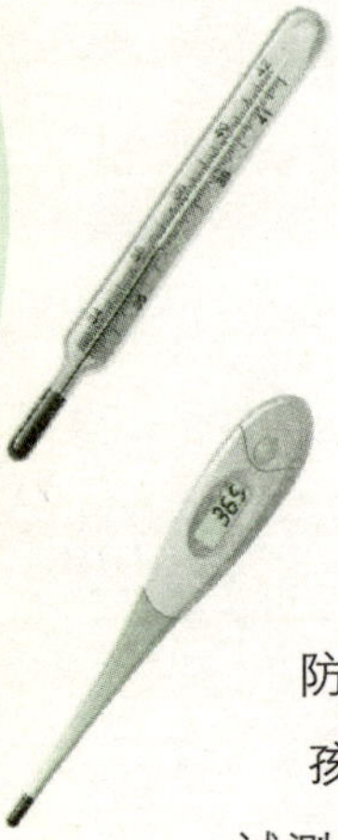

体温的正常范围，一般是春、秋、冬季平均值每天上午36.6℃，下午36.7℃；夏季上午36.9℃～36.95℃，下午为37℃。喂奶或饭后、运动、哭闹、衣被过厚、室温过高均可使小儿体温暂升至37.5℃，甚至到38.5℃，尤其是新生儿受外界环境影响较大。三种测体温方法数值依次相差0.5℃，即：腋下36℃～37℃、口腔36.5℃～37.5℃、肛门内则为37.8℃～38℃。

孩子腋下有汗时，应用干毛巾将汗擦干后再进行测试，以防不准。

孩子刚喝完热水或活动后不宜测试，应休息片刻，再测体温。

试测之前，将表甩到35℃以下，将水银头一方挟于腋下，要用胳膊夹紧。

测试时间以5～10分钟为宜，时间不必过长。

孩子试体温表时，要注意看管，使其做到既不损害体温表又能准确测试。测试前最好对体温表进行酒精消毒，以防传染疾病。一般认为，新生儿腋下体温高于37.5℃为发热，低于35.5℃为体温不升。

帮助新生儿度夏

夏天天气炎热，因此护理新生儿很为不易，此时需注意如下几点：

要使新生儿生活在适宜的室温内

由于新生婴儿体温调节功能不完善，因此房间室温最好保持在22℃~24℃，通风要良好，只要不直接受穿堂风吹，不会着凉。

要给新生儿穿宽大、松软、易于散热的棉布衣服

不要穿密不透气的尼龙、化纤质地衣服，不要用毛毯等物紧包新生儿，只要盖一块布单或用布单包着下半身就行了。早晚根据室温加一条薄夹被或毛毯即可。

1 要注意皮肤护理

每天用温水洗澡1~2次。软毛巾擦干颈、腋及皱褶等部位后，可在这些部位抹上熟植物油。洗澡不要用刺激性强的肥皂，不要用含有樟脑等刺激物的痱子粉。要经常用软干洁布给孩子擦汗，尤其是大腿内侧、腋窝、脖子等部位要保持干燥，防止长痱子和皮炎。

2 要消灭净室内的蚊蝇

以防咬伤婴儿和传染疾病。

3 要注意给孩子勤喂水

喝牛奶的孩子，要喂些白糖水或果汁。尤其中午、下午气温高时，要及时补充水分。

4 不要让孩子过分哭闹

过分哭闹会增加体温和出汗，还极易长痱子或皮肤脓疮。如果头发内长痱子，要剪去头发，勤洗，并扑一些痱子粉。有脓疮时，应到医院就医，不可随意刺破。

新生儿乳牙早萌怎么办

在正常情况下，新生儿的嘴里是看不到牙齿的，但在这个时期，乳牙已经在牙槽里形成，并不断地生长发育着，乳门牙的牙冠已经钙化并已接近口腔黏膜。有个别的新生儿生后不久就有牙齿萌出，医学上称为“乳牙早萌”，在1000个新生儿中，有1个会乳牙早萌。

早萌的乳牙多为下门牙，这种牙可能是正常的乳牙，由于牙胚离牙龈黏膜过近而过早长出，也可能是正常外的牙齿。这种牙因为发育不全，牙根没有发育好，或没有牙根，常是极松动的，有脱落被吸入气管的危险。因此，不论过早长出的牙齿是否为正常牙齿，只要有松动自行脱落的可能性的，就应及早请医生拔除。如无松动但影响吸吮动作，妨碍吃奶，或咬伤对颌黏膜而形成溃疡时，也应拔除。若无任何妨碍，可予保留。如果新生儿嘴里有多个乳牙过早萌出，则有可能与内分泌或遗传等因素有关，应找医生检查。

怎样识别尿布上排泄物是否正常

在父母给新生儿换尿布时，要注意尿布上的排泄物，以及时鉴别宝宝的健康状况。以下情况，均属于正常现象，不必担心：

在尿布上见到黑、绿色的焦油状物，这是胎粪。这种情况仅见于新生儿出生的2～3天。胎粪排出前存在于肠道内，在新生儿开始消化食物之前必须排出这些胎粪。这是正常现象，不必担心。

在尿布上出现棕绿色或绿色半流体状大便，充满凝乳状物。这种情况出现在新生儿出生后1周内，这说明宝宝的大便发生变化，消化系统正在适应所喂的食物。

在尿布上见到橙黄色、似芥末样的大便，且多水，有些奶的凝块，量常常很多，一般是母乳喂养宝宝的粪便。

尿布上出现浅棕色、有形、成固状体、有臭味的排泄物，一般是人工喂养儿的粪便。

尿布上出现绿色或间有绿色条状物的粪便，也是正常现象。但是，少量绿色粪便持续几天以上，可能是喂得不够。

如果出现以下情况，则需要到医院诊治 一是粪便很稀，有臭味，而且伴有呕吐，不吃东西。

TIPS

白色粪便出现的原因是：如果胆汁的通道在出生时闭塞，形成胆道闭锁症，胆汁的色素胆红素不会混合在粪便中，粪便就呈现为白色。

这种腹泻对宝宝危险很大，甚至危及生命，不可耽误。二是尿布上见到血，可能有严重病症，要及时去医院检查。或者在尿布上见到其他令你担心的东西，都要及时去医院检查治疗。

鉴别新生儿哭声是否正常

认真辨别新生儿的哭声，根据不同情况及时处理，才能使孩子健康发育成长。一般新生儿的哭声包括：

新生儿出生后，逐渐适应了外界各种生活条件，养成不同的生活习惯，未能满足需要时，或改变了以往的习惯，就会用哭的形式表达出来。这些哭声都不是病态，一般哭声响亮而柔和、有节奏、时哭时停，只要满足“需要”，哭声即停止，安静入睡。

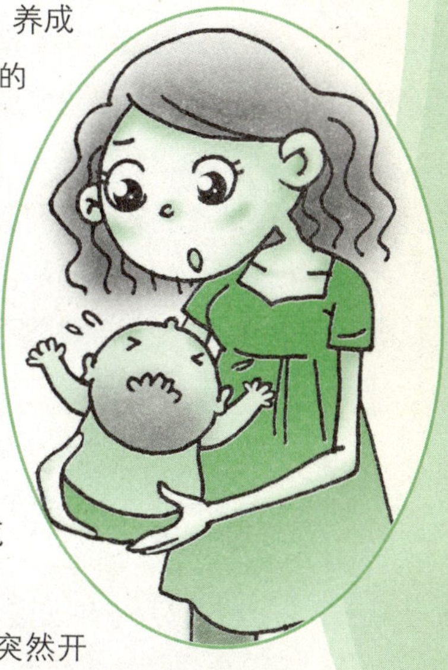

有时新生儿即使在满足了要求，解除引起啼哭的原因后，仍哭不止，这时的哭是一种生理性运动。啼哭可以促进全身活动，四肢伸屈，又能促使肺泡扩张，有利于胸腔的发育，每次哭5～10分钟属正常现象，不需去抱、哄、喂奶，以免养成不良习惯。

新生儿由于身体某处不舒服也会哭，这类哭会突然开始，哭声大而节奏快，难以用吃奶、洗澡、换尿布等方式使其停止哭闹，这时要注意检查新生儿颈部、腋下、大腿根部等皮肤皱褶处有无擦伤，肚脐有无红肿，臀部有无尿布疹，尿道、肛门有无红肿，两耳有无压痛或流脓，若无病变，应立即到医院，请医生查诊。

表示疾病的哭声。如新生儿有颅内出血、颅内水肿或颅内感染，由于颅内压增高，会剧烈头痛，轻者哭声发直，或哭声短；重者哭声尖亢，同时伴有其他的症状和体征，如两眼直视、两手握拳、抽搐、发热、前囟膨隆等，这时应马上抱孩子上医院检查、治疗。

宝宝的第一次哭声，意味着重要生命系统都正常运作。新生儿坠地时的哭声，是安全的标志，有利于肺的发育。如果哭声流畅、洪亮，说明孩子平安，新妈妈和医务人员都会放心。若在出生后1分钟内无哭声，说明新生儿有窒息，助产人员则要施行抢救，吸净口、鼻和咽部的黏液，拍打足心或臀部，促使新生儿哭出来。

护理体重增长缓慢的宝宝

导致婴儿体重增长缓慢的情况有两种：一是生长缓慢，指出生后最初几个月体重增长缓慢，每天增长体重低于15克；二是体重不增，新生儿出生后10天体重仍继续下降，到出生后3周还未回到出生时体重。

新生儿体重增长缓慢的原因有 一是患病，包括感染而导致能量消耗增加，如呼吸道感染等；先天性畸形造成的喂养困难，如先天性心脏病等。二是母乳供应不足，一般称“暂时性母乳不足”，并非真正的乳汁不足，而是人为造成的乳汁分泌减少，如出生后没有做到早吮吸、哺乳次数太少或吸吮姿势不正确；暂时性母乳供应减少，如哺乳母亲疲劳或其他精神因素；乳腺发生异常，如双侧乳房大小不对称或乳头凹陷等。

体重增长缓慢的新生儿，在护理上要做到如下几点 增加喂奶次数，做到频繁喂奶；保证母亲精神愉快和充分休息；纠正凹陷的乳头；让母亲吃催乳膳食等。

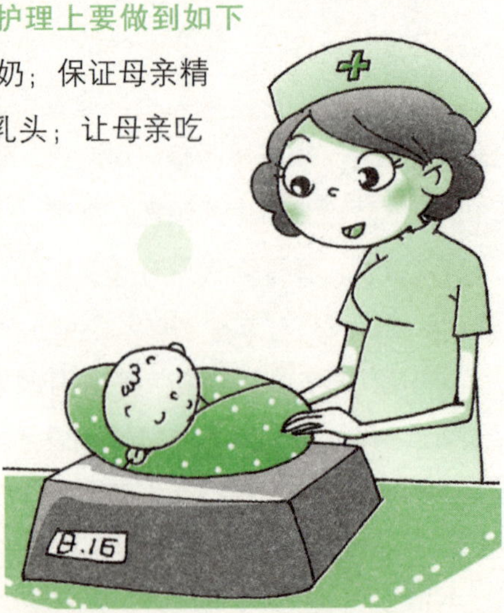

不提倡做“满月”庆贺

在我国不论城市还是乡村，都有一个传统的习惯，那就是给新生儿做“满月”，置酒席款待客人。人们将孩子生后30天作为“满月”。这一天，亲朋好友前来道喜祝贺，女客人还要到母婴房间看望，叙家常、吸烟、喝茶、说说笑笑，热闹非凡。主人对前来的亲朋好友，热情招待，并大摆宴席以表感谢。

新生儿免疫功能差，抵抗力弱，家中聚集很多人，尤其是母子房间里人多，容易使室内空气污浊，促使新生儿患上呼吸道疾病，如肺炎等；如果客人中有病人或是处于潜伏期的病人，都会增加交叉感染的机会，对新生儿的健康极为不利。家里人忙于接待客人，对母子照顾难免会不周，也是孩子容易发病的诱因。另外，新妈妈刚分娩1个月，身体还未康复，也易劳累。根据以上情况，不宜提倡给新生儿大做“满月”。

> **TIPS**
> 为了孩子的健康，应改变这一传统习惯，不要给新生儿做“满月”。

防止新生儿意外发生

为了孩子健康生长，应该注意保护好孩子，免遭意外伤害，这也是做父母的责任。可以通过如下细则来保护好自己的子女：

防止孩子外伤

有孩子的家中最好不要养小动物，比如狗、猫等。因为这些动物有可能抓伤、咬伤宝宝，动物的疾病也有可能会传染给孩子。有些家长为防止孩子抓伤皮肤，给宝宝带上小手套，却不注意松紧程度，一根细细的线头，就可能缠绕小手指，会影响手指正常的血液循环，局部组织坏死，甚至落下残疾。

防止孩子烫伤或烧伤

冬天室温过低，有些家长常常使用热水瓶或热水袋给孩子保暖。使用这些物品保暖一定不要直接接触孩子的皮肤，热水袋要用毛巾等较厚的布包好，放在孩子的小被子外面。在给孩子洗澡时，大人首先要试试水温。给孩子喂牛奶时一定要注意奶的温度要适宜，以不烫手为宜，做到温度恰当，这样才可避免烫伤。

防止孩子窒息

有些家长怕孩子着凉，将孩子捂得严严实实，此时千万要注意不要忽略给孩子口鼻留下空间，避免窒息。母亲不要同宝宝一个被窝搂着孩子睡觉，更不要搂着孩子躺着给孩子喂奶，因为母亲一旦睡着，乳房很容易堵塞宝宝的鼻子。

在人工喂养时，家长要注意奶嘴孔不要过大，吃得不能过急，每次喂完后要抱起孩子立着，拍拍后背，最好让孩子打个嗝后再轻轻放下侧卧，这样一方面可减少吐奶，另一方面即使吐奶也不致误吸入气管而造成窒息。

怎样给新生儿保健按摩

按摩能使身体改进血液循环，有利于新生儿内脏及肢体的发育，可帮助消化，提高免疫力，还能使小宝宝的感觉更加敏锐。按摩对新生儿是一种适宜的锻炼。下面介绍几种按摩手法：

按摩手臂　新生儿仰卧在床，成人将左手拇指伸到宝宝左手掌中，用手指轻轻握住宝宝的手。用右手从左肩部往下轻轻按摩到手腕部，用同样的方法按摩右臂，各做4～6次。

按摩腿部　新生儿仰卧在床，成人用右手握住左脚，用左手从内向外、从上往下轻轻按摩左侧大腿到小腿。然后用同样的方法，左手握右脚，用右手按摩右侧的腿部。可做6～8次。

按摩胸腹部 新生儿仰卧在床，成人用双手掌面按顺时针方向按摩宝宝腹部6~8次，然后再从腹部中心向胸部两肋间方向按摩。可做6~8次。

按摩背部 新生儿俯卧在床上，成人用手顺着宝宝脊椎从头颈部位往臀部按摩，然后再从臀部沿脊椎尾骨处往上按摩到头颈部。可做6~8次。

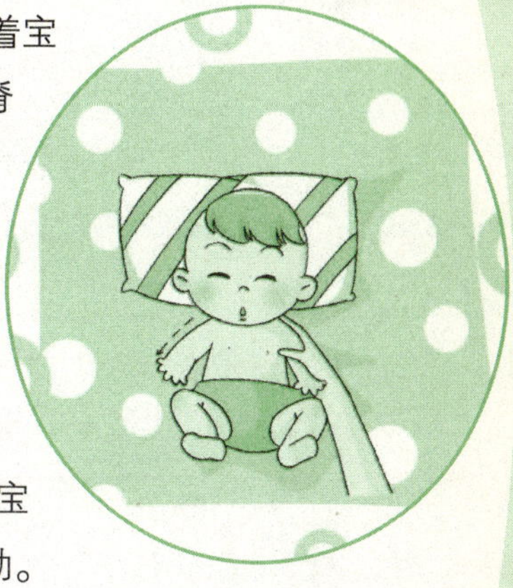

新生儿皮肤娇嫩，按摩时成人要洗净双手，手法要轻柔，时间不要过长，按摩时间要短些。按摩可以从孩子出生一周以后开始做。要在孩子不饿不饱、精神愉快的时候进行。可以隔着一层棉布按摩，以防擦伤宝宝的娇嫩皮肤。另外，应给宝宝穿上小衣小裤，任宝宝手脚任意活动，促进全身活动。

多给新生儿开窗换气

新生儿的卧室，一定要开窗换气，使新生儿从中得到锻炼。同时开窗换气使室内的空气新鲜，有利于室内的污浊空气排出，这样室内的含氧量增多，就有利于新生儿生长发育，增加了肺部的新陈代谢。

一年四季都要常开窗。春夏秋季在天气无风雨时要经常开窗，即使冬季也要适当开窗换气。但新生儿的床要放在避风处，床的四周可用布围住，以避免风直接吹到新生儿。白天每隔2~3小时开窗通风换气5分钟，然后关窗。到满月时可增加开窗的时间和次数，以保证室内空气新鲜。新妈妈在月子里千万不要将门窗紧闭，这样对新生儿、新妈妈的身体都不利，在炎热夏天里甚至会发生中暑等疾病。

如何抱着新生儿进行户外活动

只要新生儿健康，衣着穿得适当、注意保暖，出生一周后就可以抱着到户外活动。

一般而言，夏天出生的婴儿生后7～10天，冬天出生的宝宝满月后就可抱到户外。刚开始要选择室内外温差较小的好天气，时间每日1～2次，每次3～5分钟，以后根据宝宝的耐受能力逐渐延长。另外，还应根据不同季节而决定到户外的时间。夏天最好选择早、晚抱到户外去，冬天选择中午外界气温较高的时候到户外去。出去时衣服穿得不要太多，包裹得也不要太紧。如果外界气温在10℃以下就不要去户外，以免受凉、感冒。

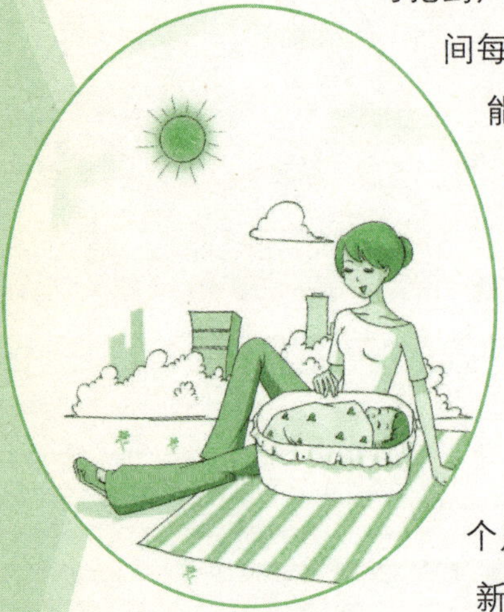

新生儿期暂不宜进行日光浴。一般在出生后2个月开始日光浴为宜，如在冬季出生更应适当推迟。

新生儿经常进行户外活动，能增进孩子食欲，促进孩子夜间睡眠，还可以增进皮肤和鼻黏膜的功能，预防感冒。新生儿接受适当的阳光照射，可以使身体产生维生素D，具有预防佝偻病的作用。

新生儿全脑开发

新生儿是出生1个月内的婴儿，既不会说话，也不会走动，如何进行全脑开发呢？新生儿的早期教育就从训练五官感觉、培养敏锐的观察力入手，开拓智力和其他能力。

下面分别就新生儿的视觉训练、听觉训练、触觉训练、嗅觉和味觉训练、动作训练、语言训练及大脑发育等方面的问题，提出一些训练方法供参考。

如何进行新生儿视觉训练

为训练新生儿的视力，首先可以吸引孩子注视灯光，进行视觉的刺激，然后让孩子的眼睛跟踪有色彩、发亮和移动的物体，由此而训练视觉能力。另外，还可进行以下几种视觉训练游戏：

看亮光游戏

新生儿出生后已有光感，可在房内挂光亮适度、柔和的乳白色灯或彩灯，光线不要直射孩子的脸，可以一会开灯，一会关灯，以锻炼瞳孔扩大与缩小的功能。两周后可用红布包住手电筒，将亮光对准新生儿眼上方15～20厘米处，沿水平线向左右或前后方向慢慢摇动数次，进行视觉训练。训练时视角仅限于正前方45° 范围，注视时间仅可几秒钟。满月时，视角可扩大到正前方90° 范围，注视时间可适当延长。

看彩球游戏

将彩球悬挂在新生儿胸上方，距离眼部20～25厘米，逗引新生儿注视。一周后，将彩球在新生儿眼前从左到右移动，再从右到左移动，训练视线随物移动。2周后将球放在新生儿眼前上下移动，并继续向左右移动。满月时，将球放在新生儿眼前作360° 转圈，训练视线随球转动360° 。

看黑白游戏

将黑纸与白纸各一张出示在出生后10天左右的新生儿面前，眼与纸的距离为15～20厘米。先看黑纸，然后再看白纸，各注视半分钟。再将黑白纸同时出示，让新生儿同时注视两种不同颜色的纸，训练眼球在两张纸之间来回移动。

新生儿醒后，可以抱着看室内墙壁上的大幅彩色画。婴儿床边可以挂些玩具，空中可悬挂彩球。家长还可以经常和宝宝面对面，在短时间内宝宝会专心致志地注视，这样的训练能促进新生儿视觉功能发展。

怎样进行新生儿听觉训练

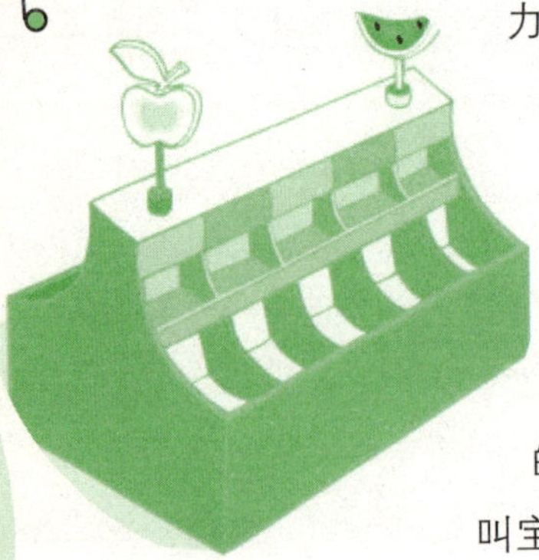

新生儿出生后就已有听觉，出生后2周能集中听力，会把头或眼睛转向发出声音的方向，形成初步的听觉反应。对新生儿进行听觉的训练，主要是听声音接受听觉刺激，开始在大脑中储存各种声音的信息，以促进听力发展和智力的发育。

新生儿最喜欢妈妈的说话声，所以在每日的每次接触和护理中，要与宝宝谈话，轻轻地叫宝宝的名字，让孩子熟悉妈妈的声音及自己的名字，逐渐对妈妈的声音及自己的名字建立条件反射。给宝宝聆听不同的音乐，可用小型录音机播放优美悦耳的音乐，要固定听1～2首优美的乐曲（提倡选用古典名曲）。每天在新生儿醒时播放，要定时，以5分钟为宜。要时常改变录音机的放置位置，以训练追寻声源及倾听能力。也可以由父母唱歌给孩子听。这样不仅进行了听觉训练，而且也培养了宝宝愉快的情绪与音乐兴趣。

可以让新生儿听八音琴声、铃声、玩具动物叫声，每次训练时只听一种声音以训练听觉。另外，新生儿居室的环境要安静，不要过于嘈杂，但又不能是无声无息，连一点声音都没有，否则对新生儿听力的发育不利。适量、适当的环境声音刺激，会提高新生儿听觉的灵敏性，有利于促进孩子的智力发展。

进行新生儿触觉训练的游戏

新生儿触觉灵敏，特别是唇、面颊、眼睑、手掌、足心等处皮肤尤为明显，触动时立即有反应。因此，应从出生后就开始进行触觉训练。新生儿觉醒时，妈妈用手轻触左脸颊和右脸颊，训练宝宝向左或向右转头。若在触动后有这样的反应，妈妈可以在宝宝脸颊上亲吻一下鼓励。

要经常轻柔地抚摸新生儿的每个手指，使紧握的小手放开，并在每次抚摸后用不同材质的物体去触碰手掌心，如硬、软的东西，或热、或冷的东西，让宝宝感觉到触觉刺激。

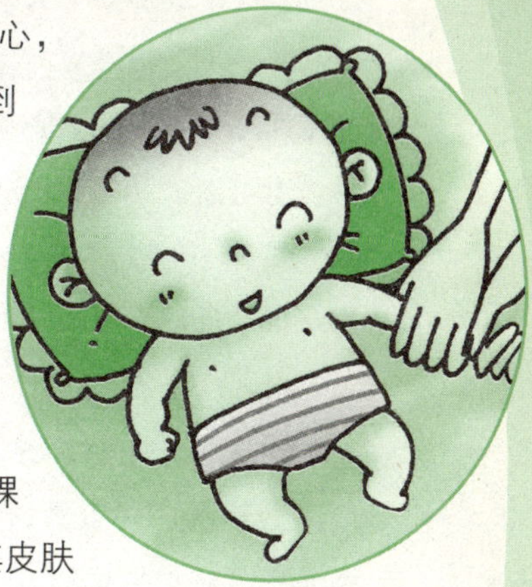

在喂奶前，妈妈握着宝宝的小手抚摸自己的乳房，然后再喂奶。经常这样触摸乳房，使新生儿知道“饿了可在此处觅食”，但要在宝宝摸乳房后、喂奶前要洗擦奶头，注意保持清洁。另外，还可利用给新生儿洗澡前后或换尿布后，新生儿全裸或半裸时，父母用手抚摸宝宝身体，进行轻柔的按摩，使其皮肤感觉到触压的刺激。

进行新生儿的嗅觉和味觉训练

嗅觉训练 新生儿出生后就能对各种气味产生各种反应。妈妈可利用这一特点进行嗅觉训练。进行嗅觉训练时，不管什么气味都可让他闻，如喂奶时闻妈妈的乳香，洗澡时闻肥皂的芳香，揩脐带时闻酒精的酒味等，及早接受各种气味的刺激。

味觉训练 新生儿一出生就会对甜酸苦辣等味道作出不同的反应，如对甜味会做出吸吮动作，出现愉快的表情；对苦、酸、咸的东西会皱眉闭眼，有不愉快的表情。根据这一特点，有意识地让宝宝品尝各种味道，如用消毒过的筷子蘸上酸、甜、苦、咸的各种味道，感受到不同的刺激以促进味觉发育。

进行新生儿动作训练

转动头部游戏 将新生儿仰卧在床上，妈妈手持色彩鲜艳、会发出声响的玩具，在距离宝宝眼睛30厘米远的地方慢慢地移到左边，再慢慢地移到右边，让小儿的头随玩具转动，朝左朝右各转动90° 。

手指抓握能力游戏 父母将自己洗净的食指塞进新生儿手掌里，使宝宝抓握，然后抽出来再塞进去，反复数次，以训练宝宝的抓握能力。也可以换用圆形光滑的小木棍抓握。

收缩脚掌游戏 父母用手指或其他物体触碰新生儿脚心，使自动作收缩脚掌反应，反复进行4～6次，以活动宝宝腿部的肌肉。

进行游泳活动 新生儿脐带脱落后，恢复得很好时，可在2或3周时做游泳活动。在新生儿洗澡时，放在较大的浴盆里，用一手掌托住腹部，另一手托住下颌，让宝宝平趴在水中，露出头部，四肢自由活动，推动身体在水中移动。

要和新生儿多交谈

宝宝出生后，父母要多和新生儿交谈和沟通，千万不要以为初生的宝宝听不懂话而不去和宝宝交谈。

宝宝比人们通常想象的要聪明得多。孩子的语言能力应该从还听不懂、说不出的时候即开始培养。在宝宝清醒、精神兴奋的时候，应抓住时机尽可能多的和宝宝说话。

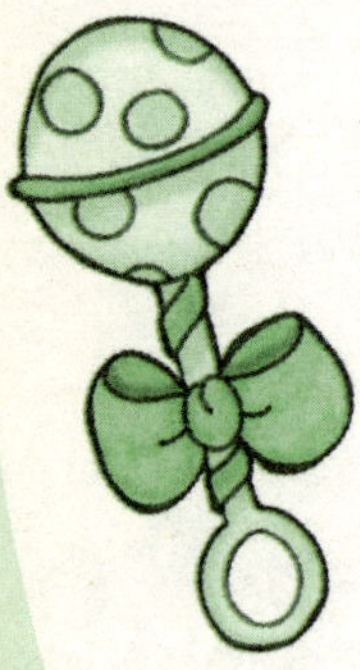

新生儿醒后躺在床上，然后父母面对面用柔和的声音和宝宝说话，内容可以涉及各个方面，比如认识爸爸妈妈、爷爷奶奶，穿衣、吃饭，常用物体的名称、形状、颜色等。

与宝宝交流时，环境要安静，说话的速度要慢，最多不要超过5分钟。跟新生儿说话时父母要带有笑容，语调要温柔、亲切。在说话的同时，要逗宝宝发声，第2～3周，把宝宝就能发出“哦哦”的声音来回应。父母讲得越多，孩子应答得越勤。

与宝宝说话的机会是很多的，如换尿布、喂奶、洗澡时都可以进行。如在吃奶时可以说：“宝宝，吃奶了”，玩耍时说：“宝宝，开始做游戏了”，洗澡时说：“宝宝，要洗澡了”等。要很好地抓住这些时机，多和宝宝交谈，对新生儿的语言发展、大脑的发育均十分有益。另外，可以有意识地给孩子讲故事，唱儿歌，以训练宝宝的语言能力。

给宝宝听的儿歌

点点窝窝、点点窝窝，
宝宝笑一笑，两个小酒窝。
娃娃洗澡、娃娃洗澡，
肥皂变泡泡，泡泡散开喽，
娃娃干净喽。

开发新生儿大脑潜能

人的大脑分为左右两个半球，左右脑的功能无法完全分开，两者在功能优势及功能发展上均存在着分工和差异。左脑拥有语言优势，右脑拥有感觉优势。大脑发育的时间差异，主要指在人体生长发育早期，大脑功能的发展主要集中在右脑半球，而右脑半球的发育又将决定左脑半球功能的发展。这就为早期教育提供了重点和目标。

介绍几种早期促进右脑半球功能发育的简单办法，可以根据新生儿的实际情况选试：

轮换对着左、右耳说话，声音不要太大，声音要轻柔缓慢，不要太靠近耳部，保持一定距离。每日2～3次，每次1～3分钟。

听没有歌词的古典音乐，音律要舒缓、音响要适量、曲调要轻柔。

按紧左鼻，用右鼻呼吸，时间要短，仅几秒钟。然后替换按右鼻。

进行早期感官教育，包括视、听、嗅、触等感觉训练。

和宝宝交谈时，母亲的话语要简单、简短，速度要慢，音调要高一些，抑扬顿挫一些，关键词要多重复几次。这样的交谈方式，宝宝才会有兴趣的。

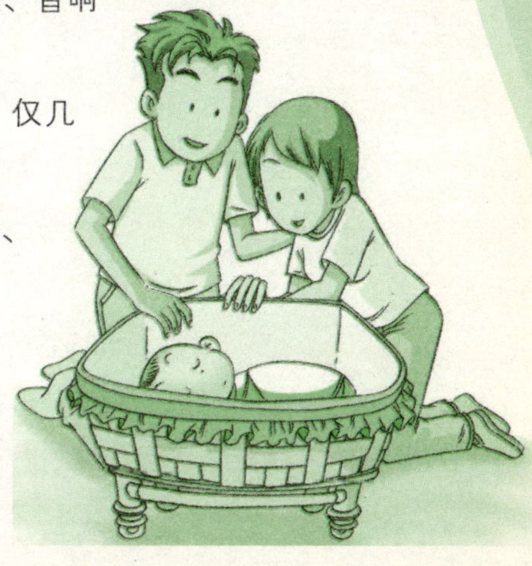

哪些玩具适合新生儿

给新生儿选择的玩具一定要有颜色、有声响的，要小型的、柔软光滑、无棱角的，且分量要轻的玩具。下面的玩具可供选用：

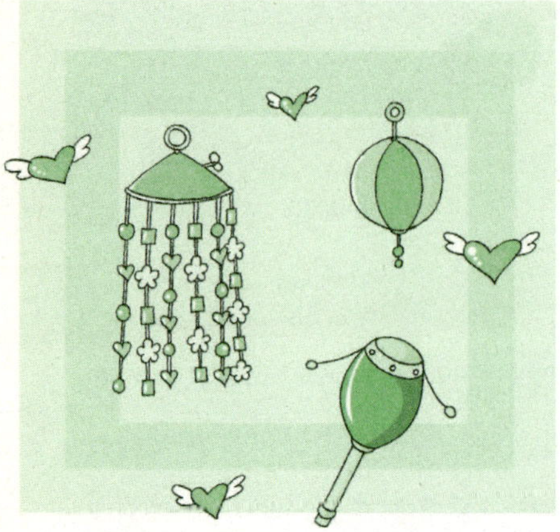

悬挂的彩球、彩灯、脸谱画、大幅人像画、红色玩具等悬挂玩具，用这些玩具促进视觉的发育。

八音琴、响铃棒、拨浪鼓、能捏出声音的塑料娃娃或动物等音响玩具，用以促进听觉的发育。

小皮球、小木棒、塑料圆环、布娃娃等触摸玩具，以促进触觉的发育。

玩具是孩子最好的伴侣，也是教育与训练不可缺少的教具。新生儿虽然小手还不会抓握玩具，更不会玩弄玩具，但眼睛会看、耳朵会听、小手会去触摸，所以选择玩具要根据这一特点，选择色彩鲜艳、有声响能活动的，可以使新生儿能看、能听、能触摸的，并能引起兴奋情绪的玩具，以发展视觉、听觉、触觉。

宝宝听故事

狐假虎威

在茂密的森林里，老虎是最凶猛的野兽，号称森林之王。它每天都要捕吃其他动物。

一天，它碰到了一只狐狸，狐狸刚要溜走，已被它一把捉住。狡猾的狐狸看见自己无法逃脱，就耍了一个花招。它一本正经地斥责老虎说：“你怎么敢吃我？我是管理所有野兽的，你要吃了我，谁来管理你们呀”老虎一听愣住了。狐狸马上接着说：“你要是不信，就跟在我后面走一趟，看看是不是所有的野兽见了我都赶快逃命。”老虎听 狐狸说话的口气很大，态度也很强硬，有几分相信了，决定跟着狐狸去看看。

森林里大大小小的野兽们，看见狐狸大摇大摆，耀武扬威地走过来，后面跟着一只张牙舞爪的大老虎，都吓得要命，四处奔逃。老虎看着，不知道野兽们怕得是自己，以为真是被狐狸的威风吓跑的，彻底相信了狐狸的话。它怕狐狸怪罪自己，做出什么对自己不利的举动，于是也慌忙逃走了。

咕咚来了

动物们常常到森林旁的一个大湖边饮水。

这年秋天，小白兔起了个大早，来到湖边，忽然听到“咕咚”一响，吓了它一大跳，它向四周看了看，什么也没看见。

啊!这“咕咚”一定是个怪物，小白兔撒腿就跑。一只前来喝水的狐狸，看见小白兔在没命地逃跑，连忙问它是怎么回事。只见小白兔上气不接下气地说：“快跑吧，‘咕咚’来了!”

看到小白兔被吓成那样子，狐狸也没多想，以为“咕咚”是什么很厉害的怪物，跟着小白兔边跑边叫：“‘咕咚’来了!”猴子见小白兔和狐狸慌慌张张地乱跑，问是怎么回事?狐狸结结巴巴地说：“不……好了，‘咕咚’未了!”猴子见到平时蛮多坏主意的狐狸都吓成这个样子，“咕咚”一定很可怕，那还等什么!跑哇!就这样，森林里的梅花鹿、狗熊，就连老虎在听到“咕咚”未了后，都跟着没命地乱跑起来。

这时，动物大王长毛狮来了。长毛狮先问老虎“咕咚”是什么东西?在哪里?老虎说不知道。又问狗熊……最后问到小白兔。小白兔紧张地说：“那—那个‘咕咚’……‘咕咚’就在我们饮水的那个湖里。”

“好，我们都到湖边瞧瞧，看看到底是怎么一回事。”长毛狮说。当小白兔把大家带到湖边时，湖边什么也没有。这时湖面刮起阵阵微风，“咕咚”一声，一只熟透了的木瓜掉到水里，看到此景，大家都羞红了脸。

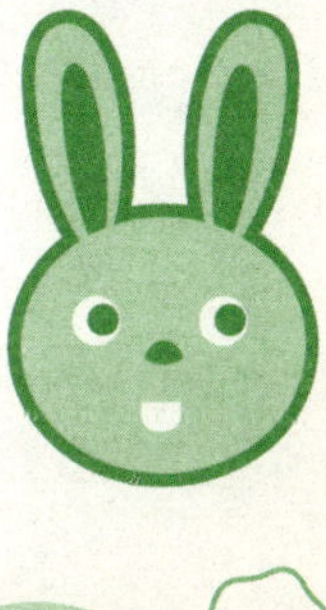

一块巧克力

贝贝生日那天，妈妈送给它一件礼物——一只储蓄箱。这可不是那种铁皮做的小箱子，而是一只石膏做的小象。贝贝把一个分币塞到它嘴里去，它咕嘟一口就吞了下去，多好玩！每天吃晚饭的时候，贝贝总要向妈妈要一个分币，让小象吃了，自己再吃饭。咕嘟！咕嘟！咕嘟！小象肚子里装的分币越来越多啦！

有一天，贝贝的妈妈生病了，病得可厉害了，整天不吃饭，也不说话，在床上翻来翻去。外婆急得直掉眼泪。贝贝也哭了，它悄悄问外婆："妈妈会好起来吗？"

外婆帮它擦掉眼泪，说："会的，妈妈会好起来的。"贝贝想起广告里说："巧克力营养好，一吃病就好。"贝贝想给妈妈买一块巧克力。

可是，钱在小象的肚子里，想把钱拿出来，就得把小象打破，这可怎么办呢？贝贝抱起小象，摇了又摇，小象肚子里咕嘟咕嘟直响，可它摸摸小象的小脑袋，亲亲小象的小脸蛋，怎么也舍不得打破它。

贝贝要给妈妈买巧克力，又舍不得打破小象，它只好抱着小象去买巧克力。小店的阿姨就住在贝贝家的隔壁，平时可喜欢贝贝了，她听了贝贝的话，笑着说："阿姨让小象把吃下去的钱拉出来，好吗？"

"好，好，让它把钱拉出来！"贝贝拍着手说。

阿姨用小刀在小象屁股底下挖呀挖呀，挖了个小洞。扑笃！小象拉出了一个分币，扑笃！扑笃！扑笃……一会儿，小象就拉出一大堆分币！阿姨拿去了一些分币，递给贝贝一块巧克力，又把剩下的分币塞进小象屁股里，贴了张纸把那个洞补好。

"谢谢好阿姨！"贝贝一只手拿着巧克力，一只手抱着小象，蹦蹦跳跳回了家。"妈妈，妈妈，给你巧克力！"贝贝还没进门就嚷起来。

妈妈知道了这块巧克力是贝贝买给它吃的，高兴得一把搂住贝贝，亲了又亲："好孩子，你真是妈妈的好儿子。妈妈吃了这块巧克力，病很快就会好的。"

小马过河

小马和妈妈一起住在森林里。马妈妈每天都驮着粮食蹚河去给对面的村子送粮。

一天，妈妈让小马把半袋麦子驮到对面的村子去。小马高兴地点点头。

小马驮着麦子，很快就来到了小河边。它看着那湍急的河水，心想：我能不能蹚过这么深的水呢？

犹豫中它看见了正在河边吃草的牛伯伯，于是赶紧跑过去问河有多深。牛伯伯笑着说：“河水一点儿都不深，刚刚没到我的小腿。”

小马听了牛伯伯的话，刚准备过河，突然听到小松鼠大叫：“不能过，这河水可深啦，前天我在河里游泳差点被淹死。”

“这可怎么办？”小马不知所措，只好转身回到家里找妈妈帮忙。

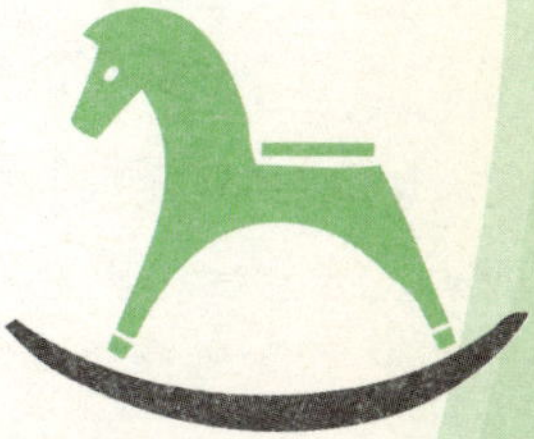

妈妈说：“开动脑筋想一想，牛伯伯比你高多少，小松鼠比你矮多少，就知道了。”

小马听了妈妈的话，又来到了河边。它试探着迈出了第一步，接着第二步……原来河水才没到小马的膝盖呀！

小马蹚过河，驮着麦子高高兴兴地朝村子走去。

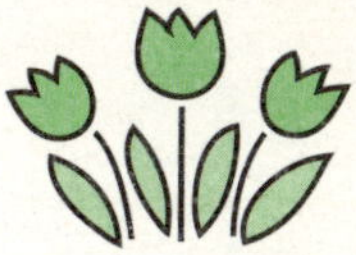

欢乐端午节

五月五，端午节

农历五月初五，是中国的传统节日——端午节，妈妈帮宝宝讲讲这一天有哪些有趣的活动呢？

TIPS

端午节的由来

五月初五是屈原投江殉难日，楚国人民都到江上划龙舟、投粽子，以此来纪念这位伟大的爱国诗人，端午节的风俗就这样流传下来。

杏儿红，麦儿黄，五月初五是端阳。
门插艾，香满堂，龙船比赛喜洋洋。
粽叶香，包五粮，剥个粽子裹上糖。

猴子捞月

一天晚上，一群猴子在林子里玩耍。一只小猴口渴了，便跑到井边去喝水。它趴在井沿上，忽然看到井里有个月亮。小猴子大叫起来："不得了啦!月亮掉到井里去了!"一只大猴听到叫声，连忙跑过来。它朝井里一看，井里果真有个弯弯的月亮，于是也跟着大叫起来。

它们的叫声惊动了猴群，老猴带着一大群猴子朝井边跑来。当它们看到井里的月亮时，一起惊叫起来："月亮真的掉到井里去了!"老猴说："大家别嚷嚷了，我们快想办法把月亮捞上来吧!"

众猴经过一番讨论，拿出了捞月的方案。

井旁边有一棵老槐树。老猴率先跳到树上，自己头朝下倒挂在树上，其他的猴子就一只接一只，你抱我的腿，我扯你的脚，连成一长条，一直深入井中。小猴最轻，挂在最下面。小猴将手伸到井水中，对着明晃晃的月亮抓下去。结果月亮没捞到，却被碰碎了。小猴便这样不停地抓呀，捞呀，折腾了老半天，依然捞不到月亮。

倒挂了半天的猴子们觉得很累，都有点支撑不住了，最后只好放弃了努力。"月亮还在天上呢"，一只猴子叫起来。

众猴都抬头朝天上看，月亮果真好端端地挂在天上。

狐狸和仙鹤

从前，狐狸和仙鹤是一对好朋友。

有一天，狐狸钓了一条又鲜又肥的鱼。它笑嘻嘻地对仙鹤说："老朋友，你中午就到我家来喝鱼汤吧!我请客!"

中午，仙鹤喜滋滋地来到狐狸家，刚进门就闻到一股香味从厨房里飘出来。只见狐狸端着两个平底汤盆从里头走出来。"来，快趁热吃!"狐狸对仙鹤招招手。

可是仙鹤的嘴巴又长又尖，怎么也吃不到平底汤盆里的鱼。仙鹤转头看看狐狸，狐狸的嘴巴又阔又大，一张开嘴巴就把盆子里的鱼吃了个精光。

狐狸舔了舔嘴，对仙鹤说：“我的朋友，你怎么不吃呢?难道你不喜欢鱼汤了吗?”仙鹤想了想，一声不吭地走了。

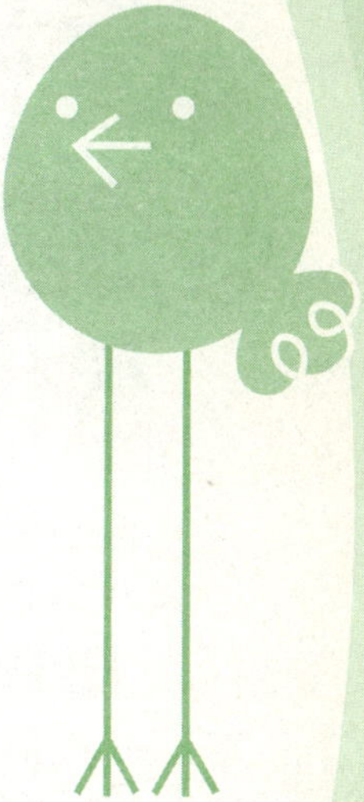

不久，仙鹤热情地请狐狸去自己家里吃饭。狐狸一听，笑得合不拢嘴：“好啊!好啊!我办完事一定过去。”

好不容易熬到中午，狐狸迫不及待向仙鹤家里跑去。仙鹤从厨房里端出两个长脖子的瓶子，对狐狸说：“快吃，不要客气!”狐狸拿着那个长脖子瓶子， 只见里头有鲜美的鱼肉，阵阵香味从瓶口飘出来。狐狸急忙伸长—脖子，把嘴往瓶子里伸，但是狐狸的嘴巴又阔又大，怎么也伸不进去。再看看仙鹤，它又长又尖的嘴轻而易举地吃完了里头的东西。

仙鹤故意问狐狸：“咦，你怎么不吃呢?你不是最爱喝鱼汤的吗?”

狐狸垂头丧气地放下瓶子，饿着肚子回家了。

小乌龟找工作

邮局要招收邮递员。小乌龟想：送信是件有趣的工作，我应该去报名。

小乌龟来到了邮局，正巧小袋鼠也来报名，邮局的鸵鸟主任便给它们每人发了一顶绿色的帽子。 小乌龟头小，帽子也小，只有半个苹果大，但戴上也挺漂亮。

第二天一早，小乌龟和小袋鼠就出发去送信了。小袋鼠蹦呀蹦，一天送了100封；小乌龟爬呀爬，一天只送了一封。傍晚，它俩都回到邮局，小袋鼠肚皮上的袋子空空的，小乌龟背上的背包里还是鼓鼓的。鸵鸟主任说：“对不起，我们只能要小袋鼠。小乌龟，请你再到别处去找工作吧。”

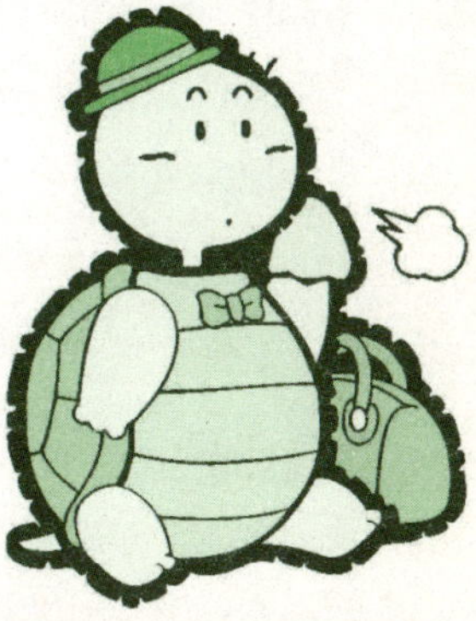

“我一定会找到工作的。”小乌龟把绿色的小帽子还给了鸵鸟主任。

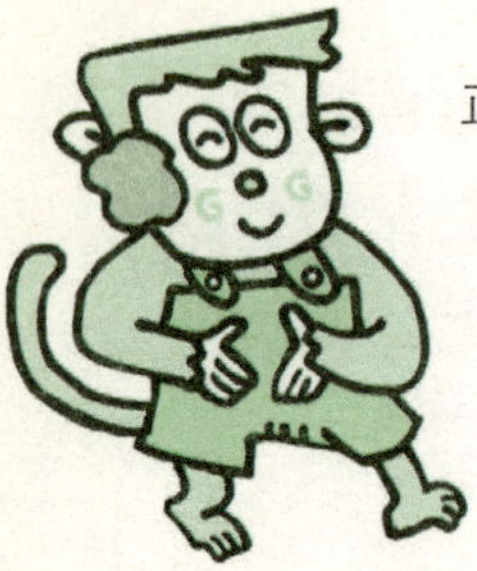

小乌龟走着走着，遇见了小猴。小猴告诉小乌龟，消防队正在招收队员，它是去报名的。小乌龟说：“嗯，当一名消防队员也不错。”它就和小猴一起去了。消防队的熊队长见它俩报名，就给它们每人发了一个红色的小水桶。小乌龟个子小，水桶也小，只有一个酒杯大，不过提着也挺神气。

突然，响起了消防警报。院里的乌鸦窝失火啦!熊队长命令小乌龟和小猴子马上上树救火。

小乌龟越急越滑，围着大树转圈圈；小猴轻轻一蹿就上了树，马上把火浇灭了。

熊队长说：“考试结束，对不起，小猴可以留下，小乌龟请你再到别处看看吧。”

“我一定会找到工作的。”小乌龟把红色的水桶还给了小熊队长。

从这天起，谁也不知道小乌龟到哪里去了。

过了不久，城里来了一个杂技团。鸵鸟主任、小袋鼠、熊队长和小猴子都来看表演。

紫红色的大幕拉开了。出现在舞台上的是一只大象，象背上站着大老虎，虎身上骑着黑猩猩，猩猩头上顶着小狐狸……嗬!真棒!观众们都看呆了。

这时，只听有人喊了起来：“看，小乌龟，小乌龟!哇，小乌龟真了不起!”

大伙儿仔细一瞅，可不，趴在最下面，背上驮着大象的，正是小乌龟。原来它当杂技演员啦!

小乌龟终于找到了工作。鸵鸟主任、熊队长、小猴、小袋鼠都为它高兴，大家拼命鼓掌，使劲地喊：“小乌龟，好样的。”

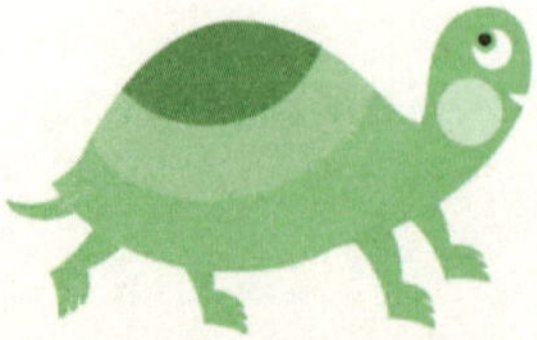

小花猫剪胡须

小花猫有一撮很漂亮的胡须，因此，它遭到了其他动物的嫉妒。

一天，小青蛙对小花猫说：“小花猫，你嘴上的长胡须多难看啊！吃起东西来多麻烦啊！”小花猫听了小青蛙的话，闷闷不乐地回到家，一气之下，拿起剪刀剪掉了胡须。

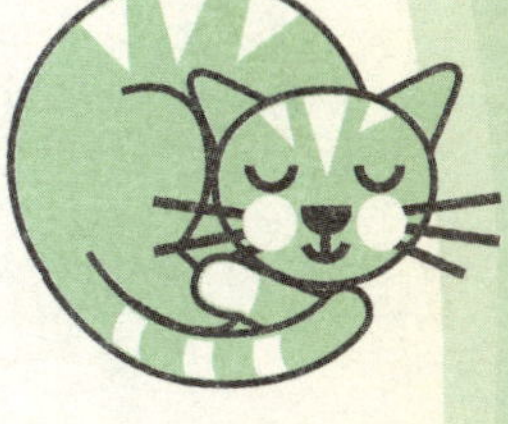

可是，从那以后，小花猫行动再也不如以前那么敏捷了，捉起老鼠来感到特别吃力，好几次，老鼠都从它的眼皮底下溜走了。小花猫自己也不知道这是为什么，还怀疑是自己生病了呢！

这下，小花猫可着急了，连忙去问妈妈：“妈妈，妈妈，你知道为什么现在我捉不到老鼠了吗？以前老鼠看到我都逃不了呀！”妈妈仔细看了看小花猫，问：“你的胡须怎么没了呢？”小花猫说：“我把它剪掉了，小青蛙说我的胡须太难看了。”

妈妈说：“傻孩子，外表的美丑并不重要。我们的胡须作用可大啦，它是我们捕鼠的好帮手。我们平时洗脸，也是为了使它保持敏锐的触觉，以便迅速地捕捉老鼠啊。可现在，你把它剪掉了，触觉功能自然就降低了，怎么能捉到老鼠呢？”

小花猫这才明白原因。它很后悔剪掉了自己的胡须，心想：我再也不轻信别人的话，随便将胡须剪掉了。

一根头发

老虎爷爷的“虎气饭店”开张了。它亲自下厨掌勺，还聘请狮子伯伯当服务员，送菜、端水、擦桌子；狮子伯伯穿着一双溜冰鞋，动作敏捷，来往迅速，不论老虎爷爷做了多少菜，它总能及时送到顾客的桌上。

生意真好，店里吃饭的客人很多。忽然，正在喝汤的河马博士惊叫起来：“这是谁的头发？”它从汤里挑出一根不长不短、不灰不白的头发，“瞧，这汤里有头发，真不干净，哼！”

河马博士把头发发挑到老虎爷爷的手上：“这样的汤怎么能喝呢？”说完，气呼呼地走了。

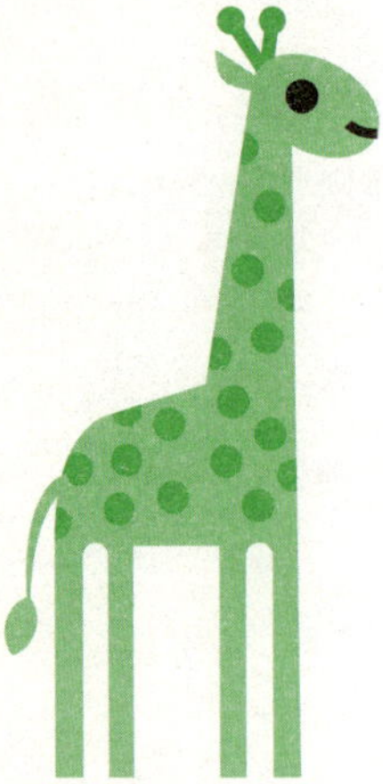

老虎生气了，它瞪大眼睛对狮子伯伯说："不用说，这是你的头发。讨厌的头发……我们的汤里、菜里、饭里，不能再有这种讨厌的头发……"

"好吧。"狮子伯伯说，"我马上去剪头发。"

"快去剪，不然就扣掉你的奖金！"老虎爷爷气呼呼地说。

狮子伯伯离开饭店，来到一家理发店。

"你理哪种发型？"理发师傅问狮子伯伯。"理个光头！"

不一会儿，狮子伯伯就光着大脑袋离开了理发店。它摸摸头："嘿！这一下可不会有头发掉到汤里了 。"

这时候，它看见老虎爷爷也光着头从另一家理发店里走了出来。"咦！你怎么也埋成光头了？"

"是呀，"老虎爷爷对狮子伯伯说，"你走后，我仔细看了看那根头发，发现可能是从我头上掉下去的。所以，我也去理了。真抱歉， 刚才我搞错了，结果让你理了个大光头。"

"没关系，"狮子伯伯说，"以后，我们汤里保证不会有头发了。"

为了一根头发，理了两个光头，但很值得。"虎气饭店"的生意一天比一天好，顾客们都夸"虎气饭店"菜香、味美、卫生好！

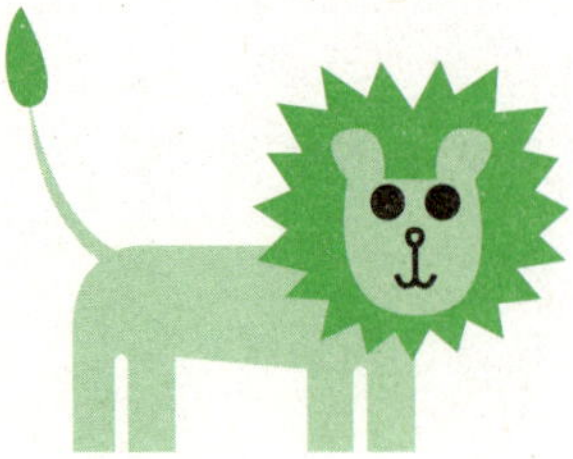

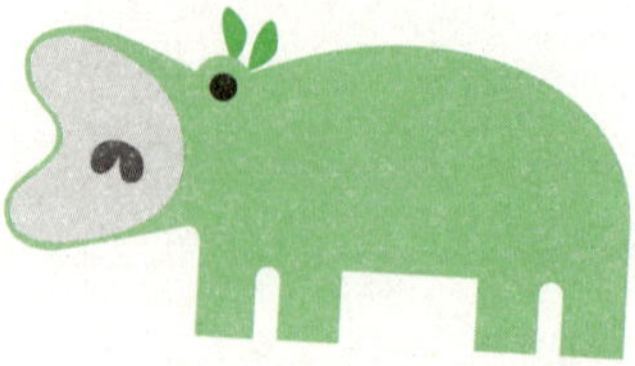

宝宝看图

图中有5处不同呢？快来看一看吧！

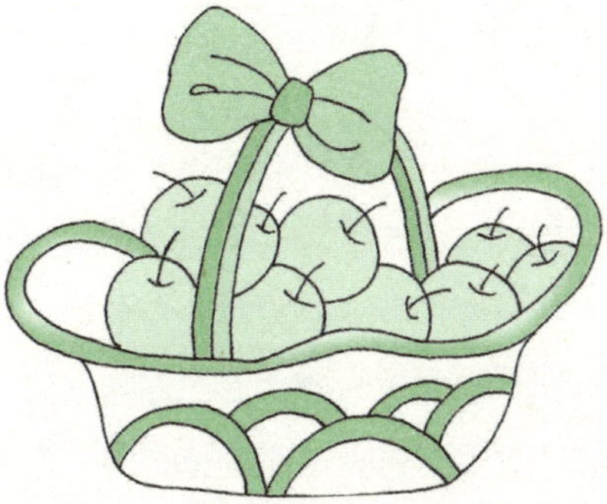

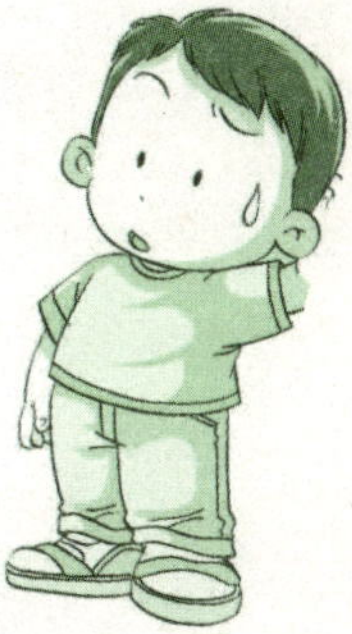

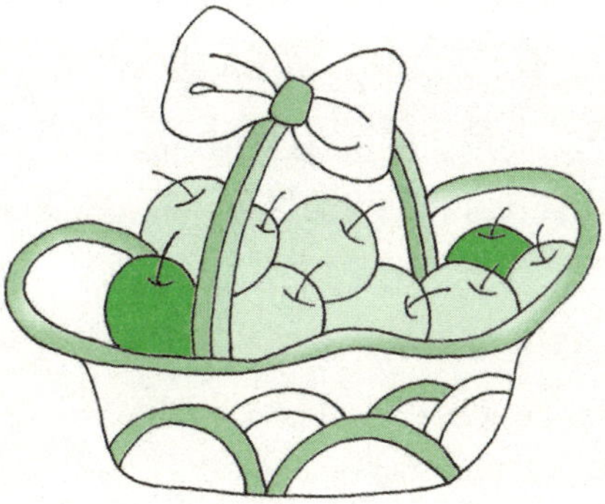

新生儿常见病的防治

新生儿出生后，由于面对的环境与在子宫中的情况比较起来差异太大，如果婴儿体质弱，加上护理、哺育不当，极易引起疾病。因此，必须注重新生儿疾病预防。我们应采取科学、合理的方法护理治疗。

怎样知道新生儿生病了

一般来说，妈妈和家人可以从观察新生儿的面色、哭声、吃奶、大小便情况与精神状态等几方面来判断宝宝是否生病，吃奶情况和哭声最为重要。

TIPS

如果新生儿哭声异常或较长时间不哭，吃奶情况异常或不吃奶，以及睡眠异常时，均要及时寻找原因，看孩子是否生病。

新生儿吃奶减少、吸吮无力，或拒绝吃奶，都可能是生病的早期表现。

要注意区别新生儿的哭声。新生儿正常的哭声，洪亮有力，且边哭边四肢伸动，一般是因饥饿引起，吃饱奶后即不再啼哭，安然入睡。如果新生儿哭的时候两眼发直，哭声突然、短促而直嗓，或有高声尖叫，常是生病的表现，要及早就诊。

如果当触及新生儿某一部位时哭声加剧，应将新生儿衣服及尿布等全部取掉，仔细检查全身各部位是否有异常，或衣服、包被、尿布上有无异物，如果四肢有骨折，则骨折部位会有肿胀，且碰一下会哭得更厉害。如果新生儿腹部、背部有严重感染，则局部会出现红肿，抱起来或换尿布时，常常哭声加剧。

新生儿处于一个特殊的生理发育阶段，所以生病后常常症状不明显、不典型，不易被人察觉。另外，新生儿生病后的表现与成人不同，并且病情变化和进展迅速，短期内即可恶化，如不能及时发现，常会引起不良后果。所以哺乳母亲及家人应了解一些基本知识，提高警惕，以便及时发现新生儿的病状。

新生儿生鹅口疮怎么办

鹅口疮是指新生儿口腔内黏膜、牙龈、嘴唇等处，长出大大小小的白色斑点。预防与治疗要点如下：

鹅口疮的治疗

发生鹅口疮后，局部以2%的碳酸氢钠溶液清洁口腔，再涂10%硼砂甘油或1%龙胆紫液，每日2～3次。用制霉菌素与甘油的混悬液涂抹也有效。也可用中药冰硼散、青黛散等调成糊状，外涂口腔患处治疗，每日2～4次。若因用抗生素而引起的严重鹅口疮，应停用抗生素，口服制霉菌素，同时可用适量的维生素B和维生素C。

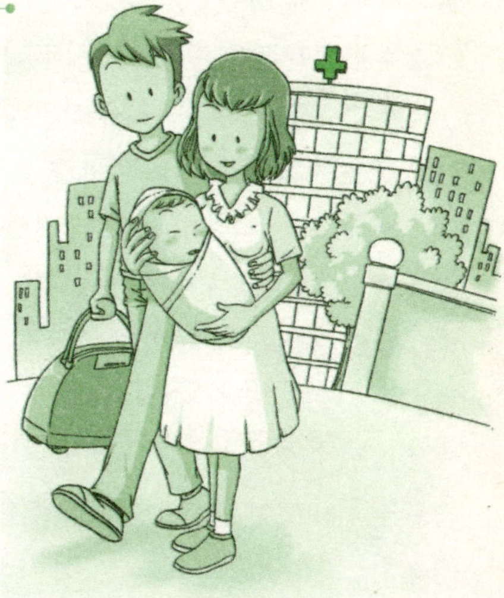

鹅口疮的预防

妈妈每次喂奶前都应洗净双手，擦净奶头。新生儿盛牛奶的奶瓶、奶嘴要消毒，保持清洁，少受细菌侵害。有时新生儿嘴里粘有奶渣或舌头发白，需用干净的棉签轻轻擦掉奶渣或白黏液。平时要注意新生儿口腔卫生，每次喂奶后喂几口温开水，冲去口腔内的残留乳汁。

鹅口疮多见于刚出生不久，是由于妈妈乳头或奶瓶奶嘴不干净，一种真菌繁殖蔓延引起的。起病多在出生后的第2周，不发热，患儿一般口腔黏膜干燥，不流口水、不红肿，不影响食欲，无全身不适。但症状一旦发展，婴儿就不吃奶，也没有精神。抵抗力差的，可蔓延到鼻腔、气管、肺脏、食管，产生食管炎，出现呕吐，还可引起真菌性肠炎。要尽快请医生诊治，局部涂上药，保持清洁，很快就可以治愈。

新生儿患婴儿湿疹怎么办

婴儿湿疹又名奶癣，是一种常见的新生儿和婴儿过敏性皮肤病，多见于有过敏体质和喂牛奶的孩子。这种湿疹常对称地分布在婴儿的脸、眉毛之间和耳后与颈下。表现为很小的斑点状红疹，散在或密集在一起，有的还流有黏黏的黄水，干燥时则结成黄色痂。虽无大的危险，但宝宝通常会有刺痒感，常哭闹不安，不好好吃奶和睡觉，影响健康。

新生儿患湿疹后，有疮痂形成患处可用消毒棉花蘸些消毒过的石蜡油、花生油等油类浸润和清洗，不可用肥皂或用水清洗。局部黄水去净、痂皮浸软后，用消毒软毛巾或纱布轻轻揩拭并除去痂屑，再涂上少许蛋黄或橄榄油。过敏严重的要在医生的指导下用药。

奶癣不传染，发病原因除孩子体质外，食物过敏为致病的主要因素。例如，人工喂养的一般食品，如牛奶、奶粉、鸡蛋，都有可能使新生儿过敏生病。另外，奶癣与宝宝的一些内在因素（如消化不良）和外界刺激（如碱性肥皂、皮肤摩擦等）也有很大关系。另外，湿疹也有遗传倾向。

婴儿湿疹的预防

避免过量喂食，防止消化不良；如果牛奶过敏，可改用其他代乳食品；哺乳妈妈要少吃或暂不吃牛奶、鲫鱼汤、鲜虾、螃蟹等诱发性食物，多吃豆制品，如豆浆等清热食物；不吃刺激性食物，如蒜、葱、辣椒等，以免刺激性物质进入乳汁，加剧宝宝的湿疹。

新生儿患尿布皮疹怎么办

尿布皮疹医学上又称红臀。是受到潮湿尿布刺激而引起的皮疹，是新生儿和一岁前婴儿常见的皮肤病。多发生在兜尿布部位，即潮湿尿布长时间接触的地方。红臀会引起局部皮肤小红丘疹，或发红、肿胀，重者皮肤脱落或皮肤糜烂。预防方法有如下几点：

尿布要勤换，尿布湿后要立刻换上干净的。换下的尿布要放入盆里（不要乱扔在地上），用肥皂和开水烫洗，用清水漂净，在日光下晒干，以保持尿布清洁和柔软，绝不可把尿湿的尿布不经冲洗，直接晾干就用。

每次大小便后，要用温水洗净宝宝的臀部和会阴处，再用软布轻轻擦干，局部涂以5%～10%鞣酸软膏，使尿、便等酸碱物质不直接刺激皮肤，以达到预防红臀的目的。

最好不用塑料或橡皮布包在尿布外面，以利湿热散发，减少对皮肤的刺激。

若发生了红臀，除注意以上几方面外，还应保持新生儿身体局部干燥，最好不再包裹，可以穿裤子（带脚），同时用紫草油涂患部。另外，若已发生红臀，不要用肥皂洗涤，以免刺激小儿，可用温水洗干净。

给宝宝听的儿歌

看看我，
看看我的眼睛，
看看我的鼻子，
看看我的嘴巴，
听听我的声音，
认识我是谁，
我是你的妈妈。
看看宝宝，
看看宝宝的眼睛，
看看宝宝的鼻子，
看看宝宝的嘴巴，
你真是妈妈的好宝宝。

新生儿为什么易发脓疱

很多新生儿在皮肤皱褶的地方，如脖子、腋下及大腿根部生有小脓疱，小似米粒，大似绿豆，稍高出皮肤，脓疱周围皮肤微红，疱内含有透明或浑浊的液体。脓疱破溃后，疱内脓液流出，留下像灼伤一样的痕迹，这就是新生儿脓疱病，医学上称“天疱疮”。

脓疱症如能及早发现、及时治疗，很快即可痊愈。当发现有少数小脓疱时，立即以75%的酒精消毒局部皮肤，把脓疱挑破、吸出脓液，用消毒棉签擦净，然后涂以0.5%新霉素软膏即可。如果脓疱较多，创面糜烂或有结痂，可用马齿苋或金银花液外洗或湿敷，使创面清洁，去掉脓痂后再涂药。

新生儿皮肤柔嫩，角质层薄，抗病能力差，加上覆盖在皮肤上的胎脂、不断分泌的油脂、堆积的污秽，都成为细菌孳生的最好培养基。特别是皮肤皱褶处潮湿不透气，孩子哭闹时常常被擦破，细菌就会乘虚而入，轻者经过1～2周方可痊愈，重者引起剥脱性皮炎、以至败血症。此时宝宝表现出全身中毒症状，如吃奶不香、精神不振、手足发凉、皮肤发花等，如不及时抢救，将有生命危险。

为了预防新生儿脓疱病，医护人员、保育人员及家长要注意自身卫生，要剪短指甲、清净双手，精心护理小儿，注意给小儿洗澡，随时清洁皮脂、分泌物及污秽。宝宝的用具、被服、手帕、毛巾等要定时消毒。衣服与尿布要用柔软的棉织品，不要用透气性差的化纤类纺织品，还要保持新生儿大便通畅。

TIPS

要注意的是：疱疹部位如有脓液渗出，应及时用消毒棉签吸干，防止溢出，蔓延传染。皮肤经常用75%酒精棉签消毒。还要注意每天给孩子洗澡，如果感染明显，可服用（或肌肉注射或静脉滴入）抗生素。因新生儿抵抗细菌的能力较弱，病情发展较快，易发展成败血症。所以，病情严重者应立即送医院治疗。

宝宝皮肤发凉、发硬是怎么回事

新生儿有时会出现周身或局部皮肤发凉，皮肤和皮下脂肪变硬并有水肿，这称为新生儿硬肿症。

新生儿硬肿症发生的直接原因是寒冷造成的损伤。新生儿特别是早产儿，体温调节中枢发育不成熟，皮下脂肪薄、皮肤嫩薄，血管又多，很容易散发热量，体温易偏低。因此，新生儿需要适宜的温度环境。为预防此病应注意以下几点：

给予新生儿最适宜的环境温度 在分娩前就应作好这一准备，特别是对秋冬季出生的宝宝，应把室温提高至25℃～26℃，并使室温恒定，不能忽高忽低。

做好产前检查 此病更易发生在早产儿，如果环境温度低，早产儿比足月新生儿更易发生此病，病死率更高，故应预防早产。同时，尽量避开在寒冷季节分娩。

给新生儿及时喂奶 保证摄入奶量，以免因吃奶少而体内热量不足，遇寒冷而身体热量消耗加大，容易发病。

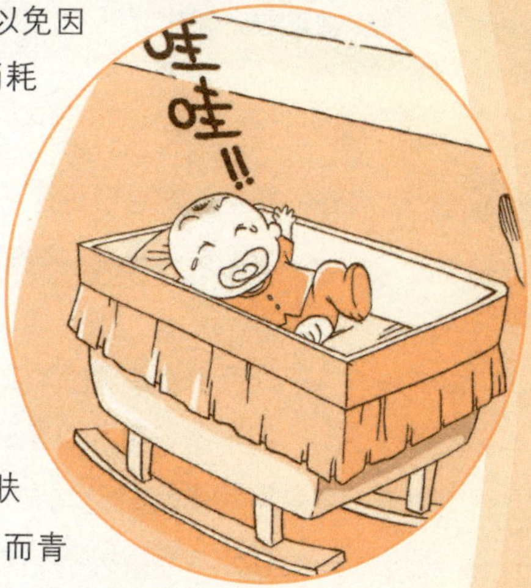

新生儿要避免感染。新生儿在分娩时受产伤、窒息、缺氧以及产后受到感染，都会使体温下降，诱发硬肿症，因此要预防感染导致的发病。

正常新生儿的体表温度为36.5℃～37℃，如体温降至35℃，则全身皮肤发凉，并且皮肤及皮下脂肪发生凝固变性而发硬，严重者苍白而青紫。最易发生的部位是大腿的外侧及面颊部，以后逐渐蔓延至臀部、腹部及胸部，以致波及全身。开始表现为不吃奶、哭声小、吸吮和吞咽能力差，严重者四肢不能活动、心跳慢、呼吸表浅、呼吸困难、尿少甚至无尿，可出现鼻出血、吐血而死亡。

如何预防新生儿窒息

正常新生儿多在出生后2秒钟就开始呼吸，5秒钟开始啼哭，10秒钟到1分钟就可看到有规律的呼吸。新生儿窒息是指新生儿出生后无呼吸或呼吸抑制，或出生时无窒息，但数分钟后出现呼吸抑制者。

窒息对新生儿近期及远期的影响程度，取决于胎儿在子宫内、分娩过程中和分娩后的缺氧程度。缺氧时间越短，程度越轻，生后呼吸出现得越早，窒息表现也越轻；缺氧时间越长，程度越重，娩出后呼吸出现越晚，窒息症状也越重。

窒息对新生儿的影响主要是大脑，其次是重要脏器——肾脏和心脏等。如果窒息严重，又未能及时抢救，心脏则会由于缺氧而不能有力地收缩，促使全身各器官组织因缺血、缺氧及血管壁通透性增高，而引起脑、肾、肺等重要器官出血，尤其为颅内出血，会进一步加重脑组织损害，从而使呼吸和循环中枢等组织的功能进一步恶化。长时间的、严重的缺氧，常常导致新生儿死亡。即便幸存者，也往往留下不可医治的后遗症。

新生儿窒息的预防方法有

新生儿窒息预防重于治疗。必须积极采取措施预防新生儿窒息。

定期产前检查。早期诊断并及时治疗高危孕妇，切不可认为产前检查可有可无。

临产前要监测胎儿宫内情况，以便尽早发现胎儿窘迫。

如果发现胎儿心率变慢或不正常加速，应给孕妇吸氧及静脉注射5%葡萄糖40毫升。

在胎儿娩出前做好一切抢救准备工作。

窒息给新生儿带来的后遗症

后遗症当中，严重者造成呆傻、癫痫、脑性瘫痪、视听障碍；轻者引起脑微小功能障碍综合征，简称MBD。有人统计在1岁以内的脑瘫患儿中，由于窒息引起的可占25%～50%，新生儿死亡中由窒息引起的可占13%～14%，所以防治窒息是降低围生期死亡率和提高新生儿质量的重要环节，切不可忽视。

如何救治护理颅内出血的新生儿

新生儿颅内出血是常见的一种脑损伤，是由于产伤和缺氧引起的。分为硬脑膜出血、蛛网膜下腔出血，以及脑室周围——脑室内出血和小脑出血。

如果家长发现小宝宝有颅内出血的征象，应保持冷静，一方面紧急通知救护人员进行抢救，另一方面需要做好小宝宝的如下护理工作：

注意保持绝对安静。患儿绝对不能动，保持安静可防继续出血。

注意保暖。保暖既有利于患儿安静，保持正常新陈代谢，又可防止并发症发生。

注意体位。头肩应稍抬高，并让宝宝处于右侧和卧位，防止孩子呕吐时误吸引起窒息。

注意保持呼吸道通畅，不要让痰液阻塞气道。

注意补充营养。

新生儿颅内出血后的具体表现，主要为神经系统兴奋症状与神经系统抑制症状。兴奋表现有：新生儿易惊醒或烦躁不安，哭声尖利；重时四肢发硬，或出现肢体或全身抽搐。抑制表现有：反应低下，不吃、不哭、不动，嗜睡、昏迷、呼吸变慢，甚至出现反复性的呼吸暂停。

预防新生儿破伤风

新生儿破伤风，多数在初生后4～6天发病。主要症状为牙关紧闭，不能吸奶，全身肌肉抽动，面部肌肉抽动形成苦笑面容，严重的抽动可引起呼吸困难而导致患儿窒息死亡。

新生儿发病的主要原因是，医生接生剪脐带时使用了消毒不严的剪刀和敷料，或接生员的手没有消毒干净，或出生后不注意脐部的清洁卫生，致使破伤风杆菌自脐部侵入所致。

在家庭分娩者，一定要请医生或接生员，坚持严格消毒。包括经过严格消毒的剪刀及止血钳，敷料要经过高压锅消毒；剪脐带时，在用碘酒、酒精消毒后，再用止血钳夹住脐带，然后用消毒剪刀剪断脐带；结扎好后，断处再涂上碘酒、酒精，最后用消毒纱布敷盖包扎。

只要采取科学的接生方法，严格的无菌操作，注意脐带端的清洁处理，新生儿破伤风是能够完全预防的。同时，给新生儿肌注破伤风抗毒素和青霉素，也可以预防感染。

新生儿破伤风，俗称新生儿“四六风”，这种病是由破伤风杆菌自脐部侵入而引起的一种感染性疾病。破伤风杆菌广泛存在于土壤、尘埃，及马、牛、羊和人的粪便中，会产生毒

> **TIPS**
>
> 预防此病的措施包括：孕妇应接受破伤风免疫注射，分娩时要科学接生，最好到医院分娩，坚持严格消毒。

素。新生儿感染破伤风杆菌后，毒素沿神经系统或经血液系统、淋巴而传至中枢神经系统及其他组织，引起全身肌肉痉挛，死亡率相当高。

如何预防新生儿败血症

新生儿败血症是由病菌侵入血液循环系统，而大量繁殖的一种严重疾病。新生儿的免疫功能尚未成熟，白细胞与病菌作斗争的能力差，一旦感染后，病菌很快通过皮肤及黏膜内丰富的毛细血管网而扩散到全身，形成败血症。

新生儿病势发展快，面色苍白发青，不吃不哭、精神萎靡，出现黄疸并逐日加重，体温不稳定，多数体温不升，也有超高热达40℃～42℃现象。严重者出现呼吸困难，烦躁不安，皮肤有出血点。如能早期诊断，正确治疗，败血症是能治愈的。

及早预防此症的方法有

注意围产期保健，积极防止孕妇感染，以防治胎儿在宫内感染。

在分娩过程中严格执行无菌操作，对产房环境、抢救设备、复苏器械等要严格消毒。对早期破水、产程太长、宫内窒息的新生儿，出生后应进行预防性治疗。

做好新生儿护理工作，应特别注意保护好皮肤、黏膜、脐部等处免受感染或损伤，注意不要用布擦拭口腔黏膜，不要用针挑“马牙”而损伤口腔黏膜，不使脐带受污染。

平日要细心观察宝宝的皮肤、消化道、呼吸道等部位有无感染，尽可能及早地发现轻微的感染病灶，及时处理，以免感染扩散。

新生儿败血症的感染途径

新生儿败血症感染的途径可以在子宫内感染，或分娩时和出生后感染。

子宫内感染是由母体患有感染性疾病，病菌通过血液循环经胎盘进入胎儿血液中，也可经过被病菌污染的羊水使胎儿感染，引起败血症。

分娩时感染是由于分娩过程中出现羊膜早破，病菌经过破裂口侵入胎膜腔而感染胎儿。个别的接生、分娩时消毒不严而感染。

出生后感染是通过脐带、皮肤或口腔黏膜等途径，使病菌进入新生儿体内而引起感染。

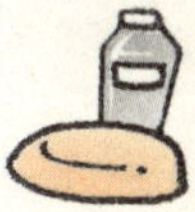

子宫内及分娩时感染的败血症，大多在出生3天内发病，以大肠杆菌和链球菌感染为主。出生后感染的败血症发病较晚，大多在出生5天左右发病，主要由葡萄球菌感染发病。

什么是新生儿“ABO溶血”

由于母婴血型不合，引起血型抗原免疫而造成的同族免疫溶血性疾病，称为ABO溶血症。一般情况下ABO血型不合的母亲大多为O型。当母亲血型为O型，胎儿血型为A型或B型时，胎儿血液中的A或B抗原由于某种原因进入母体后，刺激母体而产生血型抗体，此抗体通过胎盘再进入胎儿体内，与胎儿体内的A或B抗原结合，从而引起胎儿红细胞凝集，继而溶解而出现溶血，引起水肿、贫血、肝脾肿大和出生后短时间内出现“进行性重度黄疸”等病症。

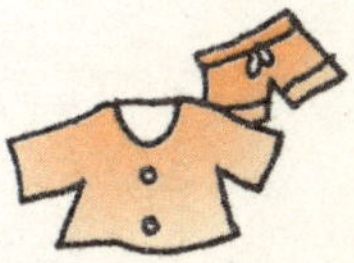

新生儿溶血如及早诊断治疗，治愈率较高，较少遗留下神经系统后遗症。未及时诊断治疗者可发生严重的并发症“核黄疸”，则会有智力低下、听觉障碍、抽搐等神经系统后遗症。故及时诊断、治疗是关键。医生会根据不同情况采取不同方法，比如换血疗法、光照疗法、药物疗法。

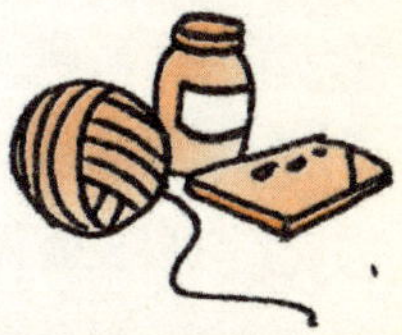

防治新生儿肺炎

新生儿肺炎，多由感染引起，可能发生在产前、产时、产后。新生儿因免疫功能不全、抵抗力低下，在分娩过程中，经过母亲的产道，吸入羊水或出生后着凉感冒，很容易受到细菌感染，或多由患呼吸道感染的大人们传给新生儿，由感冒引发肺炎。

婴儿得了肺炎应立即送到医院治疗，一般采用吸氧、抗生素和加强护理等方法，效果都很好。预防新生儿肺炎的措施有：凡母亲产道有感染者应对症治疗；出生时防止羊水吸入；应注意对新生儿的保暖；避免与患有上呼吸道感染的人接触。

新生儿肺炎开始发病时，就表现为不吃、不笑、体温不升、体重不增的“四不”症状，加重后出现发热、哭闹、拒奶、呕吐、吐白沫和气急等症状，严重时可见鼻翼煽动、面色苍白、唇周青紫、呼吸困难、脉搏快速，如不及时治疗，可引起死亡。

新生儿溢奶、吐奶是怎么回事

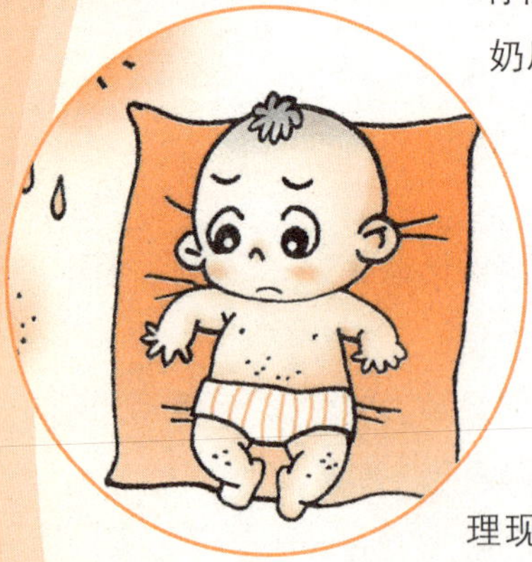

有很多正常的新生儿，出生后的头几个星期常常在吃完奶后要从口边流出一些奶液，每天可有多次，这种情况俗称“溢奶”。有少数婴儿在喂奶后片刻因改变体位（多见喂奶后不久给婴儿换尿布时）而引起溢奶。除溢奶外，情况一般均良好，发育不会受影响，体重照常增长，这是正常现象。随着月龄增长，溢奶慢慢就会停止，大约6个月内自然消失。

新生儿溢奶，是妈妈经常遇到的问题，可能是生理现象，也可以是病理现象。新生儿容易发生溢奶和吐奶，一般是由新生儿的生理特点所决定的。新生儿胃容量极小，胃的肌肉很薄弱，胃神经的调节功能发育不够成熟，胃贲门（胃入口处）括约肌松，而幽门（出胃处）又较紧，加之胃呈水平状，胃底平直，奶水容易反流，引起呕吐。

如果喂养姿势不对、喂养不当、喂得过饱、喂奶时哭啼、吸空奶瓶、乳头过大或凹陷等均会引起大量气体吞入而呕吐；或用奶瓶喂奶时，橡皮奶嘴孔眼过大，吸奶过急、过猛，或喂奶后平卧过多、过早翻动婴儿，都容易引起呕吐。只要注意喂奶姿势，不要喂得过饱，在啼哭时不急于喂奶，不吸空奶瓶，同时注意喂完奶后，将新生儿抱伏在母亲的肩上，轻拍背部，让新生儿将吞入胃内的空气呃出，然后以右侧卧位放下，这种呕吐是可以减少和避免的。

为什么要重视新生儿腹泻

新生儿的消化功能发育不完善，调节功能不稳定，在一些病因作用下，容易发生胃肠功能紊乱，引发腹泻。腹泻对成人来说不是什么大病，但对于水分占体重80%的新生儿来说却是一个不可忽视的疾病。

一般来说，母乳喂养的新生儿很少发生腹泻，这是因为母乳不仅营养成分比例恰当，适合于新生儿的需要，而且其中含有多种抗体，可以防止腹泻的发生。人工喂养的新生儿，会因牛奶放置时间过长变质，或食具消毒不严而造成消化道感染，导致腹泻的发生。另外，气候骤变、牛奶或奶粉冲配不当、喂养不当、奶中加糖过多以及牛奶过敏等，均会造成新生儿消化道功能紊乱，发生腹泻。

轻度的腹泻，大便为黄绿色，可带有少量黏液，有酸臭味，呈薄糊状，每天大便约10次以下。如果大便次数增多，每天多达10次以上，症状就会加重，出现明显脱水，孩子哭声低微、体重锐减、尿少等。如不及时治疗还会出现水与电解质紊乱、酸中毒等严重症状。所以新生儿发生腹泻时，切不可轻视，应及时治疗。

预防新生儿腹泻

为了预防新生儿腹泻，母乳喂养的，每次喂奶时都应将乳头用水洗干净。人工喂养的婴儿，应将奶瓶及一切食具在每次喂奶前清洁干净并煮沸消毒。奶或其他代乳品配制要新鲜。喂乳量应逐渐增加或改变浓度。

如何治疗和护理新生儿便秘

便秘是指大便次数明显减少，大便坚硬和排便费力。新生儿早期有胎粪性便秘，是由于胎粪稠厚、积聚在结肠和直肠内，使得排出量很少，产后72小时还尚未排完，表现为腹胀、呕吐、拒奶。可用温盐水灌肠或开塞露刺激。胎粪排出后，症状消失不再复发。如果随后又出现腹胀这种顽固性便秘，要考虑是否患有先天性巨结肠症。

新生儿便秘大多数发生在吃牛奶的孩子身上，2～3天解一次大便。如果排便并不困难，并且大便也不硬，婴儿精神好，体重也增加，这种情况就不是病，只是排便的一种习惯。如果除大便次数明显减少外，每次排便时还非常用力，并在排便后可能出现肛门破裂、便血，则应积极处理。

TIPS

新生儿便秘，可在宝宝的肛门内放置甘油栓，或细小的肥皂条，以帮助排便。切忌用泻药，因为泻药有可能导致肠道的异常蠕动而引起肠套叠，如不及时诊治，可能造成肠坏死而危及生命。

如何预防新生儿脐炎

脐带是胎儿从母体获取营养的供养线。新生儿出生后，脐带结扎会使新生儿腹腔与外界直接相通的通道被堵塞。所剩下的1厘米左右的脐带残端，在正常情况下于生后3～7天脱落，脱落的时间早晚因不同的结扎方法稍有差别。但在脐带脱落前，脐部易成

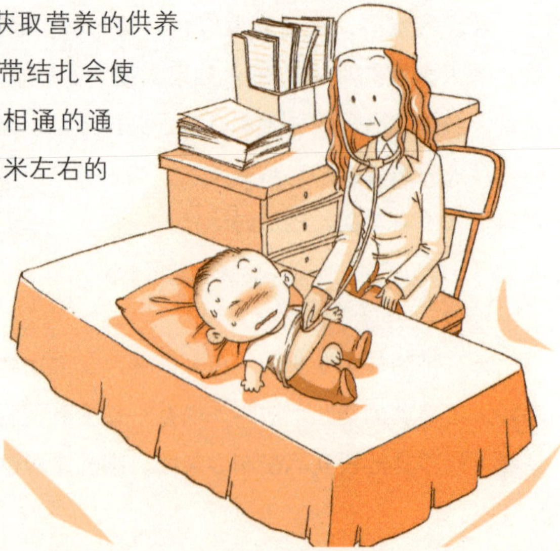

为细菌繁殖的温床，而发生新生儿脐炎。且进而细菌可能侵入腹壁，进入血液，成为引起新生儿败血症的常见原因之一。

新生儿脐炎的预防主要是做好断脐后的护理，保持局部清洁卫生。在脐带未脱落前，洗澡后要将脐带周围的水吸干，可用75%的酒精消毒残端，再换上干净的纱布包裹好；不要将尿布盖在脐部上，以保持局部干燥；勤换尿布，防止尿液污染脐带。如果脐带根部发红，或脐带脱落后伤口不愈合，有脐窝湿润表现，应立即进行局部处理，用3%双氧水冲洗局部2～3次后，用碘酊消毒，再用酒精脱碘。如果脐部炎症明显，有脓性分泌物，则应立即送孩子到医院治疗。

为什么有的新生儿肚脐会鼓起来

少数新生儿脐部有圆形或卵圆形肿块突出，在孩子哭闹或咳嗽时更为明显。仔细观察肿块周围的皮肤颜色正常，当孩子静卧时肿块还可消失；如用手指加压，可将肿块推回腹腔；此时一般不伴有其他症状，说明孩子患了“脐疝”。

脐疝的发生是因新生儿脐部未完全闭合，肠管自脐环突出至皮下而致。脐疝是新生儿期的常见病，早产儿发生较多。一般不会带来痛苦。得了脐疝一般不需治疗，绝大多数患儿会随着年龄的增长和两侧腹直肌的发育，在1岁左右即自行愈合。

只有个别脐环较小、肠管突出进入疝囊内而回纳不能进腹腔，会出现肠梗阻，而婴儿则出现呕吐、便秘、剧哭等症状，则必须立即送医院诊治。有些妈妈用胶布粘贴牵拉，是不可取的办法，会损害脐部皮肤，引起破损感染。

TIPS

在患病期间，应尽可能减少孩子的哭闹和咳嗽，因为哭闹和咳嗽会使腹内压增大，不利于脐疝的愈合。

什么是新生儿低血糖症

低血糖在新生儿期较为常见，特别是新生儿出生头几天，机体能量的主要来源是糖，而在胎儿期肝内储藏糖原则较少。低体重出生儿、早产儿、双胎儿，生后如不及早进食，则很容易发生低血糖。还有患有其他疾病的新生儿，如颅内出血、窒息、缺氧、新生儿寒冷损伤综合征、严重感染、败血症等也易发生低血糖。

新妈妈患糖尿病或妊娠高血压综合征的，则婴儿低血糖症可在生后数小时至1周内出现。症状表现为：开始时阵发性发绀，嗜睡，对外界反应差，吮奶差，哭声弱，继而面色苍白，心动过速，惊厥、昏迷；若经静脉注射葡萄糖后，则症状迅速消失，即为患上低血糖症。

怎样判断新生儿发热

人体正常体温平均在36℃～37℃之间，腋下温度超过37℃就是发热。38℃以下是低热，39℃以上是高热。在一般情况下，新生儿体温下午比上午稍高（0.5℃以内），这是正常现象。

那么，怎样才能知道新生儿发热呢？可通过仔细观察，若发现孩子面红、唇干、出汗、烦闹、呼吸气粗，吃奶时口鼻出气热，用手背去摸头额、手脚，如发烫，可判断为发热。若用体温表来测定，则更准确。

测体温的方法，应先将体温表的水银柱甩到35℃以下，把体温表有水银柱的一端挟在腋下，3～5分钟后取出。也可采用肛门测温，仍然先将体温表的水银柱甩到35℃以下，在体温表的圆头端涂一点润滑剂如油类，再缓缓插入肛门内2厘米左右，待3～5分钟后取出。

看体温表数字时，应横持体温表，缓缓转动，观察水银柱所示的温度。观察后，须用75%酒精将体温表消毒。测肛门温度须减去0.5℃。每日测1～2次，如发现体温升高，须密切观察，应当每隔1～2小时测试1次。

新生儿发热的防治方法有哪些

新生儿发热，应以物理降温为主，不可随便使用退热药，以防止产生毒性反应。一般说来，体温不超过38℃，无需服药，要注意观察。可多喂些温开水或葡萄糖水，如无其他情况，几小时以后，新生儿的体温就能降至正常范围。调节宝宝居住的室温，室温应保持在18℃～25℃之间。若室温高于25℃，应先设法降低，再减少或松开婴儿的衣服和包被，以便散热降温。

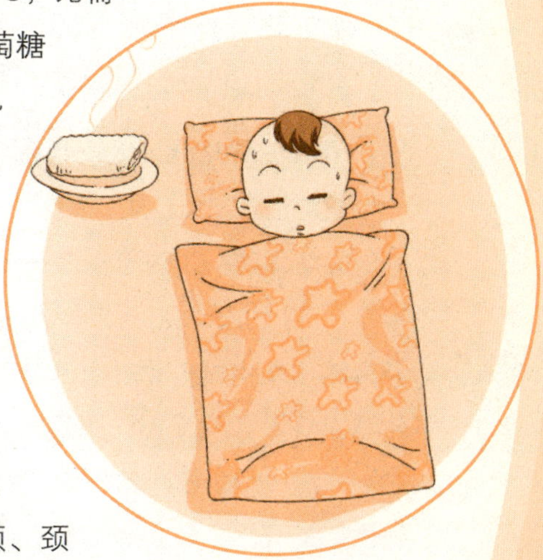

室内通风时，应给宝宝盖好被子，防止冷风直接吹到身上。如果体温超过39℃，可用温水擦浴。通常用温湿毛巾擦浴前额、颈部、腋下、四肢和大腿根部，以促进皮肤散热，要求水温在30℃～34℃最佳。

新生儿头皮血肿怎么办

新生儿出生后数小时发现有头部肿块，且这个肿块逐渐长大，手摸时有波动感，很柔软，但一般不超过骨缝；另外，患处皮肤颜色正常，轻压不凹陷，有时需要6～10周才会消失，这就是头皮血肿。

产生头皮血肿的原因，是手术助产或自然分娩过程中，胎儿的颅骨受器械牵引或产道摩擦或受产道挤压等因素，而引起颅骨膜下的血管破裂，因血液聚积而致血肿。

TIPS

发现头颅血肿后不要惊慌，要了解产生头颅血肿的原因。切忌按摩，避免受压，应让新生儿向无血肿的一侧躺卧。一般不需处理，减少局部刺激，1~2月后会自行吸收消失。

防治新生儿歪脖子

有的宝宝出生半个月后，发现孩子的头总是偏向一侧，是个“歪脖子”，于是很发愁。其实，婴儿歪脖子是可以预防的，即便出现了歪脖子，也可以治疗。

新生儿斜颈一般在出生后2~3周就会被发现，症状为：头向患侧倾斜，下颏转向对侧，或发现胸锁乳突肌上有成人拇指大的疙瘩，坚硬如骨，硬结逐渐增大。

婴幼儿的斜颈是可以治疗的，但治疗要早。在1周岁内主要是靠家长推拿，进行手法矫治，具体方法为：让孩子平躺，头转向健康一侧，使鼻与身体的正中线一致，一人按住双肩，另一人抱住孩子的头向健康一侧转动。每天10次左右，每次转20下，动作要充分（但要考虑孩子的承受力）。然后用手按摩胸锁乳突肌。按摩后进行热敷，或用绷带将头及健康一侧肩关节作“八”字形固定。只要坚持不懈，多能矫正过来。

如果矫正无效，可到医院进行手术治疗，方法是：切断胸锁乳突肌，畸形就可以矫正。手术比较简单，效果令人满意。

新生儿“歪脖子”症

先天性的斜颈（歪脖子）主要分三种：第一种叫肌性斜颈，由于一侧胸锁乳突肌变硬（纤维化）和痉挛性收缩，而使原来的功能丧失，使头向该侧偏斜，是临床常见的类型；第二种是骨性斜颈，是由于颈椎骨骺畸形所致，如颈椎发育不全、椎体融合等；第三种是代偿性斜颈，是在斜视、听力下降等基础上诱发产生的。

常见的主要是肌性斜颈，是由于一侧胸锁乳突肌纤维化，失去弹性，不能维持正常姿势。

引起先天性斜颈的原因

胎位不正或子宫壁受到不正常压力 由此而使胎儿头颈部姿势异常，阻碍了一侧胸锁乳突肌的血液供应，使肌肉缺血、萎缩、营养不良。

难产 分娩时，胎儿胸锁乳突肌受产道或产钳挤压或牵引而受伤出血。如能及时处理难产，就可防止斜颈。

遗传因素 约有17%的患儿有家族遗传史。

怎样早期发现新生儿先天性髋关节脱位

新生儿先天性髋关节脱位是指股骨头不在原来位置（髋臼里）而脱出在髋臼外边。此病的发病，女孩多于男孩，左侧多于右侧，单侧脱位多于双侧脱位。

一般认为发生先天性髋关节脱位与种族、遗传有一定的关系，也与哺乳母亲的内分泌和臀位产有关，分娩前母体大量分泌雌性激素，使胎儿的髋关节韧带处于极度松弛状态，因此，此时一旦受外力如臀位产伤，就可能发生脱位。

患本病的宝宝刚出生时一般无明显症状和体征，不容易发现，很容易被忽略，但发现较晚将会错过治疗的最佳时期，不但治疗较困难，还会影响疗效，增加婴儿的痛苦。因此，家长一旦发现新生儿有下面提到的任何一点蛛丝马迹时，就应及时就诊：

新生儿出生后1～2周内，患肢处于一种轻度内旋或屈曲的位置。

两侧大腿内侧或臀下皮肤皱襞不对称（单侧脱位），患侧皱襞加深或数目增多。

患肢明显缩短或牵伸患肢有弹响声。

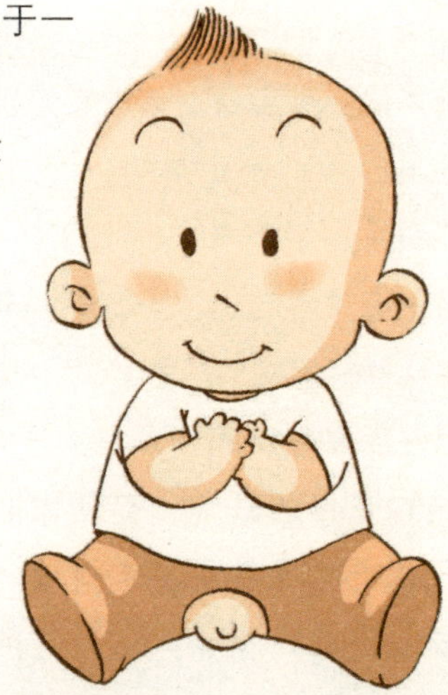

预防新生儿患佝偻病

维生素D缺乏性佝偻病是婴儿常见的疾病之一，是由维生素D不足引起的全身性的钙、磷代谢不平衡而造成的骨骼病变。佝偻病虽然不直接危及生命，但会导致机体抵抗力降低，一旦发生骨骼病变，如鸡胸、“X”形或“O”形腿，则会给婴儿身体、心理及精神上都带来严重痛苦。

新生儿出生时，肝脏内储存的维生素D的数量很少，而其最低需要量是每日80～130国际单位（最适宜的量是每日400～600国际单位）。但一般母乳及人工喂养的食品均不能满足其需要，因为人乳每100毫升中含有维生素D仅为0.4～10.0国际单位，牛乳每100毫升中仅含有0.3～4.0国际单位的维生素D。因此，不论是人乳喂养的，还是人工喂养的新生儿，特别是双胎儿、早产儿，都应在出生后两周加强补充维生素D。

TIPS

要预防新生儿患佝偻病，除补充维生素D外，还应补充钙和磷，因为人乳中钙和磷均不足。牛乳中钙和磷虽多，但因不成比例，不易吸收。

宝宝身上的怪味道

一般来说，宝宝身上常常有奶香味，虽然有的宝宝排出的尿略带有呛人的氨水味，但都是正常的。然而有些婴儿身上却散发出一些奇怪的味道，像烂白菜、烂苹果味，汗脚味，鼠尿味，臭鱼烂虾味，猫尿味等，如果婴儿身上有这种味道，千万不要忽视。因为这些怪味可能是宝宝患有某种先天性代谢性疾病的信号。

先天性代谢性疾病，多是由于与遗传有关的基因发生突变，导致某种酶或结构蛋白的缺陷，而使体内氨基酸或有机酸代谢发生障碍，产生异常代谢产物堆积在宝宝身体内，并通过汗、尿排出，从而散发出各种怪味。例如，枫糖尿症，可散发出枫糖汁、烧焦糖味、咖喱味；苯酮尿症，可散发出耗子臊味；蛋氨酸吸收不良，可散发出啤酒花烘炉气味；高蛋氨酸血症，可散发出烂白菜味或腐败黄油味；戊二酸血症，可散出汗脚味等。

先天遗传代谢性疾病如不及时治疗，会直接影响到孩子的正常发育，尤其是智力发育，将会造成终生遗憾。苯丙铜尿症就是如此，如果早期发现，在脑组织未受严重损害以前即开始治疗，孩子可以长得与正常孩子一样健康，一样聪明。否则后果很严重。

新生儿常见的眼病

新生儿易患的眼病通常有几种：

眼炎

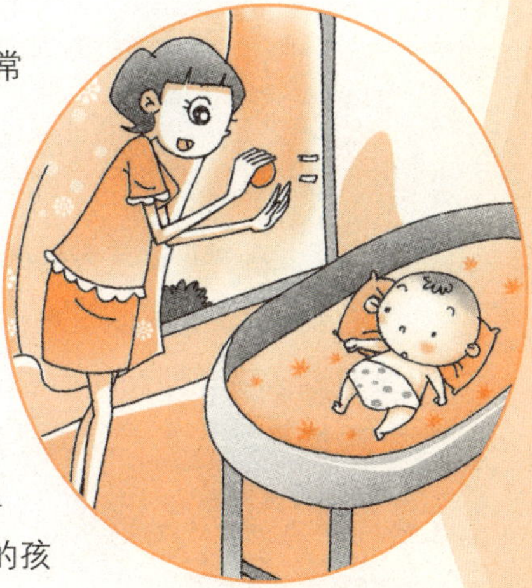

新生儿眼炎主要是经过产道时感染。通常在出生后2周开始出现症状，表现为红眼，分泌物多，睁不开眼等。如果感染的细菌是淋菌，通常在出生后的2～3天就发生，而且进展非常快，甚至有可能把整个角膜溶解，有失明的危险。如果感染包涵体，通常出生后7～10天内发病，表现为双眼睑水肿、结膜充血、眼屎很多，症状较重，但不侵犯角膜，病情较长，数周才愈。患眼炎的孩子应及时就医。

先天性鼻泪管阻塞

鼻泪管阻塞会使泪囊发炎，经常流泪。刚出生2周以内的新生儿，因泪腺还没有发育完全，所以哭的时候不会流泪。如果2周以内的新生儿哭的时候流泪，就可能是先天性鼻泪管堵塞。如果新生儿有以上症状时应及时就诊。

新生儿泪囊炎

如果婴儿一侧眼睛流泪、流脓，内眼角下方有鼓包，应想到是否患上新生儿泪囊炎的可能。其原因多与鼻泪管不通、下端出口被先天性膜组织封闭，或上皮碎屑堵塞所致，也可能存在鼻部先天畸形。在出生时，大部分新生儿鼻泪管膜仍是完整无缺的，至生后3周半，泪腺开始分泌之前自行破裂。如果这一过程未出现，当泪腺开始分泌后，则出现溢泪。分泌物聚集于鼻泪管内，刺激黏膜引起泪囊炎。且其结膜充血，有脓性分泌物，常常可与结膜炎混淆。但泪囊炎一般发病晚，多半是单侧，结膜充血轻，泪囊部可见隆起，压之有脓液自泪小点溢出，可与结膜炎区别。

慢性的新生儿泪囊炎，有时可继发感染，导致急性泪囊炎。表现为泪囊局部高度红肿，严重时伴有发热，若不及时治疗，数日后可破溃流脓。即使炎症消退，仍会遗留瘘管，经久不愈。早期应全身性应用抗生素或热敷。若局部已发黄，则可切开排脓。

新生儿容易发生哪些耳病

新生儿常见的耳病有外耳道炎、外耳道疖肿、中耳炎等。

新生儿期，耳咽管短、粗，呈水平位。当新生儿感冒、嗓子发炎时，会蔓延至中耳；有时新生儿吐奶、呛奶时，奶水也容易经耳咽管进到中耳，这些都可能引起化脓性中耳炎；由于新生儿多仰卧在床，泪水、吐的奶水很容易流进耳朵里，而引起外耳道炎、外耳道疖肿。

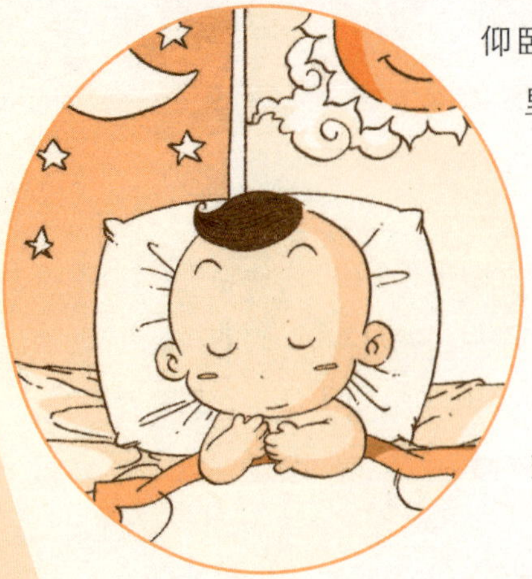

耳朵的毛病在早期疼痛剧烈，因而孩子哭闹不停，不吃不睡，而大人还不知是什么原因，只是当看到宝宝耳道口内有脓汁流出时，才去医院。新生儿耳朵有毛病千万不要忽视，一定要及早发现，彻底治愈。

新生儿鼻子不通气怎么办

新生儿鼻子不通气，可以采取以下方法处理：

如果有分泌物堵塞，可点一滴哺乳母亲奶汁在孩子鼻腔中，使鼻内污物软化后，用棉丝等物刺激鼻腔致使孩子打喷嚏，利于分泌物的排出；或用棉签蘸少量水，轻轻插入鼻腔清除分泌物。注意动作一定要轻柔，切勿用力过猛，以防损伤黏膜，造成鼻出血。

对没有分泌物的鼻堵塞，可以采用温热毛巾敷于鼻根部的办法，也能起到通气的作用。

治疗鼻子不通气，还可以用些促使鼻黏膜血管收缩的药物。但这类药物，如果新生儿非用不可时，1天最多只能滴1~2次，因为长时间用药可产生依赖性，造成药物性鼻炎。

可以试着用小棉签蘸点婴儿油，帮宝宝把鼻腔中的污物清除，但动作一定要轻柔，要小心地扶住宝宝的头，不要晃动。

新生儿鼻腔短而小，鼻道窄，毛细血管丰富，与成人相比更容易发生炎症。一旦遇到寒冷刺激，或上呼吸道感染很容易发生充血、水肿、阻塞，致使孩子不能很好地吃奶，情绪烦躁、哭闹，张口呼吸，所以说保持新生儿呼吸道通畅，显得很重要。

如经处理后持续不好转，应及时去医院检查，除外先天性后咽部发育不良等疾病。

新生儿如何服用鱼肝油

鱼肝油有浓、淡鱼肝油两种，婴儿常用的鱼肝油为浓缩鱼肝油滴剂，又称“浓缩A+D滴剂”，每毫升含维生素D为5000国际单位，维生素A则为50000国际单位。唯一要注意的是不要超量服用，不然会引起维生素A与维生素D中毒，对宝宝身体有害，导致中毒的剂量是每日服用的维生素D为2000~5000国际单位，相当于浓缩鱼肝油滴剂30滴。

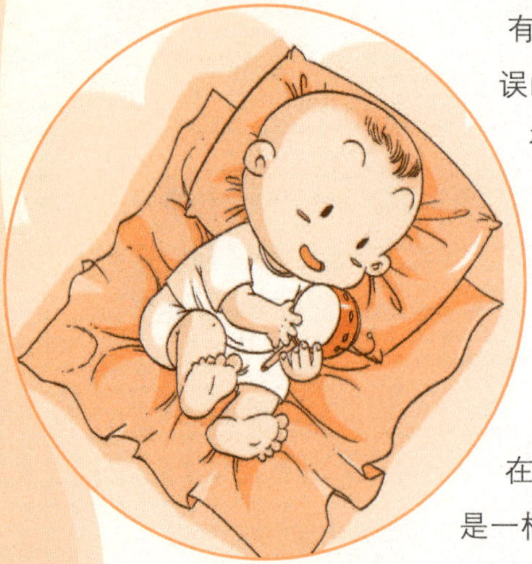

有些人误认为喂鱼汤就能代替鱼肝油，是错误的，不用担心鱼肝油有什么不良反应，只要在规定剂量范围内服用即可。有的孩子服用后大便变稀，不要因此而拒喂鱼肝油，可以停用几天，等大便正常后再添加。

除了鱼肝油滴剂外，现在药房和市面上多见的是新一代的维生素A与维生素D制剂，如贝特令、伊可新等。这些药物只是在剂型、用法和价格上有所差异，实质上都是一样的。可按医嘱服用。防治佝偻病应防患于未然，一旦出现了骨骼畸形，再服用效果就不好了。

当孩子2岁以后，活动范围加大、接触阳光多，饮食基本同成人了，此时可以不再需要添加鱼肝油。

服用鱼肝油的目的主要是预防佝偻病，佝偻病是由于缺乏维生素D而引起骨质发育不良的一种疾病。人体的皮肤能产生维生素D，但需要阳光中紫外线的照射，可是1个月内的小婴儿一般很少能直接接触到阳光，而且母乳中也没有足量的维生素D。因此，从出生后3～4周起就要每天给孩子喂400国际单位的维生素D，相当于浓缩鱼肝油滴剂3～4滴。早产儿、双胎儿、人工喂养儿、冬季出生的婴儿，更易缺乏维生素D，所以，要从生后2周起添加哺喂维生素D。

新生儿发热时能服用退热药吗

新生儿体温调节功能不完善，保暖、出汗、散热等功能都比较差，因此当患病或环境改变时，过分“捂”或喂水不足，都可以引起发热。一般不需要吃退热药，否则也会招来大祸。

适宜于婴儿的退热药有小儿退热片、阿司匹林等，都是人们最熟悉的家庭常备药。但是，对新生儿切不可使用。这是因为，这些普通退热药，都是通过药物作用于体温中枢，利用大脑体温中枢的调节功能，使体温下降而退热的。而新生儿神经系统发育不全，体温调节功能不好，常常在服用退热药后，体温突然下降，甚至不升，出现皮肤青紫，甚至便血、吐血、脐部出血、颅内出血等，常因不能及时抢救而死亡。所以，普普通通的退热药，就能把新生儿置于危险境地。

阿司匹林一类的药物，服用后，在血中还可以与胆红素争夺白蛋白，新生儿本来由于肝功能发育不完善，血中游离的胆红素就多，这样一来，胆红素与白蛋白结合的机会就更少了，导致这些游离的胆红素不能被肝细胞摄取、转化和排出，而在血中堆积越来越多，造成新生儿黄疸加重，增加了引起核黄疸的可能性。此外，APC更不能用，因为咖啡因有兴奋作用。

新生儿用药应注意哪些问题

新生儿脏腑娇嫩，形气未充，患病时寒热、虚实等变化急剧，如用药不慎，不仅可能伤害脏腑功能，而且可使病情骤然变化。所以，新生儿用药应注意以下几个方面的问题：

应及早用药

新生儿抗病力弱，往往起病较急，病情变化较快，而疾病的临床表现常不典型，不易被察觉。因此必须善于观察病情，及早诊断，及时正确用药。如常见的新生儿败血症，常没有发热及白细胞升高等表现，而仅表现出神情发呆、吃奶不香，如不能及时早治，正确用药，就会延误病情。

应慎重用药

新生儿，尤其是未成熟儿，其肝、肾功能发育尚不完善，酶系统活力欠佳，用药时如不仔细斟酌，精确计算，常会引起严重的中毒反应。如用氯霉素后可引起灰婴综合征；磺胺类药及大量维生素K等，可引起新生儿高胆红素血症，甚至核黄疸；冬眠灵可引起高铁血红蛋白血症；大剂量使用链霉素，不仅可使听觉神经受到损害，而且还会引起昏迷，导致死亡。

外用药物应警惕中毒反应

普普通通的鼻眼净、皮质激素软膏、新霉素油膏等，都可引起严重的不良反应。鼻眼净（萘唑啉）如果用于婴幼儿，则可能引起昏迷、呼吸暂停、肌张力减低等；治疗皮肤病用的皮炎激素软膏，对婴儿大面积使用，会引起全身性水肿。主要是由于新生儿皮肤薄嫩，皮肤黏膜表面积相对大，有很强的呼吸作用，因此当有炎症或破损时，对药物的吸收作用即会更强更快。所以，不能把成人用的外用药随便用于小儿。

新生儿用药的途径及次数

新生儿、未成熟儿、重危病儿等，均不宜服用丸、片剂型药物。因此，丸、片剂型药物均应研成粉或调配成液体，用滴管慢慢喂服，或下胃管鼻饲，病情重者尽可能静脉点滴给药。因为婴儿新陈代谢旺盛，对药物的吸收快，排泄亦快。给药时应根据病情，按体重或体表面积计算出每日应给药物的总量（医生会帮助计算好），把总量分为3～4次给予。尤其是抗生素类药物，为了使血液内维持一定浓度，常需把每日总量分为4～6次给予。另外，应注意药物配伍及不良反应用，待病愈后，再用药1～2天，以巩固疗效。

新生儿用药易出现哪些不良反应

药物具有治疗作用，但也有损害健康的毒害作用，医学上称作药物的不良反应。药物对新生儿的不良反应，与成年人相比不完全相同。为使药物发挥其最大的治疗作用，而又力避其害。现将常用药物对婴儿的不良反应介绍如下，以供育儿时参考用：

1 神经系统反应

四环素、肾上腺皮质激素、维生素A、氨硫脲等，可使婴儿脑积液压力增高，甚至脑水肿；抢救新生儿呼吸功能紊乱用的山梗菜碱，可引起运动性烦躁不安及一过性呼吸暂停；因为婴儿钙代谢旺盛，故应用肾上腺皮质激素后，则易引起手足搐搦症；链霉素、庆大霉素、卡那霉素、多黏菌素B等易使听觉神经受损。

2 心脏血管系统

婴儿用强心药——洋地黄，如果用量偏大，易引起毒性反应，因为婴儿的交感神经相对占优势，心率比较快，因此应用会使心率加快的药物时要慎重。

3 消化系统

长期应用肾上腺皮质激素可引起消化道溃疡及胰腺炎等；应用氯丙嗪后，容易引起麻痹性肠梗阻；无味红霉素可引起胆汁郁积性黄疸；大剂量应用氯霉素、四环素、金霉素、新生霉素、呋喃素、氯丙嗪、苯巴比妥、异烟肼等药物，婴儿比成人更易引起中毒性肝脏损害。

4 肾脏损害

新霉素、庆大霉素、卡那霉素、链霉素等对肾脏有一定损害，应慎用；大剂量应用维生素D，尤其在肾功能不良时，也容易引起肾钙化。

5 血液变化

氯霉素会引起再生障碍性贫血；磺胺类及水杨酸盐等，会引起血小板减少；伯氨基、磺胺类或大剂量青霉素，可引起溶血性贫血；磺胺类、氯丙嗪、对氨基水杨酸、非那西汀等药物，易引发药源性高铁血红蛋白血症。

长期应用四环素会使牙齿发黄、牙珐琅质缺损；未成熟儿长期用四环素还可使骨骼生长停滞；磺胺类、抗生素、苯巴比妥等，则可引起皮疹及病态反应。长期应用肾上腺皮质激素及免疫抑制剂，则可使骨骼生长迟缓，从而影响生长发育。总之，新生儿对药物存在多方面的特殊反应，药物对新生儿也有与成人不完全相同的特殊毒性作用，因此必须对药物的治疗作用与毒性全面了解，谨慎使用。

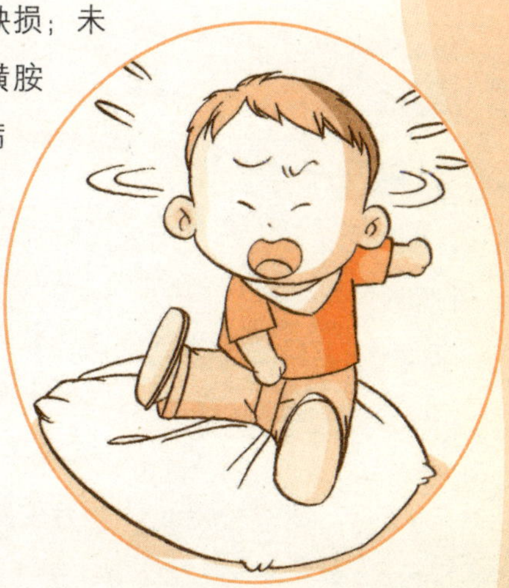

给孩子用药一定要在医生指导下进行。

怎样给新生儿喂药

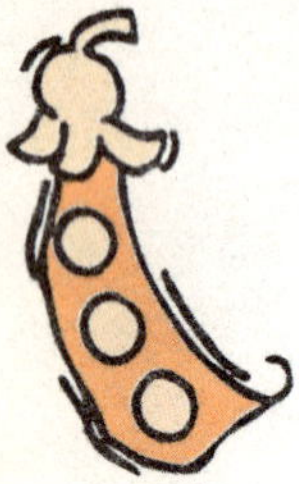

由于新生儿味觉反射尚未成熟，所以对于吃进的各种饮食的味道并不太敏感，可把药研成细粉溶于温水中给新生儿喝。

如病情较重者可用滴管或塑料饮管吸满药液后，将管口放在患儿口腔颊黏膜和牙床间慢慢滴入，并要按吞咽的速度进行，第一管药服后再滴第二管。如果发生呛咳应立即停止挤滴，并抱起患儿轻轻拍后背，严防药液呛入气管。

新生儿病情较轻者，可使用乳胶奶嘴，让患儿自己吮吸也可服下。但要把沾在奶瓶上的药加少许开水涮净后服用，否则无法保证足够的药量。

也可以将溶好的药液，用小勺直接喂进宝宝嘴里。喂药时最好将孩子的头偏向一侧，把小勺紧贴嘴角慢慢灌入，等宝宝把药全部咽下去后，再喂少量糖水。喂汤剂中药时，煎的药量要少一些，以半茶盅为宜。要加糖调匀，温热后倒入奶瓶服用。一日分3～6次喂完。

TIPS

新生儿服药时应注意的是：不可将药和乳汁混在一起喂，因为两者混合后可能出现凝结现象，或者降低药物的治疗作用，甚至影响新生儿的食欲。

为什么要给新生儿接种卡介苗

给新生儿接种卡介苗是为了预防结核病的发生。新生儿身体各部分的内脏器官都比较娇嫩，抵抗传染病的能力较差。结核病是一种慢性传染病，至今在我国仍流行。往往以很隐蔽的形式传播，不少新生儿、婴儿在不知不觉中被传染上，并发展成为很严重的症状，如结核性脑膜炎，不但威胁生命，就是存活下来也可能造成痴呆后遗症。结核菌还能长期隐蔽在体内，成为以后发病的隐患。卡介苗是强有力的抵抗结核病的武器，所以一定要给新生儿接种卡介苗。

新生儿出生24小时之内，第1针为皮内注射，在上臂三角肌中央。在医院出生的新生儿一般在医院即接种了卡介苗，在家出生的也应到保健门诊接种新生儿卡介苗。接种后，一般不会出现发热等全身性反应，1个月后局部会出现红肿、化脓、结痂，不需处理，痂皮脱落后会留下瘢痕。

接种是否成功，可到保健站或医院检查，不成功者还需要重新接种。在3个月时，到结核病防治站或保健站进行结核菌素试验，48小时或72小时后查看结果。如果注射部位出现直径为0.5～1厘米的红肿硬斑，说明卡介苗接种成功；如果注射部位无任何反应，则说明接种失败，需要重新接种。

预防新生儿接种后的异常情况

有个别的新生儿，接种卡介苗后可能出现异常反应，需要高度重视。如接种局部出现的溃疡面持续半年不愈合，应到医院作进一步的检查或处理。另一种异常反应是发生在异常体质的新生儿，或因进行皮内接种过深，或注射剂量偏大造成，主要表现在接种卡介苗后1～2个月时，新生儿的颈部、腋下、锁骨下等部位的淋巴结肿大，大小约大于1厘米，似花生米大小。也可能出现肿大的淋巴结化脓、破溃，形成溃疡。有的新生儿可能出现发热等全身症状，此时应尽早到医院作进一步的检查和处理。

要特别注意新生儿有下列情况时，可暂缓接种卡介苗：体温超过37.5℃者；早产儿及难产儿；具有先天畸形、皮肤病（脓疱病、全身湿疹）等的新生儿禁忌接种。这些新生儿可在适当的时间，由医生确定补种卡介苗的时间。

怎样护理接种卡介苗后的新生儿

卡介苗是皮内接种，出现的反应较重，而且持续时间也较长，需细心护理。卡介苗一般接种在左上臂外侧，接种后2～3天内，注射部位可见有针尖大小、略有红肿的针眼，但很快即消失，恢复为正常皮肤。在此期间给新生儿洗澡时，应避免洗澡水弄湿注射部位，可用干净的手帕或纱布包扎。不要经常用手去触摸，以保持清洁，避免细菌感染。

在接种后2～3周如出现局部反应，尤其是有“化脓”现象时，应经常更换内衣，以免脓液沾在衣服上，使其经常摩擦，进而影响局部溃疡面的愈合，同时也要避免其他细菌感染。在局部形成脓疱时，切不可用手去挤压，以免加重反应。

TIPS

接种卡介苗后的局部反应，需经过2～3个月才能结束。在这个过程中，应做到母乳喂养，以增强婴儿自身的抵抗力，保持新生儿室内空气新鲜。

在新生儿出院时，应主动向医院工作人员询问是否已经给新生儿接种了卡介苗，如未接种，了解原因并在适当的时间补种。接种后3个月，还应到指定的单位做结核菌素试验，以观察卡介苗接种是否有效。

为什么要给新生儿接种乙肝疫苗

由于婴儿免疫耐受性的原因，感染后一般没有临床表现，大多数将成为持续病毒携带者，社会上慢性乙肝病毒携带者是主要传染源。这些人有可能发展为慢性肝炎、肝硬化或肝癌，传染后会严重影响宝宝正常的生长发育，因此必须对乙肝感染采取积极的防治措施。

从新生儿出生后24小时之内，注射乙肝疫苗第1针，满月后注射第2针，满6个月时注射第3针，均为皮下注射。全部免疫疗程结束后，有效率可达90%～95%，免疫力达3～5年之久。能使孩子自身产生抵抗乙肝病毒的能力，阻挡住母婴传播这条途径，防止母体的病毒传染给婴儿，防止外界其他途径（输血、注射、接触乙肝病人）的感染，以起到保护儿童健康的作用。

但如果新生儿先天畸形及有严重内脏功能障碍，出现窒息、呼吸困难、严重黄疸、昏迷等严重病情时，应暂缓接种。

早产儿1个月以后方可注射。

乙型肝炎的传染特点

乙型肝炎的传染与甲型肝炎不太相同，除了消化道传播外，主要是通过血液传播，比如注射、输血，当然也包括密切的生活接触，如通过餐具、漱口用具等。

新生儿从母体降临到这个世界，既没有打针，也没有输血，为什么也会患上乙型肝炎呢？经过科学实验及大量临床证实：母亲在妊娠后期患乙型肝炎或是乙型肝炎病毒携带者，血液中的病毒会通过胎盘这一维持母亲与胎儿联系的纽带而进入胎儿体内，或者是分娩时在产道中婴儿皮肤、黏膜因受母血感染而致病，以及生后哺乳，通过乳汁进入新生儿体内等，均可能引起感染，导致肝炎发生，医学上把这种传播途径称为“母婴传播途径”。

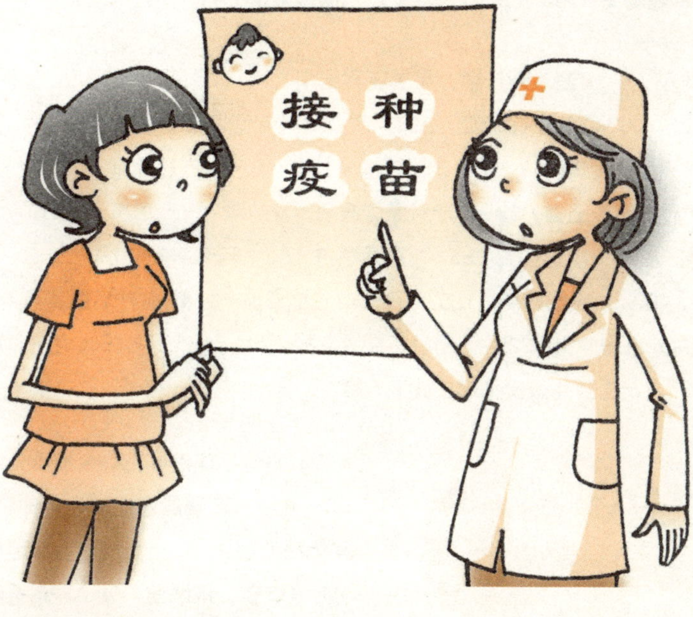

速查导航

这是一个内容索引，目的是帮助读者根据自己的需要，方便地找到有针对性的阅读篇目，综合认识和理解每一个问题，并在每个知识点的后面的数字即相应篇目所在的页码。

A

B

C

D

E

F

H

J

K

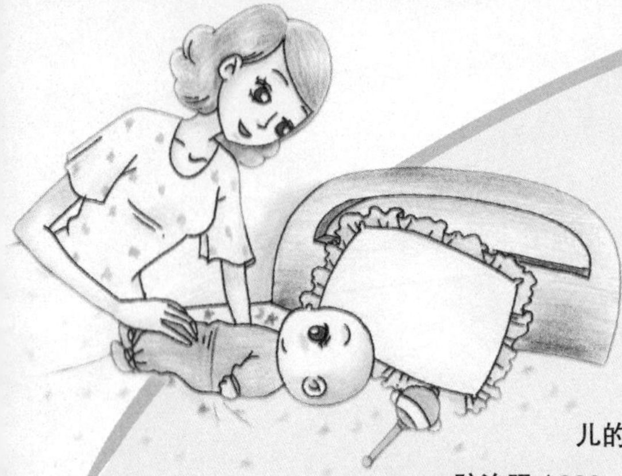

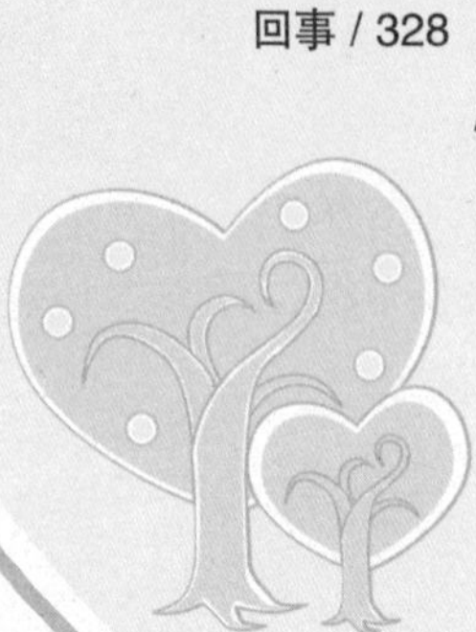

图书在版编目(CIP)数据

坐好月子速查全典/王若薇编著. —北京 ：中国人口出版社，2010.1

ISBN 978-7-5101-0345-2

Ⅰ.①坐… Ⅱ.①王… Ⅲ.①产褥期—妇幼保健—基本知识 Ⅳ.①R714.6

中国版本图书馆CIP数据核字（2009）第239513号

坐好月子速查全典

编著 王若薇

出版发行 中国人口出版社
印　　刷 北京佳信达欣艺术印刷有限公司
开　　本 720×960mm 1/16
印　　张 23
字　　数 210千字
版　　次 2010年2月第1版
印　　次 2012年4月第6次印刷
书　　号 ISBN 978-7-5101-0345-2
定　　价 32.80元

社　　长 陶庆军
网　　址 www.rkcbs.net
电子信箱 rkcbs@126.com
电　　话 (010)83534662
传　　真 (010)83519401
地　　址 北京市西城区广安门南街80号中加大厦
邮　　编 100054
